产科疑难危急重症诊治病案

董完秀　李美英　文多花　主编

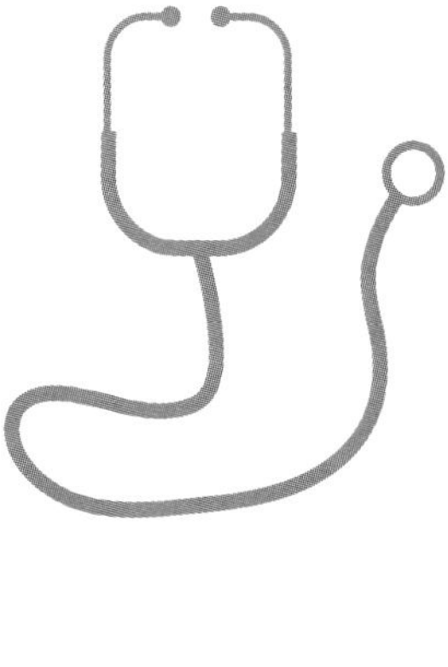

广西科学技术出版社
·南宁·

图书在版编目（CIP）数据

产科疑难危急重症诊治病案 / 董完秀，李美英，文多花主编 . —南宁：广西科学技术出版社，2022.8
ISBN 978-7-5551-1834-3

Ⅰ.①产… Ⅱ.①董… ②李… ③文… Ⅲ.①妇产科病—急性病—诊疗—病案 ②妇产科病—险症—诊疗—病案 Ⅳ.①R710.597

中国版本图书馆CIP数据核字（2022）第152357号

产科疑难危急重症诊治病案

CHANKE YINAN WEIJI ZHONGZHENG ZHENZHI BING'AN

董完秀　李美英　文多花　主编

策划编辑：罗煜涛　　责任编辑：梁诗雨
装帧设计：梁　良　　责任印制：韦文印
责任校对：吴书丽

出 版 人：卢培钊　　出版发行：广西科学技术出版社
社　　址：广西南宁市东葛路 66 号　　邮政编码：530023
网　　址：http：//www.gxkjs.com
经　　销：全国各地新华书店
印　　刷：广西桂川民族印刷有限公司
地　　址：南宁市伊岭工业集中区 B-109 号标准厂房第一期工程项目 15# 厂房
邮政编码：530104

开　　本：890 mm × 1240 mm　1/32
字　　数：230 千字　　印　　张：9.625
版　　次：2022 年 8 月第 1 版　　印　　次：2022 年 8 月第 1 次印刷
书　　号：ISBN 978-7-5551-1834-3
定　　价：50.00 元

桂林市妇幼保健院产科简介

桂林市妇幼保健院作为桂林市危重孕产妇急救中心，承接着全市10县6城区1县级市危急重症孕产妇的救治工作，以及配合桂林市卫生健康委等部门多次下基层督查孕产保健各项目及指导工作，是国家级母婴安全优质服务单位、第一批国家级分娩镇痛试点医院、自治区地中海贫血产前诊断分中心、桂林市危重孕产妇急救中心、桂林市新生儿疾病筛查中心、桂林市产科质量控制中心挂靠单位等，获自治区妇幼卫生工作先进集体、自治区爱婴医院先进单位、自治区母婴安全工程先进单位、自治区优生优育工作先进集体、自治区“降消”项目先进集体等荣誉称号。建立院内外协助机制，多学科共同管理危重孕产妇的救治，为孕产妇的健康提供坚实的保障。

桂林市妇幼保健院产科是该院重点科室之一，也是桂林市重点建设学科。其拥有桂林地区单间最多的产科，年分娩量4000余人次，拥有先进的医疗设备、雄厚的技术力量、合理的人才梯队，有多名专家担任基层医院产科的技术主任，兼任各类协会的主任委员及委员。主要开展围产期保健、优生优育咨询、产前筛查、产前诊断、高危妊娠保健及管理、分娩期监护及处理、危重孕产妇救治等，侧重危急重症、妊娠合并症及并发症的诊疗，掌握麻醉镇痛分娩、远程胎心监护、介入治疗、宫内治疗、臀位外倒转术、宫颈环扎术等技术。联合相关专科开展“多学科联合救治危重孕产妇”的先进管理模式，极大地提高了母婴抢救的成功率。

桂林市妇幼保健院产科致力打造母胎医学、胎儿医学、普通产科、产后康复等亚专科体系，建立全面的评估体系、科学的管理办法，构建全市县乡镇的联动学习培养机制，进一步推动全市产科发展迈向新阶段，以精湛的技术、先进的设备、优质的服务竭诚为广大孕产妇提供高质量的医疗诊疗服务。

前　言

我国孕产妇死亡的原因主要有产科出血、子痫、产褥感染、羊水栓塞及其他产科原因等。产科是高风险的科室，如何降低孕产妇死亡率成了产科发展的重中之重。

《产科疑难危急重症诊治病案》一书精选了近年来桂林市妇幼保健院产科收治的部分疑难危急重症病案，从临床工作的实际需求出发，邀请了有着丰富临床经验和精湛学术造诣的专家进行分析和点评，力求全面反映当前产科疾病诊治的最新进展。

本书共收录了49个病案，按疾病的种类列举，以保证论述的系统性和连贯性，便于读者阅读和思考。在本书的编写过程中，编者力求从产科的临床实际出发，突出对临床诊疗的规范性指导，希望通过本书，对各位产科同仁的临床工作有所帮助。

由于编者水平有限，本书难免出现不妥和错漏之处，期待广大读者在阅读过程中给予批评指正，帮助本书不断改进完善。

目录

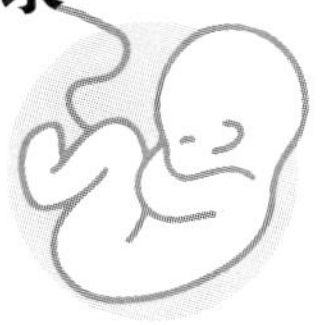

第一节　宫颈功能不全

1. 病历摘要

病案 1

患者，30 岁，因“停经 19^{+5} 周，阴道少许流血半天”入院。患者平时月经规律，停经 1 月余，B 超提示宫内早孕，约 6 周。现停经 19^{+5} 周，半天前大便后发现阴道有少许流血，无阴道流液，轻微腹胀，到当地县人民医院就诊。检查提示宫口开 1 cm，可见水囊膨出，予硫酸镁冲击量及维持量静脉滴注后转入我科进一步治疗。孕 1 产 0 流 0，配偶体健。既往史、个人史、家族史无特殊。

【入院查体】体温 37.0 ℃，脉搏 83 次 /min，呼吸 20 次/min，血压 113/61 mmHg，身高 158 cm，体重 58 kg。心肺听诊无异常。宫高 18 cm，腹围 87 cm；偶及宫缩，弱，胎心正常；宫口开 3 cm，胎膜未破，可见水囊膨出。骨盆内测量结果未见异常，骨盆外测量结果正常。

【辅助检查】血常规、凝血四项结果未见明显异常；白带常规：清洁度Ⅲ度，胎儿纤维连接蛋白 46.99 ng/mL。

【诊治经过】入院诊断：宫颈功能不全；孕 1 产 0 孕 19^{+5} 周难免流产。入院 3 小时后送手术室在腰硬联合麻醉下行宫颈内口环扎术，术前导尿 1 次，色清，宫口开 3 cm，可见羊膜囊突出，上推羊膜囊，做减压处理。手术顺利，麻醉满意，术中失血 10 mL，补液 600 mL。术后予硫酸镁、硝苯地平、保胎无忧胶囊及地屈孕酮片行保胎治疗，予头孢呋辛预防感染治疗。术后第 13 天，患者无腹痛，无阴道流血、流液，自觉有胎动，予出院。出院诊断：宫颈功能不全；孕 1 产 0 孕 21^{+4} 周。出院后在当地医院定期产检，结果并无异常。

患者孕 34^{+2} 周时，因“阴道流液 8 小时”再次入院，入院第 2 天，复查 B 超提示：羊水指数 1.0 cm。白带常规检查：细菌性阴道病。因“继发性羊水过少；胎膜早破；孕 1 产 0 孕 34^{+2} 周头位先兆早产；妊娠期糖尿病；妊娠期生殖道感染；宫颈功能不全；环扎术后”行剖宫产术，娩一活男婴，体重 1700 g，新生儿 APgar 评分：10 分—10 分—10 分，手术顺利。患者术后恢复好，住院 5 天后出院；新生儿转新生儿科治疗，住院 10 天后出院。

病案 2

患者，34 岁，因“停经 23^{+5} 周，阴道流血 3 小时”入院。患者平时月经规律，6 个月前在本市某医院移植 2 枚胚胎，妊娠早期 B 超提示“双绒双羊”，定期产检，地中海贫血筛查（以下简称地贫筛查）、三维超声等检查结果未见异常，无创 DNA 产前筛查（以下简称无创 DNA）未见明显异常。今孕 23^{+5} 周，17:00 无诱因出现阴道少量流血，有轻度下腹坠胀，故来医院就诊。宫口开 4 cm，腹部膨隆，质软，有不规则宫缩。孕 2 产 0，3 年前孕 27 周时因“羊水过少、胎儿心肺发育不全”引产 1 次，其余病史无特殊。

【入院查体】体温 36.0 ℃，脉搏 100 次 /min，呼吸 20

次/min，血压 111/65 mmHg，心肺听诊无异常。腹部膨隆，质软，宫缩不规则。宫高 23 cm，腹围 84 cm，胎位不定，胎心音 145 次 /min 和 139 次 /min，胎先露头，未衔接，跨耻征阴性。宫口开 4 cm，先露头，胎先露 S–3，胎膜存，宫颈 Bishop 评分：8 分。

【辅助检查】入院查血常规：血红蛋白浓度 99 g/L；凝血四项、肝肾功能、电解质检查未见明显异常；白带常规：清洁度Ⅲ度，其余未见明显异常。床边 B 超提示宫内双活胎，妊娠中期。胎儿纤维连接蛋白 2000.00 ng/mL。

【诊治经过】入院诊断：宫颈功能不全；孕 2 产 0 孕 23^{+5} 周双胎难免流产，体外受精胚胎移植术（IVF–ET）后。入院后完善相关检查，行抑制宫缩、预防感染治疗，第 2 天在椎管内麻醉下行宫颈内口环扎术，术中失血 12 mL，术后予硫酸镁、阿托西班联合用药抑制宫缩治疗。术后口服葡萄糖耐量试验（以下简称 OGTT）检查：4.72 mmol/L—12.17 mmol/L—9.14 mmol/L，诊断为妊娠期糖尿病，予饮食控制。术后第 22 天，患者少许阴道流液，pH 值呈碱性（+），考虑胎膜早破，予抗生素预防感染，时有下腹痛，予利托君联合阿托西班继续保胎治疗。术后第 26 天，持续泵入阿托西班保胎，16:00 诉有排便感觉，无明显下腹痛，无明显阴道流血，偶有宫缩；环扎线已松脱，宫口开 8 cm。予拆除环扎线，16:50 宫口开全，17:57 在会阴保护下经阴道分娩一体重 1050 g 活男婴，新生儿 APgar 评分：10 分—10 分—10 分；于 18:20 在会阴保护下经阴道分娩一体重 1130 g 活男婴，新生儿 APgar 评分：10 分—10 分—10 分。产时失血 200 mL，会阴完整。2 名新生儿转新生儿科治疗。产后第 3 天，患者一般情况良好，无畏寒发热，大小便正常，予出院。出院诊断：宫颈功能不全；宫颈环扎术后；孕 2 产 1 孕 27^{+3} 周双胎阴道分娩二活男婴；IVF–ET 后；妊娠期糖尿病。2 名新生儿在新生儿科住院治疗 60 天后出院。

2. 讨论

宫颈功能不全系宫颈解剖结构缺陷或功能异常，可导致在足月妊娠前出现进行性、无痛性宫颈缩短、扩张、展平及宫颈呈漏斗状，妊娠中晚期无法维持妊娠，发生率为 0.1% ～ 1.0%。目前国内尚无该病的临床诊治指南，欧美国家的相关指南可为该病的诊疗提供借鉴。

该病病因尚不完全明确，目前认为可能源自宫颈峡部括约肌结构缺陷或功能障碍，致使其无法维持妊娠至胎儿足月。高危因素包括：①不良妊娠史。宫颈功能不全的典型病史是复发性中期妊娠流产或极早产史。对于妊娠 32 周前发生的胎膜早破及妊娠 27 周前宫颈长度小于 25 mm 的病史应引起重视。②宫颈创伤史。多次人工流产及术中反复机械性宫颈扩张、引产及急产导致的宫颈裂伤，及做过宫颈锥切手术、宫颈广泛切除术等。③药物因素。母体于胎儿时期受己烯雌酚的宫内暴露影响，诱发宫颈发育不良，进而增加宫颈功能不全的发生风险。④感染因素。在维持妊娠的过程中，除宫颈肌纤维发挥机械承托作用外，宫颈黏液栓作为“天然屏障”，能抵御生殖道上行性感染。80% 的急性宫颈功能不全与羊膜腔感染密切相关。⑤其他因素。包括先天性子宫畸形、结缔组织病或埃勒斯 – 当洛斯综合征，埃勒斯 – 当洛斯综合征可使宫颈组织中羟脯胺酸的含量显著下降，胶原纤维合成受阻及功能发生障碍，进而破坏宫颈组织的完整性，诱导宫颈功能不全的发生。在南亚及非洲女性群体中,多囊卵巢综合征与宫颈功能不全密切相关。

对宫颈功能不全尚无统一的诊断标准。目前应用的临床诊断方法众多，包括子宫输卵管造影测定宫颈管宽度、8 号宫颈扩张棒无阻力通过宫颈管、经宫颈峡部牵拉球囊或 Foley 导尿管的施力评估等。经阴道超声检查是诊断与早产风险相关的宫颈缩短、评估宫颈功能的有效手段。但以上诊疗手段均不能作为诊断该病的金标准，还要通过综合病史、典型临床表现及超声检查结果，做出临床诊断。病史提示多次中期妊娠流产史或早产史往往是提示罹患宫颈功能不全最常见的因素，但 2019 年加拿大妇产科医师协会（SOGC）颁布的最新版指南认为，在某些情况下早产与宫颈功能不全并无直接关联，其对于宫颈功能不全的诊断并非必需。其典型临床表现为妊娠中晚期无明显宫缩、进行性的宫颈缩短和宫颈管扩张，或伴胎膜早破。宫颈缩短和宫颈管扩张这两种主要临床表现的诊断模型对筛选高危人群有一定价值，但其对宫颈功能不全的准确诊断仍有待进一步评估。超声监测宫颈长度是评估妊娠期宫颈功能的可靠方法，妊娠 24 周前宫颈长度小于 25 mm 时，提示有发生宫颈功能不全的风险。

宫颈环扎术是目前治疗宫颈功能不全的唯一有效术式。其为弱化的宫颈结构提供了一定程度的机械承载支持，同时保持了宫颈长度及保留了宫颈黏液栓，对于维持妊娠具有重要意义。预防性宫颈环扎术是基于病史指征（中期妊娠流产史或极早产史）及超声检查指征（非偶发性的妊娠 24 周前宫颈长度小于 25 mm）实施。术前需充分考虑患者前次流产孕周，对于流产孕周逐次提前的患者，是否及何时实施宫颈环扎术尤其要慎重考量。术前需进行超声检查确认胎儿是否存活、排查胎儿畸形是施术的先决条件，结合血清标志物及超声评估，在发现非整倍体或胎儿畸形风险高的情况下，应暂缓或取消手术。术前有必要进行尿液分析、阴道分泌物细菌培养实验及药敏实验，对任何提示有泌尿生殖系感染的患者，应先予抗感染治疗。宫颈功能不全的患者中有 50% 合并羊膜腔感染。预防性宫颈环扎术可经阴道或经腹施行。McDonald 环扎术和 Shirodkar 术法是经阴道宫颈环扎的两种主要术式，通常于孕 12 ～ 14 周进行。前者术中无须游离膀胱，在宫颈阴道交界处进行荷包缝合环扎；后者术中需游离膀胱宫颈间隙、直肠阴道间隙，于靠近宫颈内口处进行皮下缝扎，环扎位置较 McDonald 环扎术更高。目前，尚无证据显示这 2 种术式孰优孰劣，但部分研究表示 Shirodkar 术法继发的剖宫产风险似乎稍高。有典型宫颈功能不全病史且经阴道宫颈环扎手术失败者，可考虑行预防性经腹宫颈环扎术。目前腹腔镜下经腹宫颈环扎术以其微创优势似乎更受推崇，但无论选择何种手术路径，施术者需具备丰富的环扎宫颈手术经验。紧急宫颈环扎术通常于妊娠期发生宫颈扩张后作为治疗手段实施，手术指征包括体征或超声提示宫颈管扩张大于 1 cm，且无明显宫缩，或伴羊膜囊凸出宫颈外口，排除绒毛膜羊膜炎的临床征象，即使宫颈管扩张达 4 cm 时也应考虑实施紧急宫颈环扎术。研究报道，紧急宫颈环扎术可延长孕周 6 ～ 9 周，而以卧床休息为主的保守治疗延长孕周不足 4 周。目前，缺乏可靠证据支持在围手术期常规应用宫缩抑制剂、皮质醇激素及抗生素，术后孕激素补充治疗的必要性也存在争议。宫颈环扎术后监测宫颈长度缩短时，对于再次施术的必要性及有效性仍存在争议，因此不推荐宫颈环扎术后常规进行超声监测宫颈长度。拆除缝线通常在孕 36 ～ 38 周进行，急诊拆除缝线的指征包括使用宫缩抑制剂无效的早产临产、高度怀疑败血症等严重感染疾病。针对无明显宫缩的未足月胎膜早破，建议于破膜后 48 小时内拆除环扎缝线。C 反应蛋白可作为绒毛膜羊膜炎的风险预测因子，动态观察其检测值异常升高时可考虑即时拆除缝线。对环扎缝线，尤其是打结位置应有详细记录，以便临产后及时、顺利拆除。

病史提示可能有宫颈功能不全但尚不具备行预防性宫颈环扎手术指征的患者，可考虑以超声监测宫颈长度为主的保守观察治疗。建议患者适当卧床休息或减少体力活动，尤其是重体力劳动者、久站者或经常负重者；自孕 16 周起，或从既往最早流产孕周前至少 2 周开始，每 1 ～ 2 周行连续经阴道超声检查；强烈建议患者戒烟；妊娠超过 23 周后，若患者出现早产迹象或早产风险增加时，可考虑预防性应用皮质醇激素。

与单胎妊娠患者的宫颈环扎术相比，多胎妊娠患者依据宫颈缩短的超声指征行预防性宫颈环扎术并未从中获益。循证医学证据显示，超声提示宫颈缩短小于 25 mm 的多胎妊娠患者行预防性宫颈环扎术后，其小于 35 周的早产风险较非手术组增加 2.15 倍；而对于宫颈长度显著缩短小于 15 mm 的多胎妊娠患者可能从此术中获益。较之预防性宫颈环扎术，多胎妊娠者整体从紧急宫颈环扎术中受益更大。亚组分析得出，对于双绒毛膜双胎，基于“短宫颈”超声指征的宫颈环扎手术可能有益；单绒毛膜双胎本身存在较高的不良预后风险，因此，难以评估环扎手术对其妊娠预后的改善作用。

（文多花）

3. 专家点评

宫颈功能不全是复发性中晚期妊娠流产及早产的重要原因。宫颈环扎术是目前治疗宫颈功能不全的唯一术式和有效方法。但施术前应全面回顾患者的病史、评估高危因素，在充分考虑患者的临床指征及超声指征、医疗团队技术水平后，个体化选择干预措施手段。

病案 1 患者在当地医院就诊时宫口开 1 cm，予保胎治疗后宫口仍有进行性扩张，入院时宫口开 3 cm，胎膜未破，可见水囊膨出，病情进一步发展可导致胎膜早破、流产。根据病史诊断宫颈功能不全明确，入院后偶及宫缩，弱，完善术前检查未见明显异常，无手术禁忌，予行紧急宫颈环扎术，手术顺利。术后予硫酸镁、硝苯地平、保胎无忧胶囊及地屈孕酮片行保胎治疗，术后第 13 天顺利出院。孕 34^{+2} 周因“胎膜早破、继发性羊水过少”终止妊娠，胎儿已接近足月，新生儿发生呼吸窘迫综合征的概率显著下降，新生儿的存活率接近足月儿。

病案 2 患者为 IVF–ET 双胎妊娠，入院时宫口开 4 cm，诊断宫颈功能不全明确，入院予行紧急宫颈环扎术，手术顺利。因双胎，患者术后一直住院，使用阿托西班行保胎治疗，孕周延长近 4 周，孕 27^{+3} 周因胎膜早破，同时发生宫缩抑制剂无效的早产临产，需拆除宫颈环扎线，分娩二活男婴，提高了新生儿存活率。

此 2 例均为宫口开大，行紧急宫颈环扎术的病案，虽然新生儿都存活了，但是都未足月。在临床工作中应做好早产筛查，如做预防性宫颈环扎术或应急性宫颈环扎术，保胎效果会更好。

（董完秀）

参考文献

[1] 夏恩兰.《ACOG 宫颈环扎术治疗宫颈机能不全指南》解读[J]. 国际妇产科学杂志，2016，43（6）：652-656.

[2] ADES A，MAY J，CADE T J，et al. Laparoscopic transabdominal cervical cerclage：a 6-year experience[J]. Aust N Z J Obstet Gynaecol，2014，54（2）：117-120.

[3] LEE SE，ROMERO R，PARK C W，et al. The frequency and significance of intraamniotic inflammation in patients with cervical insufficiency[J]. Am J Obstet Gynecol，2008，198（6）：633-638.

[4] DE VOS M，NUYTINCK L，VERELLEN C，et al. Preterm premature rupture of membranes in a patient with the hypermobility type of the Ehlers-Danlos syndrome：A case report[J]. Fetal Diagn Ther，1999，14（4）：244-247.

[5] FEIGENBAUM S L，CRITES Y，HARARAH M K，et al. Prevalence of cervical insufficiency in polycystic ovarian syndrome[J]. Hum Reprod，2012，27（9）：2837-2842.

第二节　妊娠剧吐

1. 病历摘要

患者，31 岁，因“停经 37^{+2} 周，下腹痛 2 小时，呕吐 1 小时”入院。患者平素月经规律，停经 1 月余自测尿液人绒毛膜促性腺激素（以下简称 HCG）呈阳性（+）。妊娠早期无感冒、发热史，无放射性及有毒物质接触史，否认猫狗类宠物密切接触史。孕期在我院建卡定期产检，地贫筛查、唐氏综合征产前筛查（以下简称唐氏筛查）未见明显异常；系统彩色多普勒超声（以下简称彩超）提示：宫内单活胎，妊娠中期，胎儿大小相当于 22^{+6} 周。患者因“妊娠剧吐伴代谢紊乱”分别于孕 19^{+2} 周至孕 20 周、孕 24^{+2} 周至孕 25 周、孕 29 周至孕 30^{+3} 周、孕 33^{+4} 周至孕 34^{+6} 周，在我院住院治疗。

今孕 37^{+2} 周，1 小时前呕吐胃内容物 1 次，不伴血丝，同时伴有见红，无阴道流液，自觉胎动无明显变化，2 小时前无明显诱因下出现不规律下腹胀痛，遂来我院就诊，急诊拟“疤痕子宫；孕 5 产 1 孕 37^{+2} 周头位先兆临产；妊娠剧吐”收住院。患者孕期精神、睡眠、饮食欠佳，尿少，大便正常，体重增加约 3000 g。孕 5 产 1，4 年前在我院剖宫产 1 次，人流 3 次。其余病史无特殊。

【入院查体】体温 36.5 ℃，脉搏 70 次 /min，呼吸 20 次/min，血压 134/84 mmHg，身高 156 cm，体重 64.3 kg。

心肺听诊无异常。腹部膨隆，质软，可触及不规律宫缩，腹部可见一横形长约 12 cm 的陈旧性手术疤痕，无压痛，宫高 32 cm，腹围 101 cm，胎心音 145 次 /min，胎先露头，已衔接，跨耻征阴性。阴检：宫口未开，宫颈管消失 80%，质软，位置中，胎膜存，宫颈 Bishop 评分：7 分。骨盆外测量未见明显异常。估计胎儿重约 2500 g。高危妊娠评分（颜色）：黄色。头盆评分：8 分。

【辅助检查】患者孕 29 周在我院查输血前三项均阴性。孕 34^{+6} 周到我院做 B 超检查：宫内单活胎，妊娠晚期，胎儿头位（相当于孕 33 周），脐带绕颈 1 周。电解质钾 3.33 mmol/L，血常规、凝血四项、肝肾功能检查未见明显异常。

【诊治经过】入院诊断：妊娠剧吐；疤痕子宫；孕 5 产 1 孕 37^{+2} 周头位先兆临产；低钾血症。入院后再次出现频繁呕吐，呕吐物均为胃内容物，不伴有血丝，有不规律下腹胀痛，间隔 6 ～ 8 min，胎心音及胎动正常。患者精神欠佳，要求剖宫产，入院当天因“疤痕子宫；孕 5 产 1 孕 37^{+2} 周头位先兆临产；妊娠剧吐”行子宫下段剖宫产，术程顺利，术后予抗感染、促宫缩、补钾对症治疗。术后仍频繁呕吐，予内科会诊后予护胃、对症治疗。术后 3 天做胃镜检查：糜烂出血性食管炎、慢性浅表性胃炎。术后 6 天复查尿常规：酮体 -mmol/L，钾 3.90 mmol/L。术后 6 天，患者恢复良好，宫缩好，术口甲级愈合，无感染体征，予出院。出院诊断：妊娠剧吐；孕 5 产 2 孕 37^{+2} 周头位剖宫产娩一活女婴；疤痕子宫；糜烂出血性食管炎；慢性浅表性胃炎；低钾血症。

2. 讨论

孕妇妊娠剧吐以恶心、呕吐不止等为典型症状，因不能正常进食，无法摄入充足营养，不利于体内胎儿早期的生长发育。通常孕 5 ～ 12 周是孕吐最易发生的时期，孕 8 ～ 10 周达到高峰，孕 12 周左右自行消失，但孕吐次数过于频繁，胎儿无法摄入生长所需的营养，会导致胎儿先天营养不足。多数孕妇妊娠早期都会出现孕吐反应，尤其在接触油腻食物后呕吐症状加重。频繁呕吐会影响孕妇正常的新陈代谢，引发电解质失衡、脱水等一系列反应。

妊娠剧吐病因不清，可能和激素水平、精神、社会因素有关。研究表明，早孕反应出现时间、消失时间与孕妇的 HCG 水平升降相一致。此外，甲状腺激素和 HCG 部分结构类似，高 HCG 水平也可对甲状腺过度刺激，引起妊娠期短暂的甲状腺毒症，剧吐孕妇血液中高甲状腺激素水平可能是导致剧吐的原因之一。现代病理学研究显示，胃酸过度分泌、HCG 增加等都会导致呕吐。呕吐常见于年轻初产妇中，呕吐越剧烈，患者 HCG 水平越高，但并非所有妊娠剧吐患者都存在 HCG 过高的情况。妊娠初期患者或多或少存在紧张、焦虑、恐惧等负面心理，这些因素也会导致呕吐；妊娠早期大脑皮质的兴奋程度大幅度升高，皮质下中枢的抑制作用下降，从而使丘脑下部的各种自主神经功能紊乱，引起妊娠剧吐；过敏反应所导致的呕吐，临床上采用抗组胺治疗有效；也可能与幽门螺旋杆菌感染有关。此外，还与一些社会因素有直接联系，如年龄、三孩政策全面开放、重男轻女的刻板观念、经济压力、社会家庭地位等。

由于妊娠呕吐的患者进食减少甚至无法进食，钾摄入不足，加上呕吐丢失大量的消化液，肾脏缺失有效的保钾功能，所以妊娠剧吐多伴有酸碱失调，且容易并发低钾血症。剧吐使大量消化液的丢失、入液量不足导致血容量不足，引起醛固酮分泌增多从而促进肾脏对钾的排泄。本病案患者排钾3.33 mmol/L。补钾原则上先快后慢，见尿补钾，补液浓度不大于0.3%，速度小于1.5 g/h，即使血钾正常后仍需继续补充3～5天。肾功能正常时，大量补钾可逆转低钾造成的恶心呕吐。此病案患者每次入院后给予其较好的休息环境，使其能得到充分休息，同时从心理上给予安慰、辅导，给予关于孕期的一些常规读物，或是听音乐，使其减轻焦虑，对宝宝充满期待、爱护之情。所以患者每次住院期间，病情很快得到缓解，但出院几天后恶心呕吐再次加剧，由此看出患者病情与心情、环境有关。多数患者经积极止吐、维持体液及电解质平衡治疗后能治愈或明显缓解呕吐症状。

由于不少患者担心药物的致畸作用，或认为呕吐是自然现象，对此症往往不够重视，所以呕吐有所改善即要求停止治疗或出院而导致胃纳差，造成了孕妇得不到足够的营养物质，体重增加缓慢甚至体重减轻，进而导致胎儿营养不足，新生儿体重偏低，足月低体重儿发生率增高。在既往治疗中，维生素B_6是治疗妊娠剧吐的常用药物，吡哆胺、吡哆醛、吡哆醇等是组成维生素B_6的主要成分，磷酸吡哆醛在代谢过程中起到重要作用，是脱羧酶与众多转氨酶的辅酶，谷氨酸在其作用下逐步完成脱羧反应，使γ-氨基丁酸生成量明显增加。作为抑制性神经递质，γ-氨基丁酸的增加会抑制孕妇发生呕吐反应。

通过分析维生素 B_6 的药理作用可知，该药物可用于妊娠止吐，妊娠剧吐严重时可大量使用，维生素 B_6 多采用静脉滴注方式给药，γ-氨基丁酸随孕妇体液逐渐遍布全身，进而被胎儿吸收。但长期用药会对胎儿、母体都造成影响，母体对药物产生依赖，胎儿中枢神经系统功能发育异常，不利于新生儿健康。本病案患者术后仍频繁呕吐，内科会诊后予护胃对症治疗，在运用维生素 B_6 的基础上加用铝碳酸镁。铝碳酸镁通过咀嚼方式服用，可直接到达患者胃部，与胃酸结合，保证胃部较高的药物浓度，同时中和酸性、碱性物质，药效温和，兼具保护胃黏膜的作用。患者胃部灼烧、疼痛的症状在服药后快速得到缓解，能有效避免患者对药物产生依赖，避免对胎儿造成不良影响。术后 6 天，患者恢复良好，宫缩好，术口甲级愈合，无感染体征，予出院。

（罗小金）

3. 专家点评

有 50% ～ 80% 的孕妇在妊娠早期会出现恶心呕吐、讨厌油腻食物、食欲不振的症状，一般在孕 12 周后症状明显缓解或者消失，部分孕妇会发生妊娠剧吐。妊娠剧吐患者的临床表现为频繁恶心呕吐、体液失衡、脱水、新陈代谢异常、情绪焦虑等，其胎儿的健康可能受到威胁。目前，妊娠剧吐发病的具体原因尚不明确，一般认为与遗传、社会环境、心理、雌激素、HCG 增高、感染幽门螺杆菌等有关。生活环境较差、经济状况不良、情绪焦虑、过度紧张的孕妇是妊娠剧吐的高发群体。在孕妇发生妊娠剧吐后，应为其使用药物进行治疗。

本病案患者从妊娠开始呕吐至妊娠足月，甚至术后仍频繁呕吐，在临床上少见，内科会诊后予护胃、补液、防电解质紊乱等对症治疗，采用静脉注射西咪替丁及口服维生素 B_6 基础上加用铝碳酸镁，铝碳酸镁嚼服后基本不会进入血液，药效持续时间长，具有抑制胃酸分泌和保护胃黏膜的双重作用。患者服用铝碳酸镁后其胃酸被快速中和，其受损的胃黏膜被覆盖和保护，进而缓解其呕吐、反酸及胃黏膜受损等症状，而且不会对胎儿的发育产生影响，用药的安全性高。因此，掌握妊娠剧吐的原因及处理方法，有助于提高临床治疗效果，缩短患者住院时间，减少治疗费用，有利于患者及胎儿的身心健康。

（文多花）

参考文献

［1］KIM HO YEON，CHO GEUM JOON，KIM SO YEON，et al. Pre-pregnancy risk factors for severe hyperemesis gravidarum：Korean population based cohort study［J］. Life（Basel），2021，11（1）：12.

［2］DASARI PAPA，PRIYADARSHINI SMITHA. Neglected woman with hyperemesis gravidarum leading to Wernicke encephalopathy［J］. BMJ Case Reports，2020，13（12）：e 238545.

［3］郑绮明，黄燕. 天使孕育日志在妊娠剧吐孕妇管理中的应用［J］. 国际护理学杂志，2020，39（23）：4312-4314.

［4］SHAH ROSHAN，MALHAMÉ ISABELLE，FAYEK MARIAM，et al. Wernicke's encephalopathy：An uncommon complication from hyperemesis gravidarum［J］. Obstet Med，2020，13（4）：198-200.
［5］HÜLYA TÜRKMEN. The effect of hyperemesis gravidarum on prenatal adaptation and quality of life：A prospective case-control study［J］. J Psychosom Obstet Gynecol，2020，41（4）：282-289.
［6］王海侠. 铝碳酸镁联合维生素 B6 治疗妊娠剧吐患者的效果［J］. 中国民康医学，2020，32（22）：42-43.
［7］张小伟. 联合用药方案治疗妊娠剧吐的效果观察［J］. 医学食疗与健康，2020，18（17）：85，87.
［8］MISS ASLI UCYIGIT. Outpatient management of hyperemesis gravidarum and the impact on inpatient admissions：A retrospective observational study［J］. Eur J Obstet Gynecol and Reprod Biol，2020，254：298-301.

第三节 妊娠期高血压疾病

一、早发型重度子痫前期

病案 1

1. 病历摘要

患者，31 岁，因“停经 32 周，眼花半月，头晕 10 天，发现血压高 9 天”入院。患者平素月经规律，停经 5 周查尿 HCG 呈阳性，孕 18 周始自觉胎动至今。不定期产检，建卡时血压 90/60 mmHg，唐氏筛查、OGTT 等检查结果正常，未行地贫筛查及胎儿系统彩超。近半月无明显原因出现视物模糊，双下肢中度水肿。10 天前出现头晕，无头痛，未重视。9 天前在当地医院产检时测血压 160/120 mmHg，尿蛋白（+++），建议住院，但患者拒绝住院。入院前产检测血压 260/160 mmHg，有头晕、视物模糊，无头痛、胸闷、心悸、气促，拟“子痫前期重度”入院。既往无高血压史及肾病病史，孕 2 产 1，5 年前顺产一活男婴，健在。其余病史无特殊。

【入院查体】体温 36.5 ℃，脉搏 90 次 /min，呼吸 20 次/min，血压 250/150 mmHg，身高 152 cm，体重 51 kg。眼底检查考虑双眼视网膜脱离，心肺（-），腹部膨隆，肝、脾肋下未扪及，肝区叩痛（-），移动性浊音（-），双肾区无叩痛，水肿（++），神经系统查体（-），专科查体腹围

84 cm，宫高 26 cm，胎心音 125 次 /min，胎儿头位，未触及宫缩。

【辅助检查】尿常规：尿蛋白（+++），查肝功能提示：谷丙转氨酶 34 U/L，谷草转氨酶 45 U/L；总蛋白 78.1 g/L，白蛋白 29.2 g/L，白球比 0.60，直接胆红素 15.5 μmol/L，总胆汁酸 12.8 μmol/L，余下指标正常；肾功能：尿素 11.8 mmol/L，肌酐 198.0 μmol/L，尿酸 559.7 μmol/L，内生肌酐清除率 36.5 mL/min；血常规、凝血功能、电解质检查大致正常，输血前三项为阴性；微柱凝胶血型鉴定（卡式）为 B 型，Rh（D）血型鉴定呈阳性（+）。床旁 B 超提示：宫内单活胎，妊娠晚期，肝、胆、脾、腹腔检查未见明显异常。

【诊治经过】入院诊断：子痫前期重度；孕 2 产 1 孕 32 周头位；胎儿生长受限。入院后予硝酸甘油微量泵联合拉贝洛尔控制血压，硫酸镁解痉，地塞米松促胎肺成熟 1 次，密切监护母婴情况。经积极处理，血压控制不佳，患者自觉头晕、视物模糊，不宜继续妊娠，入院后 3 小时行剖宫产分娩一活女婴，体重 1260 g，新生儿 APgar 评分：10 分—10 分—10 分，脐带绕颈 1 周。产后转心血管内科行进一步治疗，予硝普钠微量泵降压，继续硫酸镁解痉，预防感染、利尿、护肾等处理。术后第 4 天血压平稳，患者要求出院，予签字出院。出院诊断：子痫前期重度；双眼视网膜脱落；孕 2 产 2 孕 32 周头位剖宫产一活女婴；胎儿宫内生长受限；脐带绕颈 1 周；急性肾功能损害。出院后转眼科及心血管内科共同随访，后追踪随访母婴结局好。

2. 讨论

重度子痫前期在妊娠期高血压疾病中属于程度重、并发症多的分型。按照发病时间，分为早发型重度子痫和晚发型重度子痫。早发型重度子痫前期的定义是在妊娠 34 周前发生的重度子痫前期；将妊娠 34 周后发生的重度子痫归于晚发型重度子痫。研究表明两者在病因、发病机制、临床表现、处理原则以及围产儿结局方面存在显著差异。早在 20 世纪 80 年代，美国学者就观察到发生在妊娠中期的重度子痫前期的不良围产结局以及其对孕产妇的致命威胁。随后许多研究发现早发型重度子痫往往伴有胎盘功能明显异常，且胎儿生长受限的发生率较高，母体存在自身免疫性疾病和遗传等因素；而晚发型重度子痫胎盘功能改变较小，母体常伴多胎妊娠、营养不良等临时风险。迄今为止，早发型重度子痫前期的病因、发病机制不明，可能与某些凝血因子基因突变、脂肪酸氧化代谢缺陷等因素有关。

终止妊娠是治疗重度子痫前期的最有效措施，晚发型重度子痫前期者，可考虑终止妊娠，而处理早发型子痫前期是极具挑战性的难题。随着产科重症医疗监测技术和新生儿护理技术的提高，多数学者认为对早发型重度子痫前期可行期待治疗，延长胎龄，改善围产儿结局。但期待治疗同时增加了孕妇发生严重并发症的风险，因此期待治疗需要确定病情程度，并严格选择治疗方案。目前认为可以采取期待治疗的病例包括血压控制理想者；不论蛋白尿定量是多少但病情稳定者；子痫控制后病情稳定者；HELLP 综合征病情稳定者；胎儿继续生长，宫内状况良好者。早发型重度子痫前期行期待治疗过程中的监测，应着重观察母体终末器官受累情况、相应实验室结果的变化，同时严密监测胎儿宫内安危和生长情况。患者应在三级医疗保健机构住院监护：严密监测生命体征及自觉症状，动态监测血压；每周 1 ～ 2 次 24 小时尿蛋白定量测定，必要时每日 1 次；每周 1 ～ 2 次血生化检测（包括肝功能、肾功能、血脂水平等），必要时每日检测；血常规、凝血功能、纤溶功能检查，包括 D- 二聚体和抗凝血酶Ⅲ（AT- Ⅲ）检查，必要时进行免疫系统自身抗体项目的检查。胎儿监测包括每日监测胎心胎动；每周 1 ～ 2 次无应激试验（NST），必要时每 2 ～ 3 日 1 次 B 超检查，了解胎儿生长情况及脐血流情况。早发型重度子痫前期的处理原则为卧床休息；优质蛋白饮食；适当镇静；硫酸镁解痉；当收缩压不小于 160 mmHg 或舒张压不小于 110 mmHg 或平均动脉压大于 140 mmHg 时，须应用降压药物；必要时进行扩容治疗及使用利尿药物；治疗过程中使用糖皮质激素促胎肺成熟。治疗方案及监测指标应遵循个体化原则，并随患者病情演变调整。在期待治疗期间，若患者病情控制平稳，无母婴并发症发生，期望继续妊娠达到孕 34 周；若出现患者病情恶化或出现产科并发症，应及时终止妊娠。终止妊娠方式依照患者病情及产科情况而定。

（文多花）

3. 专家点评

本病案患者建卡时血压 90/60 mmHg，不属于高危孕妇，但不定期产检，孕 30 周时无明显诱因出现视物模糊，双下肢中度水肿均未重视，9 天前在当地产检时测血压 160/120 mmHg，尿蛋白（+++），患者拒绝住院。但此时已经诊断为早发型重度子痫前期，属于高危孕妇，必须住院治疗，而且随访追踪不到位。应加强孕期宣教及随访，提高患者依从性，改善母婴结局。

本病案患者孕 32 周，有头晕、视物模糊的临床症状，最高血压达 260/160 mmHg，尿常规：尿蛋白（+++）；肝功能：谷草转氨酶 45 U/L、白蛋白 29.2 g/L、直接胆红素 15.5 μmol/L、总胆汁酸 12.8 μmol/L；肾功能：尿素 11.8 mmol/L、肌酐 198.0 μmol/L。床旁 B 超提示：宫内单活胎，妊娠晚期。眼底检查考虑双眼视网膜脱离，患者病情危重，引起脑、肝、肾、眼等多器官功能损害，有积极终止妊娠的适应证，经过积极处理，患者预后良好。

（董完秀）

参考文献

［1］中华医学会妇产科学分会妊娠期高血压疾病学组. 妊娠期高血压疾病诊治指南（2020）［J］. 中华妇产科杂志，2020，55（4）：227-238.

［2］倪琰琰，程蔚蔚. 早发型子痫前期的预测研究进展［J］. 东南大学学报（医学版），2016，35（1）：135-138.

［3］季燕雯，陈先侠，王海霞，等. 早发型子痫前期不良妊娠结局的影响因素分析［J］. 实用医学杂志，2020，36（12）：1590-1594.

［4］孔令霞，陈先侠．早发型子痫前期并发胎儿生长受限危险因素分析［J］．实用医学杂志，2020，36（13）：1782-1786．
［5］王清芬，甄静．低分子肝素对早发型重度子痫前期患者的高凝状态及妊娠结局的影响［J］．临床研究，2020，28（12）：112-113．
［6］谢幸，孔北华，段涛．妇产科学：第9版［M］．北京：人民卫生出版社，2018：83-91．

病案2

1. 病历摘要

患者，25岁，因“停经30^{+3}周，血压升高10天”入院。平素月经规律。停经4周余查尿HCG呈阳性，无早孕反应，孕期无感冒史、发热病史、服药史，否认有毒物、射线接触史，否认有猫狗接触史，孕17周始自觉胎动至今，孕期无头痛、头晕、视物模糊、心悸、胸闷等不适，无双下肢水肿。定期产检，地贫筛查、唐氏筛查、三维超声、OGTT等检查结果正常。孕29周产检时测血压升高，具体不详。监测血压，自诉收缩压130～140 mmHg、舒张压90～93 mmHg。现孕30^{+3}周，测得血压172/110 mmHg，双下肢水肿（++）。无腹痛，无阴道流血、流液，拟“重度子痫前期”收入我科。孕1产0，既往无高血压病、无糖尿病及肾病病史，其余病史无特殊。

【入院查体】体温36.5 ℃，脉搏80次/min，呼吸19次/min，血压172/110 mmHg，身高165 cm，体重69 kg。心肺

听诊无异常。腹部膨隆，质软，未触及宫缩。宫高 28 cm，腹围 92 cm，胎方位 LOA，胎心音 142 次 /min，胎先露头。双下肢水肿（++）。高危评分（颜色）：黄色。眼底检查结果未见异常。

【辅助检查】血常规、凝血四项结果未见明显异常。尿常规：尿蛋白（+++）、24 小时尿蛋白定量 6.940 g。肝功能检查：谷丙转氨酶 67 U/L、谷草转氨酶 72 U/L、总胆汁酸 12.7 μmol/L。B 超：单胎头位妊娠，胎儿存活，胎儿双顶径 80 mm，腹围 235 mm，股骨长 57 mm；胎盘Ⅱ级，羊水最大暗区 55 mm。脐带绕颈 1 周。患者肝、胆、脾、胰及双肾结果均未见明显异常。

【诊治经过】入院诊断：早发型重度子痫前期；孕 1 产 0 孕 30^{+3} 周头位。入院后予盐酸拉贝洛尔及硝苯地平联合降压，硫酸镁解痉治疗 3 天，血压波动在收缩压 150 ～ 172 mmHg、舒张压 95 ～ 110 mmHg，治疗效果不理想，建议终止妊娠，患者要求继续妊娠，予联合中药治疗。中药处方如下：钩藤 12 g、白芍 12 g、葛根 15 g、杜仲 12 g、百合 12 g、茯苓 15 g、桑寄生 15 g、黄芩 8 g、茯神 12 g、桑叶 12 g、菊花 12 g、白术 12 g，农本方每日 1 剂，分 3 次开水冲服。予地塞米松促胎肺成熟治疗 48 小时，密切监护母婴情况。肝功能异常，考虑肝功能损害，因患者无自觉症状，动态监测 24 小时尿蛋白、血常规、肝功能，严防 HELLP 综合征的发生，予护肝治疗。入院第 15 天查彩超提示 S/D 值为 3.36 ～ 4.36，入院第 19 天测 24 小时尿蛋白定量 4.806 g，尿蛋白定量与入院时比较有所下降。入院后经过降压处理，收缩压 142 ～ 158 mmHg、舒张压 95 ～ 105 mmHg。入院第 23 天查彩超提示：宫内单活胎，妊娠晚期，S/D 值增高到 3.07 ～ 4.09；腹腔积液 3.9 cm。入院第 24 天消化系统彩超提示：胆囊壁稍厚，边缘毛躁。心脏彩超结果未见明显异常。入院第 28 天 6: 00 左右出现上腹部疼痛，无下腹胀痛，无心慌、胸闷，无头晕、眼花及头痛不适。血压 172/120 mmHg，上腹部压痛，腹部膨隆，质软，未触及宫缩。宫高 30 cm，腹围 99 cm，胎心音 153 次 /min，胎先露头，未阴检。查血常规未见明显异常。尿常规：尿蛋白（+++）；肝功能：总胆汁酸 15.90 μmol/L，总蛋白 46.7 g/L，白蛋白 23.9 g/L。患者出现上腹部疼痛，考虑病情加重，从入院至今孕周已延长 4 周，现孕 34^{+2} 周，不宜继续期待治疗，与患者及家属沟通后于当日在腰硬联合麻醉下行子宫下段剖宫产术。术中见腹腔有大量清亮积液，量约 1000 mL，娩一活女婴，体重 1750 g，新生儿 APgar 评分：10 分—10 分—10 分，予转新生儿科。术后继续行解痉、解压治疗。术后 5 天出院，出院前 1 天查尿常规：尿蛋白定量 6.940 g/24 小时，尿蛋白（++），肝功能正常。出院诊断：重度子痫前期；孕 1 产 1 孕 34^{+2} 周头位剖宫产一活女婴；妊娠期肝内胆汁淤积症（ICP）；低蛋白血症；子宫肌瘤。新生儿住院 1 周后出院。

2. 讨论

妊娠期高血压疾病指的是孕 20 周后出现高血压、水肿、蛋白尿的症状。血压轻度升高者可出现无症状或轻度头晕，伴水肿或轻度蛋白尿；血压重度升高者可出现头痛、眼花、恶心、呕吐、持续性右上腹痛等，蛋白尿增多，水肿明显，甚至昏迷、抽搐。本疾病易产生妊娠期高血压心脏病、脑血管意外、HELLP综合征、弥散性血管内凝血（DIC）、肾功能衰竭、胎儿生长受限、胎盘早剥、胎儿窘迫、产后血液循环衰竭等并发症。妊娠期高血压疾病是一种多因素、多机制及多通路致病的疾病，无法以“一元论”来解释。有关病因及发病机制的主要学说有以下几种：子宫螺旋动脉重铸不足、炎症免疫过度激活、血管内皮细胞受损、遗传因素、营养缺乏。

根据妊娠高血压综合征的临床表现可分别归属于中医“子肿”“子晕”“子痫”范畴。妊娠高血压综合征患者多由于脾肾亏虚致气机不畅，水湿内停，聚湿成痰而成“子肿”；又兼见阴血不足，肝失濡养，肝阳上扰为“子晕”；阴虚不足致风火痰之标，为“子痫”。

根据现代药理学研究，丹参、钩藤、淫羊藿、山楂、益母草、川芎、泽泻、葛根等中药均具有降压作用，它们还分别兼有镇静、利尿、降血糖、降血脂、抑制血小板凝聚、强心、扩张冠状血管和脑血管、增加冠脉血流量和脑血流量、降低心肌耗氧量、增加氧供应以及抗心律失常等作用，可在不影响中医辨证施治的前提下，根据患者病情需要分别选用。蔡钦华等认为，血管内皮细胞内分泌功能异常可能是血瘀证发病的病理基础之一，血瘀证的形成也可能与血管内皮屏障功能下降、血管内皮细胞抗凝与纤维蛋白溶解功能障碍有关。活血化瘀单味药如丹参、当归、川芎、葛根、红花等，以及复方药如血府逐瘀汤、麝香保心丸等对血管内皮细胞均有一定保护作用。韩晓峰等研究发现一些中药具有修复及保护双向调控作用，如灯盏花素可保护血管内皮细胞及促进损伤血管内皮细胞修复。覃小燕等提出内皮祖细胞（以下简称 EPCs）是一类来源于成人骨髓及外周血中的干细胞，能定向增殖分化为内皮细胞，EPCs 参与了出生后缺血组织的血管发生和血管损伤后的修复。现代研究发现，EPCs 对心脑血管疾病、糖尿病及高血压等疾病均具有治疗作用。EPCs 的发现让人们对血管的生成有了新的认识，这为修复损伤血管内皮方面提供了潜在的治疗方法。本病案患者为发型重度子痫前期，经中医治疗后孕周延长了 4 周，改善了母婴结局，提高了新生儿的成活率，减少了新生儿的住院费用，减轻了家庭及社会的经济负担，获得了良好的社会效益。

（文多花）

3. 专家点评

早发型重度子痫出现以下情况时建议终止妊娠：患者出现持续不适症状的严重高血压、子痫、肺水肿、HELLP 综合征、严重肾功能不全或凝血功能障碍、胎盘早剥，孕周太小无法存活的胎儿发生胎儿窘迫。本病案患者入院时孕 30^{+3} 周，血压 172/110 mmHg，诊断为早发型重度子痫前期，入院后经中西医结合治疗，延长了孕周 4 周，新生儿体重 1750 g，母婴结局良好。根据妊娠期高血压疾病的血管内皮细胞损伤理论，中药同样适用于患有妊娠期高血压疾病的孕妇修复血管内皮细胞，可以从根本上对妊娠期高血压疾病进行病因治疗，获得更好的疗效。在实现妊娠期高血压综合征治疗目标的过程中，中药具有副作用较少、稳压效果好的优势，且对某些靶器官损害的逆转及并发症的防治有一定作用，同西药合用能减量、减毒、增效，更好地改善临床症状和妊娠结局。因此中西医结合治疗妊娠高血压综合征较单纯西医治疗优势显著,临床上可广泛采用。

（董完秀）

参考文献

［1］谢幸，孔北华，段涛. 妇产科学：第9版［M］. 北京：人民卫生出版社，2018：83-91.

［2］中华医学会妇产科学分会妊娠期高血压疾病学组. 妊娠期高血压疾病诊治指南(2020)［J］. 中华妇产科学杂志，2020，55（4）：227-238.

［3］陈丽虹，杨欣. 杞菊地黄汤加减联合西药治疗妊娠期高血压60例［J］. 中国药业，2014，23（16）：105-106，107.

［4］范丽丽. 杞菊地黄汤加减治疗妊娠期高血压临床观察［J］. 医药论坛杂志，2010，31（2）：95-96.

［5］张崇移，宣柏云. 中西医结合治疗妊娠期高血压143例［J］. 浙江中医杂志，2012，47（3）：188.

［6］韩晓峰，周红，武海英. 中药修复高性能战斗机飞行状态飞行人员血管内皮细胞损伤［J］. 实用中医内科杂志，2014，28（6）：17-20.

［7］蔡钦华，汪琼华，吴云智. 血瘀证患者血管内皮内分泌功能的观察［J］. 安徽中医学院学报，1998，17（2）：61263.

［8］覃小燕，胡珍，陈景瑞，等. 内皮祖细胞介导的组织损伤

修复的研究进展［J］. 中国临床药理学杂志，2017，33（24）：2633-2636.
［9］张伟，贺冰，李亮，等. 补阳还五汤促进内皮祖细胞修复损伤血管内皮［J］. 中国病理生理杂志，2017，33（11）：1969-1974.

二、产前子痫

1. 病历摘要

患者，24 岁，因“停经 33^{+4} 周，反复抽搐 3 次”由某县医院转入我院。患者平素月经规律，孕 1 月余自测尿 HCG 呈阳性（+），孕 4 月余自觉胎动至今，在当地医院建卡产检，其丈夫代诉孕期监测血压正常，诉行产前筛查阳性，行产前诊断未见异常，地贫筛查未见异常，OGTT 结果不详，系统彩超未见异常。孕 29 周时无明显诱因下出现双下肢水肿，休息后无明显缓解，并进行性加重，当时查尿常规：尿蛋白（+），未予特殊处理。孕期共产检 6 次。18 小时前无明显诱因下抽搐 1 次，持续约 2 min，伴口吐白色泡沫；7 小时前第 2 次抽搐，患者未予重视；3 小时前第 3 次抽搐约 3 min，呼叫 120，拟诊“抽搐查因，可能为妊娠期高血压疾病或癫痫”收入当地医院，当时测血压 160/110 mmHg，予留置尿管、硫酸镁解痉、安定镇静、甘露醇降颅压、硝苯地平降压、地塞米松促胎肺成熟等治疗后；转至我院，入院时患者烦躁不安，持续静脉滴注硫酸镁，无下腹胀痛，无阴道流液。患者精神欠佳，留置尿管，尿液深黄色，体重随孕周增加。既往无高血压、肾病病史及糖尿病史。孕 3 产 0，早孕人流 1 次，药流 1 次。其余病史无特殊。

【入院查体】血压 142/97 mmHg，其余生命征平稳，神志清醒，双侧瞳孔对光反射正常，心肺（－），腹部膨隆，肝、脾肋下未扪及，肝区叩痛（－），移动性浊音（－），双肾区无叩痛，双下肢水肿（++），神经系统查体（－），专科查体：宫高 24 cm，腹围 85 cm，胎心音 135 次 /min，胎儿头位，未触及宫缩。

【辅助检查】尿常规：尿蛋白（+++）；肝功能：谷丙转氨酶 18 U/L，谷草转氨酶 80 U/L；总蛋白 55.2 g/L，白蛋白 28.4 g/L，白球比 1.06，其余指标正常；肾功能：肌酐 88.3 μmol/L，尿酸 544.3 μmol/L，其余指标正常；血常规：白细胞数目为 19.38×10^9/L，淋巴细胞比率 7.4%，单核细胞比率 0.7%，中性粒细胞百分比 91.6%，血红蛋白浓度 150 g/L，血小板数目为 197×10^9/L。凝血功能、电解质检查大致正常。床边彩超示：宫内单活胎，妊娠晚期，肝、胆、脾、胰及双肾检查未见异常。

【诊治经过】入院诊断：子痫；孕 3 产 0 孕 33^{+4} 周头位。予完善相关检查，请重症科及麻醉科会诊，考虑子痫诊断明确，有终止妊娠指征，于入院后 2 小时行剖宫产分娩一活男婴，体重 1680 g，新生儿 APgar 评分：8 分（肤色、肌张力各扣 1 分）—10 分—10 分。术后转重症科。术后第 1 天，血常规：白细胞数目 17.58×10^9/L，淋巴细胞比率 13.8%，中性粒细胞百分比为 79.3%，中性粒细胞数目为 13.92×10^9/L，淋巴细胞数目为 2.43×10^9/L，红细胞数目为 4.04×10^{12}/L，血红蛋白浓度

128 g/L，血小板数目 188 × 10^9/L。生化：钾 4.80 mmol/L，钠 133.3 mmol/L，氯 102.4 mmol/L，总钙 2.32 mmol/L，镁 1.64 mmol/L，尿素 5.63 mmol/L，肌酐 107.1 μmol/L，尿酸 554.9 μmol/L，谷丙转氨酶 18 U/L，谷草转氨酶 52 U/L，肌酸激酶 931 U/L，肌酸激酶同工酶 72 U/L，乳酸脱氢酶 327 U/L，肌钙蛋白 1.11 ng/mL，肌红蛋白 339.8 ng/mL，总蛋白 46.8 g/L，白蛋白 27.3 g/L，球蛋白 19.5 g/L，白球比 1.40，C 反应蛋白 28.08 mg/L；予抗感染、促宫缩、解痉、护胃、营养心肌等对症支持治疗。术后血压波动于收缩压 120 ～ 158 mmHg、舒张压 70 ～ 95 mmHg。术后第 9 天，患者病情平稳，术口愈合好，予以出院。出院诊断：子痫；孕 3 产 1 孕 33^{+4} 周头位剖宫产娩一活男婴。新生儿转新生儿科，住院 9 天后随母出院。

2. 讨论

子痫导致的孕产妇死亡数量占孕产妇死亡总数的 10% ～ 16%。子痫为妊娠特发疾病，可伴脑、心、肝、肾等脏器功能损害，是导致孕产妇及围产儿患病率和死亡率升高的主要原因。子痫是妊娠期高血压疾病患者发生的抽搐，需排除其他原因所致的抽搐。临床常见的子痫往往发生在重度子痫前期的基础上，但部分子痫患者血压升高不明显、无蛋白尿或水肿。子痫发作前期常表现为头痛或视力障碍，也有仅表现为上腹部疼痛或反射亢进者。子痫根据发病时间不同，分为产前子痫、产时子痫及产后子痫，其中 38% ～ 53% 的子痫发生在产前，18% ～ 36% 的子痫发生在产时，还有 11% ～ 44% 的子痫发生在产后，更有发生在分娩 48 小时以后及产后 11 天者。产前子痫的原因可能是产前妊娠期高血压疾病未得到很好的控制，导致一些强烈的刺激，如宫缩阵痛、分娩恐惧、过度疲劳等因素诱发子痫。

本病案患者抽搐 3 次后由当地医院转入我院，入院时烦躁不安，留置尿管，尿液深黄色，既往无癫痫、高血压及肾病病史，入院时尿蛋白（+++），血压 160/110 mmHg，诊断子痫明确。及时手术确保了母婴安全。

（文多花）

3. 专家点评

本病案患者为产前子痫，定期建卡产检，于 1 月前出现双下肢水肿，蛋白尿，应酌情增加产前检查次数，密切监测孕妇血压、体重及蛋白尿情况，发现异常情况时及早进行干预，可延长孕周，减少或防止子痫的发生，改善母婴结局。本病案患者的孕期保健有待加强，对出现双下肢水肿、蛋白尿的情况，应纳入妊娠期高血压高危因素管理。患者抽搐后的处理及监测手段、监测指标是正确的，病情控制满意，母婴预后良好。本病案患者产前子痫诊断明确，术后病情平稳后可行脑部 CT 及神经系统方面检查，排除神经系统疾病。

（董完秀）

参考文献

［1］杨孜，王伽略. 子痫前期临床防范和处理关键点［J］. 实用妇产科杂志，2010，26（1）：4-7.

［2］曹雯，喻红彪，周容. 产前子痫及产后子痫临床特征分析［J］. 实用妇产科杂志，2020，36（5）：373-379.

［3］顾蔚蓉，李笑天. 子痫前期的干预与管理［J］. 中国实用妇科与产科杂志，2020，36（2）：120-123.

［4］王媛，胡娅莉. 既往子痫前期病史者再次妊娠的保健［J］. 中国实用妇科与产科杂志，2020，36（5）：394-397.

［5］谢幸，孔北华，段涛. 妇产科学：第 9 版［M］. 北京：人民卫生出版社，2018：83-92.

第四节　胎盘异常

一、前置胎盘

1. 病历摘要

患者，38岁，因“停经26^{+5}周，无痛性阴道流血1天”入住我院。患者自诉平素月经规律，停经1月余恶心、呕吐明显，遂到当地医院测尿HCG呈阳性，行B超提示宫内早孕，否认有上呼吸道感染、发热、服药史，否认有毒物、射线、猫狗等接触史。孕期至当地县人民医院建卡产检。1天前无明显诱因下出现无痛阴道流血，量约400 mL，色鲜红，无血块，无肉样组织、水泡样物排出，无下腹痛、头晕、心悸等不适。为求进一步诊治至当地县人民医院就诊，行B超提示宫内妊娠，单活胎，胎儿大小相当于23周，中央型前置胎盘，住院后予以硫酸镁保胎治疗，患者因个人原因要求到我院治疗，拟“孕5产2孕26^{+5}周先兆流产；疤痕子宫；中央型前置胎盘”收入我科。患者近来精神、食欲可，二便正常，体重随孕周增加。孕5产2，引产2次，分别于7年前、2年前均剖宫产娩一活女婴。其余既往史、个人史、家族史无特殊。

【入院查体】体温37.2 ℃，脉搏96次/min，呼吸20次/min，血压105/67 mmHg。心肺听诊正常。宫高27 cm，腹围102 cm，下腹部可见一陈旧性疤痕组织，腹部无压痛，无反跳痛，肝脾肋下未触及。未行内诊。

【辅助检查】昨日外院 B 超提示：宫内妊娠，单活胎，胎儿大小相当于 23 周，中央型前置胎盘。

【诊治经过】入院诊断：孕 5 产 2 孕 26^{+5} 周先兆流产；瘢痕子宫；完全性前置胎盘；疑似胎盘植入；低钾血症；低蛋白血症。患者入院后签字要求保胎治疗。予静脉滴注硫酸镁及地塞米松，补钾对症治疗。入院查 B 超示：宫内单活胎，妊娠中期（相当于孕 26 周），胎盘前置状态，不排除部分胎盘植入可能，建议行磁共振（MRI）检查，阴道上段低回声区（疑似有血块）。血红蛋白浓度 80 g/L，血细胞比容 26.3%，钾 2.99 mmol/L，铁 3.5 μmol/L，白蛋白 26.9 g/L。输血前五项未见异常。患者孕 28 周由妇科转入产科，住院第 14 天，09：15 再次出现阴道流血，量约 800 mL。血压 56/28 mmHg，宫高 28 cm，腹围 102 cm，腹部无压痛，无反跳痛。阴道口见大量鲜血流出，胎心音正常。拟诊断“凶险性前置胎盘伴出血；瘢痕子宫（2 次）；孕 5 产 2 孕 28^{+5} 周先兆早产；脐带先露；胎盘植入；胎儿宫内生长受限；失血性休克”。目前急性出血达 800 mL，立即开通静通道，予硫酸镁抑制宫缩、补液、吸氧、持续心电监护等对症治疗，术前急查血常规：血红蛋白浓度 67 g/L，立即请示三线值班医师，指出有急诊剖宫产手术指征，告知患者及家属病情，继续妊娠有再次出血、孕妇死亡、胎死宫内的可能；剖宫产有术中、术后大出血，宫腔填塞，介入，切除子宫等风险，孕妇及家属有手术要求，向其讲明手术风险，其知情，予行急诊剖宫产术。急送手术室在全身麻醉下行子宫下段剖宫产、经阴道宫颈环扎术。于 10：00 臀位剖宫产娩一活男婴，体重 1000 g，新生儿 APgar 评分：8 分（肤色、呼吸各扣 1 分）—10 分—10 分，脐带先露，脐带无绕颈，术中见胎盘附着于子宫前壁、左侧壁及后壁，完全覆盖宫颈内口，胎盘与子宫粘连紧密。予徒手剥离胎盘，子宫下段部分植入于子宫浅肌层，胎盘剥离面出血多，予缩宫素 20 U、欣母沛子宫肌层注射后宫体收缩好，但下段仍收缩不佳，予环扎子宫下段及纱垫压迫后，无明显活动性出血，常规关腹，手术室观察见阴道有活动性出血，行经阴道宫颈环扎后出血明显减少。术中共失血 2500 mL，术中急查血常规：血红蛋白浓度 58 g/L，予加压输血，术中、术后共计输同型红细胞悬液 14 U，血浆 600 mL。术后 4 天，查血红蛋白浓度 79 g/L，血小板数目 225×10^9/L。术后 5 天查电解质：钾 3.63 mmol/L；肾功能：白蛋白 30.7 g/L。新生儿因早产转新生儿科，患者术后返回病房，予促宫缩、预防感染、补钾等对症治疗。术后 6 天，患者一般情况好，术口Ⅱ / 甲级愈合，治愈出院。出院诊断：凶险性前置胎盘伴出血；疤痕子宫；孕 5 产 3 孕 28^{+5} 周臀位剖宫产娩一活男婴；脐带先露；胎盘植入；失血性休克；低钾血症；低蛋白血症。

2. 讨论

前置胎盘是指妊娠 28 周后，胎盘附着于子宫下段，下缘达到或覆盖宫颈内口，其位置低于胎儿先露部。不同国家和地区前置胎盘的发生率也不同，目前国外前置胎盘的发生率为 0.3% ～ 0.5%，我国前置胎盘的发生率为 0.24% ～ 1.57%。

造成前置胎盘的因素有胎盘异常、子宫内膜病变或损伤、受精卵滋养层发育迟缓和采用辅助生殖技术等。胎盘异常指胎盘形态和大小异常；胎盘位置正常而副胎盘位于子宫下段接近宫颈内口；胎盘面积过大，膜状胎盘大而薄，延伸到子宫下段；双胎妊娠较单胎妊娠的前置胎盘发生率高1倍。子宫内膜病变或损伤是指剖宫产、子宫手术史、多次流产刮宫史、产褥感染、盆腔炎等引起子宫内膜炎或萎缩性病变。受精卵植入受损的子宫内膜，子宫蜕膜血管形成不良造成胎盘供血不足，为了摄取足够多的营养，胎盘延伸到子宫下段以增大面积。前次剖宫产手术疤痕妨碍胎盘于妊娠晚期随着子宫峡部的伸展而上移等。席庆玲对前置胎盘患者进行分析发现，子宫内膜受损和病变是增加前置胎盘发生率的高危因素。受精卵滋养层发育迟缓指滋养层尚未发育到可以着床的阶段时，受精卵就已达子宫腔，继续下移着床于子宫下段进而发育成前置胎盘。辅助生殖技术使用的促排卵药物，改变了体内性激素水平，受精卵的体外培养和人工植入，造成子宫内膜与胚胎发育不同步，人工植入时诱发宫缩，使受精卵着床于子宫下段。

前置胎盘对母婴的影响有产后出血、植入性胎盘、产褥感染和围产儿预后不良等。行剖宫产术时，切口无法避开附着于子宫前壁的胎盘，导致出血量明显增多。胎儿娩出后，子宫下段肌组织菲薄，收缩力差，附着于此处的胎盘不宜完全剥离。一旦剥离，开放的血窦不易关闭，常发生产后出血，量多且不易控制。子宫下段蜕膜发育不良，胎盘绒毛穿透底蜕膜，侵入子宫肌层，使胎盘剥离不全而发生产后出血。胎盘植入性疾病（PAS）是由于胎盘绒毛异常黏附或者直接侵入子宫肌层而导致的一类疾病统称。根据胎盘绒毛侵入子宫肌层的程度，分为胎盘粘连（简称PA，即胎盘绒毛突破蜕膜基底层、与子宫肌层粘连），胎盘植入（简称 PI，即胎盘绒毛侵入子宫肌层），穿透性胎盘植入（简称 PP，即胎盘绒毛侵及子宫全层，并到达浆膜层，甚至侵犯周围器官）。

本病案患者高危因素包括既往剖宫产手术 2 次、引产 2 次、多次妊娠，且 2 次引产后均有清宫，对子宫内膜产生了损伤，受精卵植入受损的子宫内膜，子宫蜕膜血管形成不良造成胎盘供血不足，为了摄取足够营养胎盘延伸到子宫下段以增大面积，发生前置胎盘合并胎盘植入。

（文多花）

3. 专家点评

目前，临床尚未十分清楚造成前置胎盘的确切病因，多认为其与流产、多产、剖宫产次数过多等因素密切相关。但近年来受多方面因素影响，初产妇的前置胎盘发生率也有显著升高，甚至有研究显示，其发生率升高了近 10 倍，且不同地区的差异普遍存在。临床中，与前置胎盘相关的影响因素众多，其涉及面也较为广泛，其中人工流产及孕妇合并疾病情况是研究的重点与热点。另外，有研究认为不良生活习惯及胎儿性别等因素也会对前置胎盘的发生造成一定影响。

前置胎盘可诱发植入性胎盘、早产、产褥感染、产后出血及围产儿死亡等不良妊娠结局，需尽早诊断、干预。经腹部彩超检查是筛查前置胎盘的常用手段，具有方便、简单、可重复性好等优点，不仅可诊断前置胎盘，还可直接观察宫腔内胎儿的生长发育情况，视野宽广，能够探查胎盘厚度、实质后方是否存在出血及内部是否存在血池等，避免出血、感染等不良妊娠结局，安全性较高。但因后壁胎盘易受到胎先露遮挡，难以准确扫查宫颈内口与胎盘下缘的关系，在检查边缘性前置胎盘时，尤其是检查侧壁附着的胎盘时，因耻骨联合声影遮挡，宫颈内口和胎盘前置部分显像欠佳；孕妇膀胱充盈不良，会降低宫颈内口、胎盘下段清晰度，若充盈过度则会压迫子宫下段，误认为拉长的子宫下段为宫颈，易出现误诊；此外，部分孕妇由于受下腹部瘢痕、腹壁过厚、胎先露、羊水等因素的影响，导致后壁胎盘显示欠佳，影响诊断的准确度。本病案患者为完全性前置胎盘，阴道流血时间早，妊娠中期即出现了反复阴道流血，送基层医院及时诊断，转诊至有新生儿救治的三甲医院。住院期间患者突然出现阴道大量流血、失血性休克，及时采取紧急剖宫产术，母婴结局良好，新生儿在新生儿科住院6周后出院。瘢痕子宫是前置胎盘的危险因素之一，严格把控初次剖宫产是预防前置胎盘的关键，同时提醒临床医师对这类患者在孕期保健工作中要加强宣教、管理和随访，增加患者的依从性，特别是文化程度不高、家庭经济条件差、居住在距离医院较远的偏远农村孕妇要有专人随访，避免母婴不良结局的发生，若本病案患者在家突然出现阴道大量流血，可能出现难以预料的严重后果。

（董完秀）

参考文献

［1］谢幸，孔北华，段涛．妇产科学：第9版［M］．北京：

人民卫生出版社，2018：147-150.
［2］席庆玲．前置胎盘 20 例患者的临床分析［J］. 临床医药文献电子杂志，2015，2（9）：1674.
［3］JAUNIAUX E，BHIDE A，KENNEDY A，et al. FIGO consensus guidelines on placenta accreta spectrum disorders：Prenatal diagnosis and screenin［J］. Int J Gynaecol Obstet，2018，140（3）：274-280.
［4］SENTILIIES L，KAYEM G，CHANDRAHARAN E，ct al. FIGO consensus guidelines on placenta accreta spectrum disorders：Conservative management［J］. Int J Gynaecol Obstet，2018，140（3）：291-298.
［5］ALLEN L，JAUNIAUX E，HOBSON S，et al. FIGO consensus guidelines on placenta accreta spectrum disorders：Nonconservative surgical management［J］. Int J Gynaecol Obstet，2018，140（3）：281-290.
［6］PALACIOS JARAQUEMADA J M，PESARESI M，NASSIF J C，et al. Anterior placenta percreta：Surgical approach，hemostasis and uterine repair［J］. Acta Obstet Gynecol Scand，2004，83（8）：738-744.
［7］CHANDRAHARAN E，RAO S，BELLI A M，et al. The Triple-P procedure as a conservative surgical alternative to peripartum hysterectomy for placenta percreta［J］. Int J Gynaecol Obstet，2012，117（2）：191-194.

二、凶险性前置胎盘

1.病历摘要

患者，29 岁，因“停经 39^{+3} 周，B 超检查发现前置胎盘 1 天”入院。患者孕期无明显恶心、呕吐等早孕反应，无感冒史、发热病史、服药史，否认毒物、射线接触史，否认有猫狗接触史、药物过敏史，孕 5 月左右始自觉胎动至今，孕期无头痛、头晕、视物模糊、心悸、胸闷等不适，无双下肢水肿。孕期未在医院建卡，只产检 1 次，未行地贫筛查、唐氏筛查、三维超声、OGTT 等检查。今孕 39^{+3} 周，无腹痛，无阴道流血、流液，自觉胎动正常，至当地县人民医院产检，B 超检查提示宫内妊娠，单活胎，臀位，前置胎盘，胎盘植入。为求进一步治疗至我院就诊，急诊拟“疑似为前置胎盘，胎盘植入，孕 39^{+3} 周臀位”收住院。患者孕期精神、食纳、睡眠可，大小便正常，体重随孕周增加。孕 5 产 3，分别在 10 年前、9 年前、4 年前行剖宫产手术 3 次，其余既往史、个人史、家族史无特殊。

【入院查体】体温 36.4 ℃，脉搏 75 次 /min，呼吸 20 次/min，血压 99/62 mmHg，身高 150 cm，体重 70 kg。心肺听诊无异常。腹部膨隆，质软，未触及宫缩，下腹部可见一陈旧性横形手术疤痕，无压痛。宫高 38 cm，腹围 103 cm，胎心音 150 次 /min，胎先露臀，未衔接，未行阴检。骨盆外测量无明显异常。

【辅助检查】当地县人民医院 B 超检查提示宫内妊娠，单活胎，前置胎盘，胎盘植入，臀位。

【诊治经过】入院诊断：凶险性前置胎盘；胎盘植入；疤痕子宫（3次）；孕5产3孕39^{+3}周臀位待产；巨大儿。患者病情危重，经多科室会诊，第2天行剖宫产手术。术前充分备血，留置输尿管导管，行双侧髂内动脉球囊封堵止血术。术中取纵切口，见子宫下段与前腹壁粘连紧密，界限不清，予锐性及钝性分离腹壁各层进入腹腔，见子宫体部中段肌层断裂，见一破口约5 cm×5 cm，无活动性出血，见羊膜囊突出，子宫前壁血管怒张，于子宫体羊膜囊突出处延长切口，破膜见羊水清，约800 mL。以臀位剖宫产娩一活男婴，体重4500 g，新生儿APgar评分：10分—10分—10分，脐带无绕颈，胎盘附着于子宫前壁绕至后壁，并植入于子宫颈中上段，胎盘完全植入子宫肌层并粘连于子宫壁，穿透至浆膜层。胎儿娩出后，立即予髂内动脉球囊给予增压止血，考虑胎盘植入面广，胎盘剥离困难，若强行剥离胎盘会造成大量出血，并给予止血带捆扎子宫下段止血。告知患者家属术中情况，目前诊断为胎盘植入，植入面积广，子宫保留困难，为了抢救患者生命，建议行子宫切除术。患者家属知情理解后，要求行子宫切除术，予行子宫全切除术，切除物送病检。手术顺利，麻醉满意，术中失血1500 mL，补液2500 mL，尿量100 mL，尿色清，术中予自体血回输200 mL，输血过程顺利，无不良反应。术毕安返病房。术后予预防感染及促宫缩、补液治疗，术后宫缩好，阴道流血少。术后7天复查血常规：血红蛋白浓度85 g/L。患者一般情况好，术口Ⅱ/甲级愈合，治愈出院。出院诊断：凶险性前置胎盘；胎盘植入；子宫破裂；疤痕子宫（3次）；产后出血；孕5产4孕39^{+5}周臀位剖宫产娩一活男婴；巨大儿。

2. 讨论

《前置胎盘的诊断与处理指南（2020）》将前置胎盘分为两种类型：一种是前置胎盘，附着于子宫下段，胎盘边缘与子宫颈内口的距离小于20 mm，包括边缘性前置胎盘和低置胎盘。另一种为特殊类型的前置胎盘，即凶险性前置胎盘。本病案患者此次妊娠为凶险性前置胎盘，胎盘附着于前次剖宫产或子宫手术瘢痕处，伴有胎盘植入，可引起围手术期大出血，是剖宫产术后远期严重并发症之一。

凶险性前置胎盘有着一般前置胎盘的共性，又有自己的特性。孕早期子宫内膜间质受卵巢激素的作用发生蜕膜化，绒毛植入蜕膜化的子宫内膜或蜕膜中，构成子宫—胎盘血液循环。大出血甚至休克者、出现产科剖宫产指征者（如胎儿窘迫等）、反复阴道流血者考虑在孕 34 ～ 37 周终止妊娠；无症状者根据类型决定终止妊娠的时机。

胎盘植入性疾病在分娩前的诊断主要依赖于影像学检查，分娩时根据临床表现可确诊。若分娩前未能诊断，往往导致治疗面临极大的风险。彩超检查是判断胎盘位置、预测胎盘植入最常用的方法。MRI 多用于评估子宫后壁的胎盘植入、胎盘侵入子宫肌层的深度、宫旁组织和膀胱受累程度以及临床上高度疑诊，但超声不能确诊者。β-HCG、PAPP-A、B 型钠尿肽前体、人胎盘泌乳素等生物标记物水平变化与 PAS 相关，然而其参考值范围不明，有待进一步研究。

胎盘植入引起的危险主要是出血，严重者会发生休克、死亡。故处理的核心措施是减少出血、补充血容量。决策的制订需视具体病情、当地经济的发达程度、是否有较强的护理团队支持以及是否能够及时获取有效的血液制品等条件而定。

胎儿分娩后，将植入的胎盘原位留置，之后配合子宫动脉介入栓塞、中药治疗、宫腔镜切除残留组织等措施，可以期待子宫、宫旁和胎盘内的血液循环逐渐减少，绒毛组织继发坏死，自行吸收或剥离，但有出现败血症、感染性休克等严重并发症的可能。此法一般用于阴道分娩的患者。

保守性手术治疗　般通过切除胎盘或胎盘植入的子宫部分，但保留子宫其余部分。在植入面积大而难以修复的患者中，Enbloc 切除术（切除全部的子宫胎盘植入部分，然后缝合缺口）可以降低出血量和保留生育能力；或者切除胎盘后使用 Bakri 球囊宫腔填塞可以使 86% 的 PAS 患者避免子宫切除。

非保守性手术治疗即切除子宫，行子宫切除术时可考虑全子宫或者次全子宫切除术。全子宫切除术是紧急围产期子宫切除推荐的手术方法，次全子宫切除术可减少失血、输血、围手术期并发症和缩短手术时间，但对于宫颈受累的植入性胎盘或侵袭性胎盘，次全子宫切除术可能无效。根据本院经验，在凶险性前置胎盘合并胎盘植入的病例中，宫颈被胎盘侵蚀后往往膨大呈桶状，失去正常的宫颈形态，在大出血的情况下难以仔细区分宫颈组织与周围器官组织，故提倡行次全子宫切除术，以避免产生副损伤。

对于凶险性前置胎盘的高危孕妇，应尽早明确诊断，多学科协作诊治，择期进行剖宫产手术终止妊娠。

（李媚娟）

3. 专家点评

凶险性前置胎盘是造成严重产后出血的因素之一，而疤痕子宫的远期并发症之一也是凶险性前置胎盘。如何安全有效地控制第一次剖宫产是关键。

凶险性前置胎盘对于子宫切口的选择存在争议，自前壁包绕宫颈内口的前置胎盘常用手术方式为胎盘打洞术和避开胎盘术。由于胎盘是巨大的储血组织，胎盘打洞术可能因损伤胎盘而造成剖宫产术中大量出血。一方面导致术中出血量和 24 小时产后出血量明显增加，增加术中及术后血制品使用率。另一方面胎儿娩出前损伤胎盘，导致胎儿宫内供血不足、胎儿宫内窘迫及新生儿贫血。对于年轻患者及有再次生育要求的患者，可以由高年资且经验丰富的医师进行手术。另一种手术方式是避开胎盘术，相较于胎盘打洞术，此术可明显改善母婴结局。避开胎盘术的子宫切口包括“J”形切口、“L”形切口及双切口。但此术式存在弊端，子宫体切口可增加再次妊娠时子宫破裂的风险及瘢痕妊娠的发生率。胎儿娩出后立即交给新生儿科医师处理，根据术中具体情况及术者选择止血方法，可采用改良的 B-Lynch 缝合、子宫下段环形缝扎、蝶形缝合或子宫下段提拉式缝合、宫腔填塞、子宫动脉分支结扎、术后子宫动脉介入栓塞等保守手术方法。若短时间内大量出血、保守手术失败、胎盘大面积植入，强行剥离胎盘可能造成难治性产后出血，威胁产妇生命安全，宜积极果断行子宫切除术。本病案患者已经剖宫产 4 次，不建议再次妊娠，患者也无生育要求，经术中评估胎盘植入面积大,保守治疗可能出现大出血危及患者生命安全,宜果断切除子宫，术中出血 1500 mL，母婴结局良好。对于凶险性前置胎盘是否行双侧髂内动脉球囊预置，可以参考前置胎盘超声评分系统，评分小于 5 分，不建议术前进行髂内动脉球囊预置术；评分大于 10 分，建议术前进行髂内动脉球囊预置术；评分 6 ～ 9 分，充分评估，患者及家属知情同意后采取个体化治疗方案。患者整个妊娠期只产检 1 次，依从性差，医务工作者要加强医疗保健服务宣教，增强患者自我保健意识，避免不良妊娠结局的发生。

（文多花）

参考文献

［1］中华医学会妇产科分会产科学组. 前置胎盘的诊断与处理指南(2020)[J]. 中华妇产科杂志, 2020, 55(1): 3-8.

［2］HUNG T，SHAU W，HSIEH C，et al. Risk factors for placenta accrete［J］. Obstet Gynecol，1999，93（4）：545-550.

［3］王瑜，宋艳，梁菲，等. 凶险性前置胎盘终止妊娠时机与母婴结局的关系［J］. 中华实用诊断与治疗杂志，2020，34（5）：460-462.

［4］SHAMSHIRSAZ A A，FOX K A，SALMANIAN B，et al. Maternal morbidity in patients with morbidly adherent placenta treated with and without a standardized multidisciplinary approach［J］. Am J Obstet Gynecol，2015，212（2）：218. e1-9.

[5] 种铁文，张爱青，王妍，等. 超声评分系统预测胎盘植入凶险程度的价值［J］. 中华围产医学杂志，2016，19（9）：705-709.
[6] JAUNIAUX ERIC，AYRES DE CAMPOS DIOGO. FIGO consensus guidelines on placenta accreta spectrum disorders：Introduction［J］. Int J Gynaecol Obstet，2018，140（3）：261-264.
[7] JAUNIAUX ERIC，BHIDE AMAR，KENNEDY ANNE，et al. FIGO consensus guidelines on placenta accreta spectrum disorders：Prenatal diagnosis and screening［J］. Int J Gynaecol Obstet，2018，140（3）：274-280.
[8] 谢幸，孔北华，段涛. 妇产科学：第 9 版［M］. 北京：人民卫生出版社，2018：153.
[9] PALACIOS JARAQUEMADA J M，PESARESI M，NASSIF J C，et al. Anterior placenta percreta：Surgical approach，hemostasis and uterine repair［J］. Acta Obstet Gynecol Scand，2004，83（8）：738-744.
[10] PALA Ş，ATILGAN R，BAŞPINAR M，et al. Comparison of results of Bakri balloon tamponade and caesarean hysterectomy in management of placenta accreta and increta：a retrospective study［J］. J Obstet Gynaecol，2018，38（2）：194-199.

三、凶险性前置胎盘并穿透性胎盘植入

1. 病历摘要

患者，39 岁，因“停经 35^{+1} 周，阴道流血 1 小时余”入院。患者平素月经规律，停经 5 周余查尿 HCG 呈阳性，伴恶心等早孕反应，孕期无感冒史、发热病史、服药史，否认有毒物、射线接触史，否认有猫狗接触史，孕 19 周始自觉胎动至今，孕期无头痛、头晕、视物模糊、心悸、胸闷等不适，无双下肢水肿。定期产检，地贫筛查等检查正常，系统彩超提示胎盘附着于子宫前壁，下缘全部覆盖宫颈内口。脐带插入口在胎盘下缘边缘，部分位于胎膜上，未见血管前置；无创 DNA 检查提示未见异常，OGTT 试验提示妊娠期糖尿病，饮食控制血糖。现孕 35^{+1} 周，1 小时前无明显诱因下出现阴道流血，色鲜红，量多，伴下腹胀，无阴道流液，呼叫 120 接诊入院，急诊科医师估计出血量约 100 mL，予静脉滴注硫酸镁 20 mL 解痉保胎治疗。孕期精神、食纳、睡眠可，大小便正常，体重随孕周增加。既往有 2 次剖宫产史，其余个人史、家族史无特殊，否认药物过敏史。孕 5 产 2，4 年前因“脐带绕颈”在我院行剖宫产娩一活女婴，体重 3750 g；1 年前在我院剖宫产娩一活女婴，体重 3250 g，均健在。人工流产 2 次。

【入院查体】生命征平稳，身高 156.5 cm，体重 89 kg。心肺听诊无异常。腹部膨隆，下腹部见一陈旧性横形手术疤痕，质软，未触及宫缩。宫高 35 cm，腹围 118 cm，胎方位 LOA，胎心音 150 次 /min，胎先露头，未衔接，未行阴检，内裤上见鲜红色血污，无活动性阴道流血。估计胎儿重约 3000 g。高危评分（颜色）：橙色。

【辅助检查】入院查血常规：血红蛋白浓度 102 g/L，肝功能：间接胆红素 13.6 μmol/L，前白蛋白 174.9 mg/L，总蛋白 51.8 g/L，白蛋白 25.8 g/L，肾功能、电解质、血糖、凝血功能检查无明显异常，输血前三项均为阴性。血型 B 型，Rh 血型呈阳性。B 超提示宫内妊娠，孕晚期，单活胎，羊水过多，帆状脐带入口，前置胎盘。双顶径 94.4 mm，头围 336.6 mm，腹围 316.2 mm，股骨长 67.4 mm。羊水指数 25.7 cm。脐动脉血流 S/D 值 2.53。胎盘着床于子宫前壁，厚度 35.6 mm，胎盘Ⅱ级。胎盘下缘完全覆盖宫颈内口。脐带插入口位于胎盘下缘边缘，部分位于胎膜上，未见血管前置。子宫下段肌层厚度 1.7 mm，宫颈管长约 33 mm。双肾 B 超提示右肾积水。

【诊治经过】入院诊断：凶险性前置胎盘伴出血；孕 5 产 2 孕 35^{+1} 周头位先兆早产；疤痕子宫（2 次）；妊娠期糖尿病；羊水过多。入院后完善相关术前准备，请泌尿外科会诊，会诊意见建议术前可行双侧输尿管导管置入。与患者及家属详细沟通，告知手术风险，建议剖宫产术前行双侧输尿管导管置入及行髂内动脉球囊预置，患者及家属要求行双侧输尿管导管置入，不同意行髂内动脉球囊预置。于入院当日因“凶险性前置胎盘伴出血，孕 5 产 2 孕 35^{+1} 周头位先兆早产，疤痕子宫（2 次），妊娠期糖尿病，羊水过多，帆状胎盘”在充分备血情况下送手术室，在气管插管全身麻醉下行双侧输尿管导管支架置入术、子宫下段剖宫产术、胎盘在位子宫次全切除术、肠粘连松解术。术前行左锁骨下静脉穿刺，外科医师行双侧输尿管导管支架置入术。全身麻醉成功后绕过肚脐取皮肤竖切口，依解剖层次常规切开腹壁各层，进入腹腔，见子宫增大如孕周，子宫中下段血管怒张，整个中下段为胎盘所充盈，子宫前壁处胎盘穿透，约 4 cm × 5 cm × 5 cm，表面为紫蓝色，有活动性出血，胎头位于子宫中上段；于子宫中段横行切口子宫肌层，从胎盘打洞进入羊膜腔，破膜见羊水清，约 800 mL，分娩一活男婴，体重 2700 g，新生儿 APgar 评分：8 分（肤色、呼吸各扣 1 分）　10 分　10 分，脐带无绕颈，断脐后交台下助产士处理。检查见胎盘附着于子宫前壁上缘达子宫中上段，下缘完全覆盖宫颈内口，绕过宫颈达子宫后壁中上段，整个胎盘广泛植入子宫壁，呈桶状，前壁穿透至浆膜层，有活动性出血；考虑凶险性前置胎盘并穿透性胎盘植入，试予剥离胎盘，但剥离困难，若强行剥离胎盘则可能出现难以控制的致命性大出血，评估保留子宫困难，患者已剖宫产 3 次，现有子女 3 人，建议行胎盘在位子宫次全切除术，以减少出血，术后无月经或少量月经，无生育能力等。请患者家属看过术中情况，并告知病情，家属表示理解，签字要求行子宫次全切除术。术中发现子宫后壁与部分肠系膜、大网膜紧密粘连，分离子宫后壁粘连，按子宫次全切除术方法切除子宫，生理盐水清洗腹腔，置盆腔引流管由右下腹引出，接引流袋，逐层缝合腹部切口，术毕后取出双侧输尿管导管支架。术中共计失血 1000 mL，补液 3000 mL，尿量 300 mL，麻醉满意，生命征平稳，手术过程顺利。因凶险性前置胎盘并穿透性胎盘植入，产后出血，术中查血红蛋白浓度 86 g/L，有继续失血可能，有输血指征，予申请同型红细胞悬液 4 U，术毕带血予转重症科治疗，子宫胎盘送病检。新生儿因早产转新生儿科。患者转入重症科予呼吸机辅助通气、输血、阿奇霉素和乳酸左氧氟沙星抗感染、纠正电解质紊乱、护胃、营养支持等对症治疗。予输去白细胞悬浮红细胞 2 U 及洗涤红细胞 2 U、血浆 150 mL。术后第 2 天做 X 射线：双肺炎症，不排除双侧胸腔少量积液，建议治疗后复查或 CT 进一步检查；气管插管管头螺纹末端位于第三胸椎椎体上缘水平。腹腔引流量少于 50 mL，予拔除腹腔引流管。术后第 3 天做 CT：子宫切除术后改变，考虑术区及盆腔内积血、积液；腹腔少量积液，建议追踪复查；膀胱导尿术后改变，考虑下腹部切口区积液，请结合临床诊断；考虑存在副脾；双肺炎症、双侧胸腔积液。气管插管管头末端位于隆突上区约 2.0 cm，予脱离呼吸机辅助通气。术后第 8 天复查血常规：白细胞数目 4.09×10^9/L，中性粒细胞百分比 58.7%，血红蛋白浓度 103 g/L，超敏 C 反应蛋白 10.0 mg/L，C 反应蛋白 20.6 mg/L。术后第 11 天，予出院。出院诊断：凶险型前置胎盘并穿透性胎盘植入；产后出血；瘢痕子宫（2 次）；孕 5 产 3 孕 35^{+1} 周先兆早产剖宫产娩一活男婴；妊娠期糖尿病。

2. 讨论

如果孕妇有既往剖宫产手术史，此次妊娠诊断为前置胎盘，若胎盘覆盖前次手术瘢痕部位，则被称为凶险性前置胎盘。之所以称凶险性前置胎盘，是因为其发生胎盘粘连、胎盘植入以及胎盘穿透，特别是胎盘植入和胎盘穿透的时候有可能造成大出血，且存在膀胱受累或切除子宫的风险。

凶险性前置胎盘的检查方法主要是超声检查。妊娠期间超声检查如提示胎盘位置低时，应注意胎盘与子宫下段的剖宫产瘢痕的关系，如果妊娠晚期胎盘附着于子宫下段，下缘达到或覆盖子宫颈内口，且胎盘覆盖子宫瘢痕部位，则应诊断为凶险性前置胎盘。三维彩超可用来明确胎盘血流情况，MRI 可用来弥补超声检查的局限性，观察胎盘浸润子宫肌层深度、范围及邻近组织器官受累情况。MRI 检查对于胎盘位于子宫后壁、双胎或肥胖的孕妇具有优势，根据超声及 MRI 对妊娠晚期凶险性前置胎盘的胎盘植入程度的预测，制订围手术期的抢救治疗方案。胎盘植入的诊断相对比较困难，最可靠的诊断是术后病理检查。

凶险性前置胎盘终止妊娠的时机目前尚有争议，部分学者认为孕 34 ～ 35 周期间终止妊娠是最优的终止妊娠时机。妊娠超过 35 周终止者子宫切除风险增加。原则上应该根据患者的具体病情以及当地的医疗条件制订个体化的治疗方案。

凶险性前置胎盘患者往往有剖宫产史以及腹腔脏器手术史，手术后腹腔粘连、妊娠后胎盘膀胱植入增加再次手术的困难。凶险性前置胎盘患者出血可发生于产前、产时和产后，且出血迅速、出血量大，所以凶险性前置胎盘患者的临床处理往往需要针对以上情况，进行多学科的团队合作，包括产科、泌尿外科、新生儿科、麻醉科、血液科和重症医学科等。

胎盘植入是诱发前置胎盘患者产后出血的危险因素。分析原因，胎盘植入患者的胎盘绒毛侵入子宫肌层，引起胎盘及子宫异常附着，导致胎盘无法自行从子宫壁分离娩出，需借助外力剥离，易诱发产后出血。凶险性前置胎盘尤其是伴有胎盘植入的患者短时间内可出现迅猛、难治性的大出血，严重威胁孕产妇的生命安全，而子宫切除是挽救产妇生命最有效的方式。

（李媚娟）

3. 专家点评

凶险性前置胎盘患者的救治必须要在具备危急重症抢救资质的机构进行，快速反应多学科 MDT 团队能大大提高医院对危重孕产妇的救治水平。选择合适的时机终止妊娠，选择有经验的施术者及其熟悉且便于掌握的手术方式对凶险性前置胎盘的救治及预后至关重要。腹主动脉球囊预置术能减少凶险性前置胎盘术中出血，手术创伤小，术野清晰，术后并发症少，住院时间短，可操作性强。

本病案患者是一个妊娠 5 次，经历过 2 次剖宫产手术的孕产妇，凶险性前置胎盘并胎盘植入的风险明显增高。在孕产妇的群体保健中，医疗机构应尽量避免初次剖宫产，做好宣教，减少人流次数。

（施艳）

参考文献

［1］严小丽，陈诚，常青，等. 凶险性前置胎盘 20 例临床分析［J］. 实用妇产科杂志，2013，29（9）：704-707.

［2］余琳，胡可佳，杨慧霞. 2008—2014 年凶险性前置胎盘的回顾性临床研究［J］. 中华妇产科杂志，2016，51（3）：169-173.

[3] 吕静，宋耕，杨慧霞. 腹主动脉球囊阻断术应用于凶险型前置胎盘并胎盘植入病例报道及文献复习[J]. 中国计划生育和妇产科，2016，8（12）：10-12.
[4] HUNG T，SHAU W，HSIEH C，et al. Risk factors for placenta accreta-A morphologic and autoradiographic study [J]. Obstet Gynecol，1999，93（4）：545-550.
[5] 李欢，栗娜，刘彩霞. 腹主动脉球囊置入术联合宫腔球囊填塞术在凶险性前置胎盘治疗中的效果[J]. 中国妇幼保健，2018，33（13）：3087-3089.
[6] 乔文雅，王玉贤，逯生慧，等. 2012—2016年凶险性前置胎盘的回顾性临床研究[J]. 世界最新医学信息文摘，2018，18（16）：34-36.
[7] 王智慧. 前置胎盘患者产后出血的高危因素及预防措施[J]. 中国妇幼保健，2017，32（23）：5830-5832.
[8] 王瑜，宋艳，梁菲，等. 凶险性前置胎盘终止妊娠时机与母婴结局的关系[J]. 中华实用诊断与治疗杂志，2020，34（5）：460-462.

四、胎盘早剥

病案 1

1. 病历摘要

患者，28 岁，因“停经 32^{+4} 周，阴道流液、流血，伴下腹胀痛 11 小时余”由某县妇幼保健院转诊送入本院。不定期产检，行地贫筛查呈阳性，未行地贫基因诊断、产前筛查、胎儿系统彩超及 OGTT 等检查。患者入院前 11 小时始无明显诱因下出现阴道流液、流血，少于月经量，伴不规则下腹胀痛，至某县妇幼保健院就诊，当时胎心音 90 ～ 110 次 /min。阴检：宫口未开，胎膜已破，羊水清，少许阴道流血，予左侧卧位吸氧，静脉滴注维生素 C，予硫酸镁冲击量 4 g、维持量 15 g 对症治疗，经观察胎心音恢复至 125 ～ 135 次 /min。B 超提示宫内单活胎，边缘性前置胎盘，脐带绕颈。血常规、凝血功能检查未见明显异常。入院前 5 小时始出现规律宫缩、弱，入院前 2 小时胎心音 100 ～ 120 次 /min，再次予吸氧、静脉滴注维生素 C 等处理。拟“先兆早产、胎儿宫内窘迫”转我院行进一步治疗。转诊至我院时，查腹隆如孕月，可触及较强宫缩，彩超检查未闻及胎心音，立即予急查 B 超，提示胎心音微弱、胎盘增厚。拟诊“胎盘早剥、胎儿窘迫”，立即开通绿色通道，上级医师指示完善术前准备，拟急诊手术治疗。患者孕期精神、食纳、睡眠可，大小便正常，体重随孕周增加。孕 6 产 2，8 年前因“重度子痫前期，孕 33 周死胎”在外院行剖宫取胎术（具体不详）；5 年前剖宫产娩一活男婴，体重 2800 g，健在。有甲状腺功能亢进（以下简称甲亢）病史，其余既往史、个人史、家族史无特殊。

【入院查体】体温 37.0 ℃，脉搏 75 次 /min，呼吸 15 次/min，血压 129/84 mmHg，心肺听诊无异常。腹部膨隆，质软，触及不规则宫缩。宫高 30 cm，腹围 100 cm，胎心音未闻及，胎先露头，未衔接，外阴及大腿根部两侧可见血污，阴道口有活动性出血，未内诊。

【辅助检查】入院当日 B 超提示：宫内单活胎，妊娠晚期，头位，双顶径 8.1 cm，腹围 28.3 cm，股骨长 6.0 cm，羊水指数 6.3 cm，胎心率 94 次 /min，心律齐；胎盘声像改变，前置胎盘，脐血流舒张期消失，羊水偏少，患者双肾检查未见明显异常。

【诊治经过】入院诊断：胎盘早剥；胎儿宫内窘迫；胎膜早破；前置胎盘伴出血；孕 6 产 2 孕 32^{+4} 周头位先兆早产；疤痕子宫（2 次）；甲亢。入院予急查血常规、凝血四项、肝肾功能、电解质、血糖等，持续心电监护，持续胎心监测，开通静脉通道，交叉配血，立即开通绿色通道行急诊剖宫产。入院 25 min 后娩一活女婴，体重 1950 g，新生儿 APgar 评分：2 分（心率、肤色各得 1 分）—8 分（肌张力、喉反射各扣 1 分）—9 分（肌张力扣 1 分），新生儿经复苏抢救后转新生儿科治疗；术中见腹腔积血约 200 mL，破膜见血性羊水，约 600 mL，排除清出积血约 500 mL，胎盘位于前壁，下缘达宫颈内口，约 2/3 的胎盘表面见血凝块压迹，胎盘胎膜娩出，清理宫腔，宫缩乏力，予按摩子宫，缩宫素、麦角新碱促宫缩，宫缩仍乏力，予欣母沛促宫缩后宫缩良好，检查子宫发现子宫胎盘卒中约 2/3，子宫中下段明显，呈紫蓝色改变，术毕估计失血共计

1500 mL，输去白细胞悬浮红细胞 3.5 U、血浆 450 mL、洗涤红细胞 0.5 U，补液 1 000 mL；尿量 100 mL，尿色清。

经上述积极抢救后，查肝功能：前白蛋白 198.94 mg/L，总蛋白 43.8 g/L，白蛋白 23.9 g/L；凝血四项：部分凝血酶原时间 24.70 s，纤维蛋白原 1.95 g/L；血常规：白细胞数目 17.77×10^9/L，中性粒细胞百分比 91.9%，红细胞数目 3.74×10^{12}/L，血红蛋白浓度 85 g/L，血小板数目 102×10^9/L；术后急查血常规：白细胞数目 17.38×10^9/L，中性粒细胞百分比 80.6%，血红蛋白浓度 73 g/L，血小板数目 41×10^9/L。入院第 2 天凝血四项示：部分凝血酶原时间 150 s，纤维蛋白原 150 g/L，凝血酶原时间 150 s，纤维蛋白原 1.32 g/L；术后监测血小板逐步下降，凝血四项异常，转氨酶尚正常，监测血压波动于收缩压 139 ～ 165 mmHg、舒张压 89 ～ 105 mmHg，不排除有重度子痫前期、HEPPLE 综合征。患者病情危重，追问其病史，自诉于 1 月前自测血压高达 180/100 mmHg，未行治疗，考虑部分 HEPPLE 综合征，转重症科治疗。予硝苯地平缓释片（I）10 mg 每 12 小时 1 次及盐酸拉贝洛尔片 100 mg 每 8 小时 1 次降压、护肝、护胃，加强抗感染治疗，并间断输注去白细胞悬浮红细胞 4 U 纠正贫血，输注白蛋白注射液扩容治疗，输注地塞米松注射液免疫治疗 3 天。术后第 5 天红细胞数目 3.37×10^{12}/L，血红蛋白浓度 86 g/L，血细胞比容 26.2%，血小板数目 211×10^9/L，平均血小板体积 9.1 fL，血小板分布宽度 16.1。患者病情好转，血压 131/89 mmHg，腹部切口愈合良好，血小板已恢复正常，病情平稳，一般情况好，予出院。出院诊断：重度子痫前期；HEPPLE 综合征；胎盘早剥；胎儿宫内窘迫；

前置胎盘伴出血；孕 6 产 3 孕 32^{+4} 周头位剖宫产；疤痕子宫（2 次）；胎膜早破；甲亢。

2. 讨论

胎盘早剥指妊娠 20 周后正常位置的胎盘在胎儿娩出前，部分或全部从子宫壁剥离，属于妊娠中晚期严重并发症。该病发展迅猛，若不及时处理可危及母婴生命。胎盘早剥确切发病机制尚不清楚，考虑与血管病变、机械性因素、宫腔内压力骤减、高龄多产等因素有关。

胎盘早剥以底蜕膜血管破裂为主要病理表现，出血会导致血肿，使得子宫壁与胎盘分离。按照病理分型，可将胎盘早剥分为 3 种类型：显性剥离、隐性剥离、混合型出血。其中，显性剥离以阴道出血为主要表现，而且剥离越严重，出血量越大。隐性剥离则是子宫壁、胎盘间隙聚集血液，阴道出血不明显，但血液聚集量增加，会影响患者预后。混合型出血以血性羊水为主要表现，严重威胁母婴健康。

近些年彩超检查在胎盘早剥诊断中的应用愈加广泛，其可以对子宫胎盘循环血流讯号进行监测，还可以对异常回声区血流讯号进行监测，清晰地显示影像学特征，这不仅涉及胎盘血肿位置，还涉及回声特征以及厚度等。超声图像表现不仅与剥离位置相关，也与剥离程度相关。因胎盘早剥病理变化相对复杂，使得其声像图表现变化比较多，所以在胎盘早剥诊断中容易出现漏诊以及误诊的现象。产生漏诊的原因可能与胎盘早剥早期患者临床表现不明显有关，未能全面扫查胎盘，出现漏诊问题，或在超声检查中，因受分辨率影响出现漏诊。另外胎盘处于子宫后壁，在羊水、脐带等因素影响下，无法清晰地显示内部结构进而出现漏诊。但在胎盘早剥患者的诊断中，彩超检查诊断符合率比较高，可以为临床诊断提供可靠依据。

胎盘早剥严重时危及母婴生命，母婴的预后取决于处理是否及时与恰当。治疗原则为早期识别、积极处理休克、及时终止妊娠、控制 DIC、减少并发症。

一旦确诊为Ⅱ级胎盘早剥或Ⅲ级胎盘早剥应及时终止妊娠。对孕 20 ～ 34^{+6} 周合并Ⅰ级胎盘早剥的产妇，尽可能保守延长孕周，孕 35 周前应用糖皮质激素促进胎肺成熟。注意密切监测胎盘早剥情况，一旦出现明显的阴道流血、子宫张力高、凝血功能障碍及胎儿窘迫，应立即终止妊娠。胎儿娩出后应立即给予子宫收缩药物，注意预防 DIC 的发生，发生凝血功能障碍时补充血容量及凝血因子，及时、足量输入同等比例的红细胞悬液、血浆和血小板，也可酌情输入冷沉淀，补充纤维蛋白原。

本病案患者严密监护，积极处理，预后良好。

（张艳林）

3. 专家点评

胎盘早剥属妊娠中晚期严重并发症之一，具有起病急、进展快、病情危重的特点，且不乏症状隐匿的临床病例，往往难以预料和及时发现，常会引起妊娠晚期及分娩后出血，病情严重时母婴生命受到严重威胁。本病案患者 8 年前即有“重度子痫前期、死胎、剖宫取胎”病史，追问得知，1 月前患者自测血压高达180/100 mmHg，妊娠期不定期产检，可见其妊娠期管理是有缺陷的，对这类孕妇应定期随访，严密监测至安全分娩。患者自入院前11小时始胎膜早破后出现胎心音减慢，不排除此时已有少许胎盘剥离，入院时血压129/84 mmHg，不排除为病情加重、血压下降所致，术中证实胎盘已剥离2/3的面积，术后出现凝血功能障碍。经我院B超室、手术室及重症科等多学科合作治疗，入院25 min后新生儿娩出。患者术后恢复好，术后5天即出院。如能及早就诊，母婴结局会更好。

（李美英）

参考文献

［1］王丹. 不同胎盘位置的胎盘早剥对母婴结局的影响分析［J］. 实用中西医结合临床，2021，21（9）：107-109.
［2］周国瑜，王李洁，李春苑，等. 超声检查在诊断胎盘早剥妊娠妇女中的应用价值［J］. 影像研究与医学应用，2021，5（3）：105-106.
［3］林琳，陈艳红，杜丽丽，等. 单胎妊娠发生胎盘早剥的危险因素及母婴结局分析——一项9年的回顾性临床研究［J］. 中国妇幼健康研究，2020，31（12）：1585-1591.
［4］柴思锋，冷嫦娥，邹海东. 胎盘早剥的早期诊断及处理的探讨［J］. 实用妇科内分泌电子杂志，2019，6（12）：42，44.
［5］谢幸，孔北华，段涛. 妇产科学：第9版［M］. 北京：

人民卫生出版社，2018：150-153.
［6］许凡芝. 胎盘早剥的早期诊断及处理的探讨［J］. 实用妇科内分泌杂志（电子版），2018，5（27）：100-101.
［7］田宁，范玲. 胎盘早剥的诊断和处理策略［J］. 中国实用妇科与产科杂志，2016，32（12）：1167-1171.
［8］杜迎春，莘金兰. 胎盘早剥早期诊断方法及处理的探讨［J］. 世界最新医学信息文摘（连续型电子期刊），2019，19（38）：65-66.

病案 2

1. 病历摘要

患者，39 岁，因“停经 37^{+1} 周，下腹胀痛 4 小时余，B 超提示死胎 2 小时”入院。停经 5 周查尿 HCG 呈阳性，伴恶心等早孕反应，孕 19 周始自觉胎动，不定期产检，地贫筛查、三维超声、OGTT 等检查结果正常，未行产前诊断。6 小时前始出现下腹胀痛，每隔 2 ～ 3 min 腹痛 1 次，2 小时后出现阴道流液，无阴道流血，遂至某医院就诊，B 超提示：单胎臀位，死胎，胎盘增厚，羊水过少，遂转入我院。患者妊娠期精神、食纳、睡眠可，大小便正常，体重随孕周增加。孕 2 产 1，10 年前因产程异常在外院剖宫产娩一活男婴，健在。其余病史无特殊。

【入院查体】体温 36.5 ℃，脉搏 100 次 /min，呼吸 20 次/min，血压 123/73 mmHg，身高 150 cm，体重 66 kg。心肺听诊无异常。下腹部可见一陈旧性手术疤痕，腹部膨隆，质软，触及规则宫缩。宫高 33 cm，腹围 100 cm，彩超检查未闻及胎心音，胎先露臀，未衔接。阴检：宫口未开，胎先露 S–3，胎膜破，血性羊水。

【辅助检查】入院当日外院 B 超：单胎臀位，死胎，胎儿双顶径 88 mm，股骨长 66 mm；胎盘Ⅱ度钙化，羊水指数 1.2 cm。血常规：白细胞数目 22.77×10^9/L，中性粒细胞数目 20.28×10^9/L，红细胞数目 3.59×10^{12}/L，血红蛋白浓度 95 g/L；凝血功能：部分凝血酶原时间 47.78 s，凝血酶时间 18.33 s；肝功能：间接胆红素 11.3 μmol/L，白蛋白 29.9 g/L。B 超：双顶径 8.6 cm，腹围 31.1 cm，股骨长 6.4 cm。羊水指数 1.0 cm。胎盘与宫壁间可见范围约 11.5 cm × 8.0 cm，不均质偏强回声，宫内妊娠，妊娠晚期，单死胎。羊水过少，患者双肾检查未见明显异常。

【诊治经过】入院诊断：孕 2 产 1 孕 37^{+1} 周臀位死胎临产；胎盘早剥；疤痕子宫。入院予急查血常规、凝血四项、肝肾功能、电解质、血糖等，持续心电监护，开通静脉通道，入院 1 小时患者宫缩间歇期腹肌未完全放松，宫口未开，心率逐渐增快，血压进行性下降，因胎盘早剥，死胎短时间内无法经阴道分娩，患者出现休克体征，予交叉配血，急送手术室行剖宫取胎术。术中见胎盘已完全剥离，宫腔内可见大量积血块，大约 1500 mL，娩一死女婴，体重 2400 g，脐带无绕颈，胎盘胎膜娩出完整，胎盘剥离后创面渗血明显，予欣母沛子宫肌层注射及局部缝扎止血，术中见术口弥漫性渗血明显，皮肤穿刺点见散在瘀斑，结合凝血功能异常：凝血酶原时间及部分活化凝血活酶时间明显延长，考虑 DIC，术中失血约 500 mL，术前术后失血共计约 2500 mL，补液 1850 mL，尿管未见明显尿液流出，术中予申请输同型红细胞悬液 2 U、血浆 200 mL、冷沉淀 10 U。术前心率 125 次 /min，血压 85/56 mmHg，呼吸 22 次 /min，输血后心率 80 次 /min，血压 103/62 mmHg，呼吸 16 次 /min，术毕安返病房。经上述积极抢救后，术后予抗感染、促宫缩、再次输注去白细胞悬浮红细胞 2 U 纠正贫血治疗。术后 5 天，患者腹部切口愈合良好，血红蛋白浓度 76 g/L，病情平稳，一般情况好，予出院。出院诊断：胎盘早剥；失血性休克；DIC；疤痕子宫；孕 2 产 2 孕 37^{+1} 周臀位死胎剖宫产娩一死女婴；中度贫血；羊水过少。

2. 讨论

针对妊娠并发症的处理，在胎儿娩出后应立即给予子宫收缩药物，针对产后出血可酌情使用多种手术方法止血。注意预防 DIC 的发生，发生凝血功能障碍时补充血容量及凝血因子，及时、足量输入同等比例的红细胞悬液、血浆和血小板，也可酌情输入冷沉淀，补充纤维蛋白原。尽管凝血酶原复合物这类产品里面缺乏一些凝血因子，如凝血因子Ⅴ，但有研究表明，小剂量的凝血酶原复合物可能对凝血有一定的作用。

本病案患者入院时胎儿已死亡，病情迅速恶化，短时间内不能阴道分娩，立即予行剖宫取胎术，积极处理，患者预后良好。

（张艳林）

3. 专家点评

胎盘早剥的治疗应根据患者妊娠周数、早剥严重程度、宫口开大程度、胎儿宫内状况、并发症有无以及病情等决定。

终止妊娠的方式有阴道分娩和剖宫产术分娩2种。胎儿已死亡者，治疗原则以抢救孕产妇为重点，在充分评估产妇生命体征及凝血功能的前提下，如无休克表现，首选阴道分娩。引产方法要谨慎选择，必要时选择缩宫素静脉点滴引产；宫颈条件允许的情况下尽早行人工破膜术，使羊水流出，降低宫腔压力的同时有利于控制DIC的发展，避免子宫胎盘卒中。胎儿存活者，若胎盘早剥为0级或Ⅰ级，持续胎心监护均为Ⅰ类图形，宫口已开大，短时间内有阴道分娩可能者，可行人工破膜术，观察羊水性状同时降低宫内压。在严密监测患者生命体征、阴道流血情况、子宫放松情况和实验室检查结果动态变化的条件下，阴道试产。当胎盘早剥为0级或Ⅰ级，出现胎儿窘迫征象者；当胎盘早剥为Ⅱ级，短时间内无法阴道分娩者；当胎盘早剥为Ⅲ级，无论胎儿是否存活，产妇如已出现严重并发症者均需尽快行剖宫产术终止妊娠；或阴道分娩过程中产妇病情加重、胎儿发生窘迫者需尽快手术终止妊娠。

本病案患者入院后出现心率逐渐增快，血压进行性下降等休克体征，尽管胎儿已死亡，为抢救患者，予急诊行剖宫取胎术，术中见胎盘已完全剥离，宫腔内可见大量积血块，约1500 mL，可见抢救是及时有效的。

（李美英）

参考文献

［1］王丹．不同胎盘位置的胎盘早剥对母婴结局的影响分析［J］．实用中西医结合临床，2021，21（9）：107-109.
［2］周国瑜，王李洁，李春苑，等．超声检查在诊断胎盘早剥妊娠妇女中的应用价值［J］．影像研究与医学应用，2021，5（3）：105-106.
［3］林琳，陈艳红，杜丽丽，等．单胎妊娠发生胎盘早剥的危险因素及母婴结局分析——一项9年的回顾性临床研究［J］．中国妇幼健康研究，2020，31（12）：1585-1591.
［4］柴思锋，冷嫦娥，邹海东．胎盘早剥的早期诊断及处理的探讨［J］．实用妇科内分泌电子杂志，2019，6（12）：42，44.
［5］谢幸，孔北华，段涛．妇产科学：第9版［M］．北京：人民卫生出版社，2018：150-153.
［6］许凡芝．胎盘早剥的早期诊断及处理的探讨［J］．实用妇科内分泌杂志（电子版），2018，5（27）：100-101.
［7］田宁，范玲．胎盘早剥的诊断和处理策略［J］．中国实用妇科与产科杂志，2016，32（12）：1167-1171.
［8］杜迎春，莘金兰．胎盘早剥早期诊断方法及处理的探讨［J］．世界最新医学信息文摘（连续型电子期刊），2019，19（38）：65-66.

病案 3

1. 病历摘要

患者，36 岁，因“停经 30^{+5} 周，高血压 5 天，腹痛 2 天”入院。患者平素月经规律，停经 30 多天查尿 HCG 呈阳性，伴恶心等早孕反应，孕 4 月余始自觉胎动至今，孕期在某医院建卡并定期产检，地贫筛查、三维超声、OGTT 等检查结果正常，因患者高龄建议产前诊断，但患者未检查。孕 30 周，到当地医院产检发现血压偏高 158/91 mmHg，遂住院，予地塞米松促胎肺成熟、盐酸拉贝洛尔降压对症支持治疗，血压波动于收缩压 130 ～ 150 mmHg、舒张压 90 ～ 100 mmHg。2 天前患者开始出现下腹胀痛，予硫酸镁抑制宫缩治疗，入院当日早上开始自觉腹痛加密，予硫酸镁抑制宫缩无好转且腹痛逐渐加剧，由于当地医院新生儿科条件有限，遂转我院行进一步治疗，在转入我院途中患者诉腹痛无间歇，无头晕、头痛、眼花、心悸等不适，无阴道流血、流液，下午送达我科。患者孕期精神、食纳、睡眠可，大小便正常，体重随孕周增加。孕 4 产 2，15 年前足月顺产娩一活男婴，体重 3200 g，健在；3 年前因孕 28 周余胎盘早剥在我院剖宫产娩一活男婴，后夭折。

【入院查体】体温 36.5 ℃，脉搏 96 次 /min，呼吸 19 次/min，血压 128/86 mmHg，身高 153 cm，心肺听诊无异常。腹部膨隆，质硬如板样，可及无间歇性宫缩。宫高 33 cm，腹围 108 cm，胎儿头位，胎心音 97 次 /min，胎先露头，已衔接，跨耻征阴性。未内诊。

【辅助检查】入院当日我院 B 超提示：宫内单活胎，胎心缓慢，胎盘回声不均，考虑胎盘早剥。胎儿双顶径 86 mm，胎心缓慢，羊水最大暗区 40 mm，胎盘位于前壁，范围约 12.5 cm × 10.2 cm，回声不均，可见液性暗区。

【诊治经过】入院后予急查血常规、凝血四项、肝肾功能、电解质、血糖等，持续心电监护，开通静脉通道，子宫呈板样，可触及宫缩，胎心音 91 次 /min，诊断：胎儿窘迫；胎盘早剥；孕 4 产 2 孕 30^{+5} 周头位先兆早产；子痫前期；疤痕子宫。立即做好术前准备，急诊行剖宫产术。术中子宫呈紫蓝色样改变，破膜见血性羊水，约 400 mL，瞬间涌出血块约 400 g，入院后 30 min 娩一活女婴，体重 1570 g，新生儿 APgar 评分：7 分（心率 2 分、呼吸 1 分、肌张力 1 分、肤色 2 分、对刺激反应 1 分）—10 分—10 分，胎儿娩出后发现胎盘完全游离在宫腔内，2/3 面积的胎盘可见陈旧凝血块压迹。子宫表面见大面积紫蓝色瘀斑，收缩欠佳，予欣母沛 250 μg 加强宫缩，同时结扎两侧子宫动脉上行支，胎盘剥离面渗血明显，予行叠瓦式缝合，子宫收缩仍差，予行子宫背带式缝合术，估计出血量已达 1200 mL，术中凝血功能结果提示凝血功能异常，血气分析提示血红蛋白浓度 78 g/L，术中输注去白细胞悬浮红细胞 2 U、洗涤红细胞 2 U 及血浆 450 mL、冷沉淀 20 U 改善凝血功能。予行 Blynch 缝合术后子宫收缩好，予留置盆腔引流管。术中失血共计 1500 mL，补液 1500 mL，尿量 200 mL，尿色清。

经上述积极抢救后，予抗感染、促宫缩治疗，术后第 1 天有发热，体温最高达 38.3 ℃，予加强抗感染治疗。术后第 2 天监测血氧偏低，患者有呼吸急促症状。术后第 3 天肺部 CT 提示：双肺改变、心脏略增大、双侧胸腔积液，考虑为双肺炎症并胸腔积液，不排除合并心衰并肺水肿；心腔密度相对减低，考虑贫血；腹腔少量积液。予转呼吸科治疗，转入后予抗感染、利尿及对症支持治疗。心脏彩超提示：心包有少量积液。术后第 7 天复查肺部 CT 提示：双肺炎症并胸腔积液（较前 4 天吸收减少），心衰并肺水肿较 4 天前 CT 片的检查结果改善；腹腔少量积液较 4 天前 CT 片的检查结果吸收减少；心腔密度相对减低（与 4 天前 CT 片的检查结果大致相同）；心包少量积液与 4 天前 CT 片的检查结果大致相似。再次输注去白细胞悬浮红细胞 2 U 纠正贫血治疗。腹部切口愈合良好，C 反应蛋白 32.19 mg/L，白细胞数目 9.95×10^9/L，中性粒细胞百分比 73.1%，血红蛋白浓度 78 g/L，病情好转，一般情况好，签字要求出院。出院诊断：肺部感染并胸腔积液；心功能不全；孕 4 产 3 孕 30^{+5} 周剖宫产娩一活女婴；胎盘早剥；子宫胎盘卒中；胎儿窘迫；疤痕子宫；子痫前期；产后出血；失血性休克；中度贫血；低蛋白血症。

2. 讨论

目前胎盘早剥发病机制及主要原因尚未完全明确，其原因可能在于：①妊娠期高血压疾病、妊娠期糖尿病可造成子宫底蜕膜螺旋小动脉发生硬化或痉挛，引起远端毛细血管变性坏死，血液在胎盘底部、蜕膜层之间形成胎盘后血肿，导致胎盘与子宫壁分离；②外伤等机械性因素导致胎盘早剥，脐带过短致使分娩过程中胎儿下降牵拉脐带，导致胎盘剥离，外伤直接挤压或撞击腹部可造成子宫壁、胎盘分离；③羊水过多、胎膜早破，宫内压力发生改变，可引起子宫壁与胎盘错位剥离。临床中胎盘早剥患者的主要症状表现差异巨大,常见症状包括血性羊水、腹痛、宫缩过频、阴道出血、胎死宫内以及胎儿宫内窘迫等多种症状，可根据临床表现及分级管理孕产妇。

针对并发症的处理，胎儿娩出后应立即给予患者子宫收缩药物，针对产后出血可酌情使用多种手术方法止血。注意预防 DIC 的发生，发生凝血功能障碍时补充血容量及凝血因子，及时、足量输入同等比例的红细胞悬液、血浆和血小板，也可酌情输入冷沉淀，补充纤维蛋白原。在血容量已补足基础上可给予呋塞米静脉推注，必要时重复用药。注意维持电解质及酸碱平衡。

本病案患者监护严密，处理积极，预后良好。

（张艳林）

3. 专家点评

妊娠期高血压疾病、慢性高血压、机械性因素都是引起胎盘早剥的原因，本病案患者曾有孕 28 周余胎盘早剥剖宫产史，故此次妊娠产检血压高，高危因素明显。入院查体腹部硬如板样，症状典型，诊断不难。术中见胎盘完全游离在宫腔内，子宫表面见大面积紫蓝色瘀斑，子宫胎盘卒中。子宫胎盘卒中不是子宫切除的指征，如胎儿娩出后，子宫收缩有皱褶、卒中部位肌壁的紫蓝色瘀斑逐渐变浅，可以保留子宫。本病案患者术中采用子宫背带式缝合止血，效果好而予以保留子宫。

本病案患者 3 年前有高血压所致的胎盘早剥病史，对这类有高血压高危因素的人群，孕期可预防性采用抗凝治疗，如孕

11 周至孕 13^{+6} 周，最晚不超过孕 20 周开始使用阿司匹林，每晚睡前口服低剂量阿司匹林 100 ～ 150 mg，直至孕 36 周，或者至终止妊娠前 5 ～ 10 日停用，可减少并发症的发生。

（李美英）

参考文献

［1］王丹. 不同胎盘位置的胎盘早剥对母婴结局的影响分析［J］. 实用中西医结合临床，2021，21（9）：107-109.
［2］陈燕. 胎盘早剥临床处理时限对妊娠结局的影响［J］. 中国现代药物应用，2021，15（10）：119-121.
［3］周国瑜，王李洁，李春苑，等. 超声检查在诊断胎盘早剥妊娠妇女中的应用价值［J］. 影像研究与医学应用，2021，5（3）：105-106.
［4］林琳，陈艳红，杜丽丽，等. 单胎妊娠发生胎盘早剥的危险因素及母婴结局分析——一项 9 年的回顾性临床研究［J］. 中国妇幼健康研究，2020，31（12）：1585-1591.
［5］柴思锋，冷嫦娥，邹海东. 胎盘早剥的早期诊断及处理的探讨［J］. 实用妇科内分泌电子杂志，2019，6（12）：42，44.
［6］谢幸，孔北华，段涛. 妇产科学：第 9 版［M］. 北京：人民卫生出版社，2018：150-153.
［7］许凡芝. 胎盘早剥的早期诊断及处理的探讨［J］. 实用妇科内分泌杂志（电子版），2018，5（27）：100-101.

[8] 田宁，范玲. 胎盘早剥的诊断和处理策略 [J]. 中国实用妇科与产科杂志，2016，32（12）：1167-1171.
[9] 杜迎春，莘金兰. 胎盘早剥早期诊断方法及处理的探讨 [J]. 世界最新医学信息文摘，2019，19（38）：65-66.

病案 4

1. 病历摘要

患者，30 岁，因“停经 37^{+1} 周，下腹胀痛 5 小时余”急诊入院。患者平素月经规律。停经 1 月余自测尿 HCG 呈阳性，否认药物过敏史，当地医院行 B 超检查提示宫内早孕。孕 8 周到我院建卡，规律产检，行产前筛查提示临界风险，行无创 DNA 检查结果未见明显异常，OGTT、地贫筛查及胎儿系统 B 超检查未见明显异常。孕 4 月自觉胎动至今。半月前因 S/D 值偏高在我院住院治疗，好转出院，住院期间血压正常。5 小时前始出现下腹痛，呈阵发性胀痛，可忍受，无阴道流血、流液、不适，1 小时前自行使用多普勒检查未闻及胎心音，遂至我院急诊科就诊。在急诊科多普勒检查未能探及胎心音，遂立即送 B 超室行急诊 B 超，检查提示：宫内妊娠，孕晚期，单活胎。胎盘声像改变；胎儿心率减慢至 92 次/min。急诊考虑“胎儿窘迫；胎盘早剥；孕 1 产 0 孕 37^{+1} 周头位先兆临产”，电话通知产科病房，请示二线医师后，立即开通绿色通道，直接由 B 超室送入手术室，拟行急诊剖宫产术。患者孕期精神、食欲可，大小便正常，体重随孕周增加。孕 1 产 0，其余既往史、个人史、家族史无特殊。

【入院查体】体温 36.8 ℃，脉搏 82 次 /min，呼吸 21 次 /min，血压 142/76 mmHg，身高 155 cm，体重 77 kg。心肺听诊无异常。腹部膨隆，腹软，可触及不规则宫缩。宫高 32 cm，腹围 100 cm，胎方位 LOA，胎心音 102 次 /min，胎先露头，已衔接，跨耻征阴性。未行阴检及骨盆测量。高危评分（颜色）：黄色。

【辅助检查】入院当日我院 B 超示：宫内妊娠，孕晚期，单活胎。胎盘声像改变，胎儿心率减慢至 92 次 /min，双顶径 89.0 mm，头围 30.2 mm，腹围 304.1 mm，股骨长 66.5 mm，羊水最大暗区 54 mm。

【诊治经过】根据患者腹痛症状及 B 超结果，考虑诊断为胎盘早剥；胎儿窘迫。急诊行剖宫产术抢救患者及胎儿，开通绿色通道送入手术室，开通静脉通道，通知新生儿科医师到场参与抢救，术中见血性羊水，共约 100 mL，19 min 后娩一活女婴，脐带细小呈麻花样扭转，新生儿 APgar 评分 5 分（肤色、呼吸、喉反射各扣 1 分，肌张力扣 2 分）—9 分（肌张力扣 1 分）—10 分，宫腔有陈旧性凝血块，量约 150 g，胎盘有血块压迹，胎盘早剥面积约 1/3。子宫收缩欠佳，给予欣母沛 1 支肌内注射后好转，检查子宫表面宫底部及子宫后壁覆盖大面积炎性粘连带，子宫前壁见有数个肌壁间肌瘤，最大约 3 cm × 2 cm，最小约 2 cm × 1 cm，术中血压持续偏高，收缩压 160 ～ 200 mmHg、舒张压 90 ～ 120 mmHg，肌层、皮下渗血明显，呈弥漫性，且有不凝血征象，术中血气分析示血红蛋白浓度 96 g/L，凝血功能回报：部分凝血酶原时间 46.52 s，纤维蛋白原 1.44 g/L，D- 二聚体测定 40.00 μg/mL，病情危重。胎盘剥离面广泛出血，予结扎双侧子宫动脉并连续叠瓦式缝合子宫下段渗血处，宫腔填塞纱布止血等积极处理，患者病情有所好转。术中失血共计 3000 mL，补液总量 5500 mL，输去白细胞悬浮红细胞 8 U、洗涤红细胞 1.5 U、血浆 1200 mL、冷沉淀 20 U，尿量 100 mL，尿色清。术中血压最高 200/120 mmHg，术毕转重症科继续治疗；新生儿出生后转新生儿科治疗；术中诊断：胎盘早剥；胎儿窘迫；重度子痫前期；产后出血；失血性休克；凝血功能障碍；孕 1 产 1 孕 37^{+1} 周头位剖宫产娩一活女婴；盆腔炎性疾病后遗症；子宫肌瘤。

经上述积极抢救后，患者转重症科行进一步治疗，转入后查：谷草转氨酶 59 U/L，乳酸脱氢酶 421 U/L，肌酸激酶 186 U/L，肌酸激酶同工酶 19 U/L，肌钙蛋白 0.57 ng/mL，肌红蛋白 385.1 ng/mL，钾 3.46 mmol/L，钠 144.2 mmol/L，氯 104.7 mmol/L，总钙 1.86 mmol/L，谷丙转氨酶 57 U/L，总胆红素 15.3 μmol/L，直接胆红素 4.2 μmol/L，间接胆红素 11.1 μmol/L，前白蛋白 132.4 mg/L，总蛋白 41.1 g/L，白蛋白 23.3 g/L，球蛋白 17.8 g/L，白球比 1.31，葡萄糖 4.42 mmol/L，尿素 11.68 mmol/L，肌酐 207.5 μmol/L，尿酸 558.0 μmol/L，淀粉酶 224 U/L；术后第 2 天凝血酶原时间 10.79 s，国际标准化比值 0.90，部分凝血酶原时间 33.84 s，凝血酶时间 15.28 s，纤维蛋白原 3.05 g/L，D– 二聚体测定 3.67 μg/mL；血常规：白细胞数目 18.17×10^9/L，中性粒细胞百分比 82.5%，红细胞数目 2.53×10^{12}/L，血红蛋白浓度 75 g/L，血细胞比容 21.1%，血小板数目 51×10^9/L；pH 值 7.55，氧分压

161 mmHg，二氧化碳分压 26 mmHg，全血剩余碱 0.5 mmol/L，实际碳酸氢根 22.7 mmol/L，标准碳酸氢根 25.4 mmol/L，乳酸 1.9 mmol/L，血氧饱和度 99.4%。床边胸部 CT 提示：两肺野纹理增多、增粗，气管插管致密螺纹末端位于第 2 胸椎下缘区域。盆腔、腹腔彩超提示：腹腔积液（深约 2.0 cm 的液性暗区）。予机械通气、抗感染、维持水电解质平衡、保护各脏器功能、营养支持、术后护理等综合治疗。患者病情好转，无活动性出血，术后 3 天予脱机拔管。拔管后患者逐渐出现呼吸困难，血氧饱和度波动于 85% 左右，予无创通气、利尿等治疗后病情无明显好转，查肺部 CT 结果回报：考虑双肺炎症合并双侧少量胸腔积液，心脏略增大、心腔密度略减少，不排除心衰并肺水肿的可能。予控制入量、加强利尿、抗感染，并继续予无创通气等综合治疗，患者病情好转，但于术后第 5 天 19：00 左右再次出现呼吸急促、大汗淋漓，呼吸约 30 ～ 35 次/min，血氧饱和度波动在 75% ～ 80%，有咳嗽，咳出粉红色泡沫痰，诊断“急性左心衰竭、呼吸衰竭”，予气管插管呼吸机辅助呼吸，并予强心、利尿、扩管等治疗，经治疗后患者生命征逐渐好转，症状缓解。入院第 9 天予脱机拔管，患者无呼吸急促，生命征波动正常。入院第 10 天转普通病房继续巩固治疗，复查肺部 CT：考虑为心衰合并肺水肿，较 3 天前 CT 片的检查结果基本改善好转，合并双肺炎症（较前大部分吸收）。心脏彩超：左心室轻大。凝血酶原时间 11.57 s，国际标准化比值 0.96，部分凝血酶原时间 33.05 s，凝血酶时间 14.25 s，纤维蛋白原 3.03 g/L；钾 4.23 mmol/L，钠 143.8 mmol/L，氯 105.5 mmol/L，总钙 2.08 mmol/L，谷丙转氨酶 18 U/L，谷草转氨酶 25 U/L，白蛋白 31.2 g/L，尿素 8.37 mmol/L，肌酐 65.0 μmol/L，尿酸 257.1 μmol/L；白细胞数目 10.81×10^9/L，中性粒细胞百分比 72.9%，红细胞数目 3.03×10^{12}/L，血红蛋白浓度 88 g/L，血细胞比容 27.2%，血小板数目 466×10^9/L。经治疗后患者无呼吸困难，咳嗽、咳痰明显好转，无活动性出血，病情明显好转。术后 15 天经积极治疗原发病及并发症，患者病情平稳，切口愈合良好，一般情况好，予出院。出院诊断：肺部感染；呼吸衰竭；急性左心衰竭；胎盘早剥；重度子痫前期；产后出血；失血性休克；凝血功能障碍；孕 1 产 1 孕 37^{+1} 周头位剖宫产娩一活女婴；胎儿窘迫；盆腔炎性疾病后遗症；子宫肌瘤；低蛋白血症；电解质紊乱。

2. 讨论

根据多学者研究，妊娠期高血压疾病占妊娠期疾病首位，现如今，胎膜早破患者数量上升，胎膜早破导致胎盘早剥的发生率也逐渐上升。需要临床医师警惕的是，还有少量无明显高危因素而发生了胎盘早剥的情况。有学者研究表明，约 28.7% 的胎盘早剥患者并未出现相关高危因素，警示临床医师不可执着于是否存在高危因素而忽略了对患者临床症状的观察。

针对并发症的处理，胎儿娩出后应立即给予患者子宫收缩药物，针对产后出血可酌情使用多种手术方法止血。注意预防 DIC 的发生，发生凝血功能障碍时补充血容量及凝血因子，及时、足量输入同等比例的红细胞悬液、血浆和血小板，也可酌情输入冷沉淀，补充纤维蛋白原。在血容量已补足的基础上可给予呋塞米静脉推注，必要时重复用药。注意维持电解质及酸碱平衡。本病案患者监护严密，处理积极，预后良好。

（张艳林）

3. 专家点评

绝大多数胎盘早剥发生在妊娠中晚期，典型的胎盘早剥表现为阴道流血、腹痛、子宫强直性收缩、子宫压痛和胎心率改变。阴道流血多为陈旧性不凝血，胎心率多表现为减慢或消失。不典型胎盘早剥或胎盘早剥发生的早期，临床表现隐匿。如临床表现为少量阴道流血或不规律腹痛者，易被误诊为先兆早产或先兆临产。还有少量病例无明显高危因素而发生了胎盘早剥。

本病案患者高危因素不明显，症状不典型，易与先兆临产相混淆。患者腹痛症状不明显，自己监测胎心音异常而入院，入院 B 超提示胎盘早剥，经绿色通道予紧急剖宫产，新生儿结局良好。患者因宫缩差，术中出血 3000 mL，术后出现凝血功能障碍、呼吸衰竭、左心衰竭等多器官功能衰竭，经转重症医学科治疗，15 天后治愈出院。

（李美英）

参考文献

［1］拜秀英. 胎盘早剥妊娠危险因素及对母婴结局的影响研究［J］. 黑龙江科学，2021，12（16）：70-71.
［2］王丹. 不同胎盘位置的胎盘早剥对母婴结局的影响分析［J］. 实用中西医结合临床，2021，21（9）：107-109.

[3] 陈燕. 胎盘早剥临床处理时限对妊娠结局的影响 [J]. 中国现代药物应用，2021，15（10）：119-121.
[4] 周国瑜，王李洁，李春苑，等. 超声检查在诊断胎盘早剥妊娠妇女中的应用价值 [J]. 影像研究与医学应用，2021，5（3）：105-106.
[5] 林琳，陈艳红，杜丽丽，等. 单胎妊娠发生胎盘早剥的危险因素及母婴结局分析——一项 9 年的回顾性临床研究 [J]. 中国妇幼健康研究，2020，31（12）：1585-1591.
[6] 周青梅. 胎盘早剥急诊剖官产终止妊娠的危险因素分析 [J]. 养生保健指南，2020（18）：278.
[7] 柴思锋，冷嫦娥，邹海东. 胎盘早剥的早期诊断及处理的探讨 [J]. 实用妇科内分泌电子杂志，2019，6（12）：42，44.
[8] 谢幸，孔北华，段涛. 妇产科学：第 9 版 [M]. 北京：人民卫生出版社，2018：150-153.
[9] 许凡芝. 胎盘早剥的早期诊断及处理的探讨 [J]. 实用妇科内分泌杂志，2018，5（27）：100-101.
[10] 田宁，范玲. 胎盘早剥的诊断和处理策略 [J]. 中国实用妇科与产科杂志（电子版），2016，32（12）：1167-1171.
[11] 杜迎春，莘金兰. 胎盘早剥早期诊断方法及处理的探讨 [J]. 世界最新医学信息文摘（连续型电子期刊），2019，19（38）：65-66.

第五节　妊娠期合并症

一、妊娠合并心脏病

1. 病历摘要

患者，19岁，因“停经37^{+5}周，下腹胀半月，心慌胸闷3天”入院。患者平素月经规律，停经40天余自测尿HCG呈阳性，孕4个月自觉胎动至今，定期产检，地贫筛查、唐氏筛查、三维超声、OGTT等检查结果正常。现孕37^{+5}周，患者自诉半月前无明显诱因下出现下腹胀，无明显下腹痛，无阴道流血及流液，自觉胎动正常，下腹胀无明显加剧趋势；3天前开始出现心慌胸闷，活动后加剧，休息可缓解，夜间平睡时常被憋醒，需端坐调整呼吸改善，遂入院待产。患者孕期饮食、睡眠可，大小便正常。既往无高血压及肾脏病病史。孕2产1，3年前剖宫产娩一活婴，健在。其余病史无特殊。

【入院查体】体温36.0 ℃，脉搏98次/min，呼吸20次/min，血压111/73 mmHg，口唇无明显发绀，颈静脉无明显怒张，双肺呼吸音粗，未闻及明显干湿啰音，心率98次/min，心律齐，心音可，胸骨右缘闻及4/6级收缩期杂音，双下肢无明显水肿。腹部膨隆，质软，下腹部见一长约12 cm横形陈旧性剖宫产手术疤痕，未触及宫缩。腹部隆起如孕周，胎心音正常。

【辅助检查】B超检查：单胎头位，胎儿存活，胎儿双顶径 91 mm，腹围 326 mm，股骨长 69 mm；胎盘Ⅱ度钙化，羊水最大暗区 52 mm。心脏彩超提示：室间隔缺损，右位心。血常规、凝血四项、肝肾功能、乙肝五项、心肌酶学等检查未见明显异常。

【诊治经过】入院诊断：先天性心脏病，室间隔缺损、右位心；心功能Ⅲ级；孕 2 产 1 孕 37^{+5} 周头位妊娠；疤痕子宫。入院后次日因“先天性心脏病，室间隔缺损、右位心、心功能Ⅲ级”行剖宫产术娩一活男婴，手术顺利，术中失血 400 mL，术后转重症科治疗。重症科进行抗感染、营养心肌、护胃、促宫缩以及维持水电解质等综合支持治疗，病情好转，于术后第 7 天出院。出院诊断：先天性心脏病，室间隔缺损、右位心；心功能Ⅲ级；孕 2 产 2 孕 37^{+6} 周头位剖宫产娩一活男婴；疤痕子宫。

2. 讨论

妊娠合并心脏病作为产科严重的合并症，常导致孕产妇死亡。随着近些年的心血管疾病治疗水平的提升，许多妊娠合并心脏病患者都得到了较好的治疗。而妊娠合并先天性心脏病成为威胁较大的疾病。妊娠合并心脏病患者极易发生肺动脉高压，导致孕产妇心功能衰竭甚至死亡，对母婴的生命安全造成巨大的威胁。因此，对妊娠合并心脏病患者进行严密监护和合理妊娠期处理，以减少合并症的发生，降低母婴病死率，是临床医生目前面临的重要问题之一。

妊娠期心脏病的发病率为 1% ～ 4%，为降低心脏病孕产妇的死亡率，加强孕期保健是非常有必要的。以往文献报道，妊娠期心脏病以风湿性心脏病占大多数（65% ～ 80%），其次为先天性心脏病（20% ～ 35%）。妊娠合并先天性心脏病是导致孕产妇死亡和新生儿不良妊娠结局的主要原因之一，患者多伴有不同程度的肺动脉高压，导致自身循环系统失偿，不但影响自身生命安全，而且影响胎儿的正常发育。随着先天性心脏病诊断技术的进步和心脏内科诊疗技术的发展，大部分先天性心脏病患者可以在早期获得治疗，使得部分患者心功能维持在Ⅰ级和Ⅱ级，可以妊娠，加上新生儿科的诊疗技术不断发展，从而有效提高早产儿的存活率。近年来，由于先天性心脏病诊治水平提高以及风湿热发病率上升，先天性心脏病合并妊娠的救治比例逐渐提升。妊娠会引起先天性心脏病患者心功能的进一步减退，导致患者出现心悸、胸闷、气促、心率增快、下肢水肿、心电图异常等，甚至导致顽固性心律失常、心衰等严重并发症的发生。心电图在不同妊娠时期不同类型的先天性心脏病上表现各异，在先天性心脏病诊断方面具有一定价值。彩色多普勒超声心动图是经济、方便、准确、无创、无放射暴露的诊断手段，为成人先天性心脏病定性、定量诊断的首选检查方法。

临床上对妊娠合并心脏病的诊断必须慎重，如不典型，勿轻易下诊断，以免增加孕妇的思想负担，但同时也要提高警惕、密切观察，以免漏诊妊娠合并心脏病对母婴造成危害。本病案患者入院诊断为“孕 2 产 1 孕 37^{+5} 周头位妊娠；先天性心脏病：室间隔缺损、右位心、心功能Ⅲ级”，虽然 2018 年欧洲心脏病协会（ESC）指南强调心脏病孕妇首选阴道分娩，但是由于患心脏病妇女的心肺功能下降，医生可能更倾向于推荐分娩干预措施来改善分娩结果。低风险孕妇可以妊娠至足月，但需建立高危孕产妇管理档案、缩短产检周期，争取对并发症做到早发现、早治疗。孕中晚期高危孕妇则需要经多学科专业医生讨论，制订个体化治疗管理方案，有妊娠禁忌证的孕妇应尽早终止妊娠。虽然剖宫产可控性高，但手术出血量和血流动力学改变较大。对于心功能良好的孕妇并不建议因其患有先天性心脏病就行剖宫产术。在分娩过程中使用椎管内麻醉、吸引产助产、产钳术助产，能加快产程，降低孕产妇心脏病的发生，有产科指征或心功能Ⅲ级或Ⅳ级者，则应择期行剖宫产术。

妊娠合并先天性心脏病患者对自然分娩存在恐惧心理，缺乏自信，加上产科医生为减少自然分娩所带来的风险而采取剖宫产，导致剖宫产率不断升高。临床上对于心功能Ⅰ级和Ⅱ级的患者，一般建议自然分娩，但试产时间不能太长，必要时仍需转为剖宫产。且择期剖宫产可在专家人员及医疗物质齐全情况下，短时间内结束分娩，避免长时间子宫收缩所致血流动力学变化并减轻疲劳、疼痛所致的心肌耗氧量上升。但是，有研究结果显示，妊娠合并心脏病患者行剖宫产术有较高的风险，剖宫产比阴道分娩更易导致患者血流动力学急剧波动、失血量增加、感染风险和静脉血栓栓塞风险显著增加。相比择期剖宫产，急诊剖宫产出现此类不良事件的风险更大，这也是临床医生拒绝心脏病孕妇阴道试产的原因。本病案患者行剖宫产术娩一活男婴，手术顺利，术中失血 400 mL，术后转重症科治疗。重症科进行抗感染、营养心肌、护胃、促宫缩以及维持水电解质等综合支持治疗，病情好转后出院。

（罗小金）

3. 专家点评

大多数先天性心脏病孕妇能够耐受阴道分娩，其风险程度取决于心脏病类型、缺陷程度及其他因素，如心室功能、心功能分级和有无紫绀等。心脏缺损较小或以往已经进行过心脏手术的患者并发症的风险低，能够自行阴道分娩。但如果是复杂性先天性心脏病的患者，在妊娠期间，常常会遇到心力衰竭、瓣膜病变以及心律失常等严重并发症。有文献报道，低氧状态下，子宫胎盘的结构和功能会发生异常，而子宫胎盘功能不全会造成胎儿心肌收缩力和心输出量降低，从而造成胎儿窒息和宫内死胎等情况,这可能是妊娠合并心脏病孕妇的心功能较差，具有不良围产儿妊娠结局的原因。

麻醉和剖宫产手术操作技术的进步、心脏病监护技术的发展以及心力衰竭防治水平的提高，使妊娠合并心脏病剖宫产的安全性得到保障。本病案患者孕足月，先天性心脏病，手术指征明确，入院后经多学科诊疗，对症处理，患者胸闷症状缓解，于入院第 2 日行剖宫产术，术后转重症科治疗，病情好转后出院。妊娠合并先天性心脏病的病因多样、复杂，随着心脏手术技术的发展，存活至育龄期的女性越来越多，为保障该人群的生育权利，需要产科、心内科、麻醉科、新生儿科和心胸外科等多学科共同协作诊治。妊娠合并心脏病已成为危害孕产妇和围产儿生命健康的重要因素之一。围产期是心脏病孕妇的高危时期，而优化分娩管理、正确选择分娩方式则是临床工作的重点和难点。产科医师需要结合心脏风险等级评估选择适合的分娩方式。妊娠合并心脏病种类复杂，不同病因不同分娩方式的耐受程度也不同，为降低孕产妇和围产儿并发症的发生率，需优化风险评估，产科医师与心脏专科医师共同加强围产管理，降低严重并发症发生率和病死率，同时加强产褥期的管理。产后出血、感染和血栓栓塞是严重的并发症，极易诱发心力衰竭，应重点预防。

（文多花）

参考文献

[1] SHARMA GARIMA，YING WENDY，SILVERSIDES CANDICE K. The importance of cardiovascular risk assessment and pregnancy heart team in the management of cardiovascular disease in pregnancy [J]. Cardiology Clinics，2021，39（1）：7-19.

[2] TAYLOR K，ELHAKEEM A，NADER J L T，et al. The effect of maternal pre-/early-pregnancy BMI and pregnancy smoking and alcohol on congenital heart diseases：A parental negative control study [J]. MedRxiv：the Preprint Server for Health Sciences，2020，10（3）：87-88.

[3] 杨淑芹，季景环，高芳. 妊娠合并心脏病孕妇心功能情况及不良妊娠结局影响因素分析 [J]. 临床误诊误治，2020，33（5）：90-94.

[4] OUYANG P，SHARMA G. The Potential for pregnancy heart teams to reduce maternal mortality in women with cardiovascular disease [J]. Journal of the American College of Cardiology，2020，76（18）：2114-2116.

[5] HALL C, D'SOUZA R D. Patients and health care providers identify important outcomes for research on pregnancy and heart disease[J]. CJC Open, 2020, 2(6): 456-461.
[6] 陈琼，汪文雁，郑剑兰. 妊娠合并常见心脏病产时处理［J］. 实用妇产科杂志，2020，36（08）：566-570.
[7] 王军，吴海波，李亚，等. 妊娠合并心血管疾病患者多学科诊治综合管理［J］. 人民军医，2020，63（7）：716 722.
[8] SALCICCIOLI K B, COTTS T B. Pregnancy in women with adult congenital heart disease［J］. Cardiology clinics, 2021, 39（1）: 55-65.

二、妊娠合并急性乙型肝炎

1. 病历摘要

患者，31 岁，因“停经 36^{+5} 周，尿黄 10 天，皮肤黄染 4 天余”入院。患者平素月经规律，停经 9 周查 B 超提示：宫内早孕，孕囊旁积液。在我院妇科住院治疗，治愈出院。定期产检，自诉产检发现乙肝大三阳，未予特殊治疗，孕 33 周余在当地县妇幼保健院查肝功能：谷丙转氨酶 46 U/L。之后未定期监测肝功能。入院前 10 余天发现尿色黄，尿量正常，就诊于当地医院，查尿常规未见明显异常，未行特殊处理。入院前 4 天晚上偶然发现患者面色偏黄，次日逐渐出现全身皮肤黄染，伴恶心，无呕吐，无皮肤瘙痒，无腹胀腹痛，无阴道流血、流液，无厌油腻、纳差、乏力、神志不清等表现，自觉胎动正常，就诊于我院门诊，门诊以“孕 3 产 0 孕 36^{+5} 周头位待产；疑似乙肝肝损；疑似胎儿窘迫”收入我科。患者孕期精神、食欲可，大小便正常，体重随孕周增加。既往有乙型病毒性肝炎（简称乙肝）病史，孕 3 产 0，人流 1 次，自然流产 1 次。其余病史无特殊。

【入院查体】体温 36.5℃，脉搏 110 次 /min，呼吸 20 次 /min，血压 91/59 mmHg，身高 165 cm，体重 74 kg，全身皮肤、巩膜重度黄染，心肺无异常，腹隆如孕月，无肝掌及蜘蛛痣，未见腹壁静脉曲张，肝、脾肋下未触及，双肾区无叩痛，双下肢中度非凹陷性水肿。宫高 34 cm，腹围 106 cm，头位，胎心音正常，未触及及宫缩，未行阴检，骨盆外测量：25 cm—27 cm—19 cm—9.5 cm。

【辅助检查】入院胎心监护：胎心基线平，评分 7 分。血常规：白细胞数目 10.71×10^9/L，其余未见明显异常；尿常规：尿蛋白（+-），尿胆原（++），胆红素（+++），酮体（+），其余指标正常；肝功能：谷丙转氨酶 760 U/L，谷草转氨酶 800 U/L，总胆汁酸 60.3 μmol/L；凝血功能：凝血酶原时间 18.00 s，部分凝血酶原时间 46.10 s，葡萄糖 2.95 mmol/L，电解质、肾功能检查未见明显异常；胎儿 B 超：宫内单活胎，妊娠晚期，头位，患者双肾检查未见明显异常；消化系统 B 超：肝实质回声增粗不均、肝稍大。

【诊治经过】入院诊断：孕 3 产 0 孕 36^{+5} 周头位待产；疑似乙肝导致的肝功能损害；疑似胎儿宫内窘迫。入院当天肌内注射维生素 K 120 mg，请消化内科急会诊，建议积极终止妊娠后转消化内科治疗。入院当天充分备血后，送手术室腰硬联合麻醉下行子宫下段剖宫产术娩一活女婴，体重 3400 g，新生儿 APgar 评分：10 分—10 分—10 分。术中见腹膜及子宫均黄染，胎盘、胎膜黄染，手术顺利，术中失血 300 mL，术后转消化内科给予补液，预防感染，予复方甘草酸苷、多烯磷脂酰胆碱护肝，腺苷蛋氨酸降胆酸等支持治疗。

经上述积极治疗后患者病情逐渐好转，术后第 1 天复查血常规：白细胞数目 24.48×10^9/L，中性粒细胞百分比 89.6%，血红蛋白浓度 127 g/L，血小板数目 188×10^9/L，谷丙转氨酶 1028 U/L，谷草转氨酶 602 U/L，总胆红素 167.6 μmol/L，直接胆红素 114.4 μmol/L，白蛋白 29.1 g/L，予用人血白蛋白注射液。术后第 3 天，复查血常规：白细胞数目 13.40×10^9/L，中性粒细胞百分比 71.4%，血红蛋白浓度 115 g/L，血小板数目 216×10^9/L，肝功能谷丙转氨酶 497 U/L，谷草转氨酶 137 U/L，白蛋白 34.3 g/L，病情好转，转普通病房行进一步巩固治疗。术后第 9 天复查血常规，结果基本正常，感染相关实验室指标达到正常水平，停用哌拉西林舒巴坦，继续予原方案护肝治疗。术后第 14 天复查肝功能：谷丙转氨酶 49 U/L，谷草转氨酶 32 U/L，总胆红素 47.7 μmol/L，直接胆红素 28.5 μmol/L，间接胆红素 19.2 μmol/L，总蛋白 61.3 g/L，白蛋白 37.6 g/L，患者转氨酶及胆红素较前明显下降，病情好转，予出院。出院诊断：孕 3 产 1 孕 36^{+5} 周头位剖宫产术；ICP；急性乙肝；低蛋白血症；胎儿宫内窘迫。

2. 讨论

ICP 是妊娠中晚期特有的一种常见肝脏疾病，多出现于妊娠中晚期，以皮肤瘙痒及胆汁酸升高为主要临床特征。ICP 是高危妊娠疾病之一，可引起胎儿宫内窘迫、胎儿生长受限、死胎死产、早产、低体质量儿、新生儿窒息等严重后果，同时可导致孕妇出现羊水胎粪污染、肝功能异常、凝血功能异常和产后大出血等并发症。

ICP 患者可出现皮肤瘙痒、黄疸、总胆汁酸升高、肝功能异常等症状。其发病机制是胆管内胆汁淤积、胆栓形成，导致肝肠循环障碍，造成胆汁不能正常排出体外，致使胆汁中的胆红素和胆盐的浓度增高。胆红素升高则出现黄疸症状，皮肤瘙痒则是由于胆盐蓄积刺激皮肤感觉神经末梢。因此 ICP 患者胆汁酸升高常早于皮肤瘙痒、黄疸症状出现，但是并非所有 ICP 患者都有皮肤瘙痒的症状。在相关研究中，有部分患者无皮肤瘙痒及黄疸症状，但存在隐匿性 ICP 的情况。这与其他学者报道 ICP 患者体内的谷丙转氨酶和谷草转氨酶变化与血清胆汁酸、胆红素变化不平行的结果相类似。

乙肝由乙型肝炎病毒（以下简称 HBV）引起，孕妇群体中 HBV 表面抗原（HBsAg）的携带率为 5% ～ 10%。我国约有 1.2 亿人的 HBsAg 呈阳性，其中超过 50% 病例通过母婴垂直传播感染。妊娠合并乙肝的发病率为 0.025% ～ 1.6%，70.3% 的产科肝病是乙肝，HBsAg 携带孕妇的胎儿宫内感染率为 5% ～ 15%。

因为 HBV 感染也可出现肝功能及胆汁酸异常，过去在诊断 ICP 时常将 HBsAg 阴性作为诊断标准之一。但现在更多的观点认为二者可能同时存在。目前国内通用的 ICP 诊断标准已不再排除 HBV 感染的患者。

徐亚辉等研究结果显示，乙肝合并 ICP 组的发病孕周早于单纯 ICP 组，这可能与 HBV 感染患者已存在的肝脏损害有关。HBV 感染导致患者肝细胞坏死，胆管上皮细胞产生变化，影响胆汁分泌和排泄，为 ICP 发生和发展提供了有利环境。女性在妊娠状态下血液处于生理性高凝状态，ICP 患者因血管内皮细胞、血小板、凝血纤溶系统异常，导致产后出血甚至 DIC 的发生。该研究结果显示，乙肝合并 ICP 组产后出血发生率高于单纯 ICP 组，因此 HBV 感染合并 ICP 患者需警惕产后大出血的发生。

孕妇发生 HBV 感染且合并 ICP，胎儿早产或窘迫、新生儿窒息和出生缺陷等发生概率将大大增加。妊娠晚期使用抗病毒治疗可降低母婴 HBV 垂直感染。替诺福韦是强效的抗人类免疫缺陷病毒（HIV）和 HBV 药物，目前认为该药物是抗 HBV 治疗的首选药物，也是妊娠期安全性 B 级药物。

（桂华）

3. 专家点评

本病案患者妊娠晚期出现全身皮肤黄染，伴恶心等症状，谷丙转氨酶升高，达正常上限20倍以上，提示出现严重肝损伤，可能与妊娠晚期肝脏负担增加，肝炎病情加重有关，且胆汁酸明显升高，达到重度 ICP 水平，因此予行剖宫产术终止妊娠。

术后持续护肝、降胆酸、预防感染及支持治疗，转氨酶及胆红素较前明显下降。该类孕妇的不良妊娠结局发生风险较高，故应密切监测孕妇的肝功能，并同时给予每周 2 次 NST，特殊情况下可辅助脐血流检测。针对胎肺不成熟的情况可肌内注射地塞米松；适时行剖宫产术，以改善母婴结局。

（施艳）

参考文献

［1］郑双云，韦瑞红，陈凤英，等．妊娠期肝内胆汁淤积症行茵栀黄、熊去氧胆酸及腺苷蛋氨酸联合治疗的临床效果观察［J］．中国计划生育和妇产科，2019，11（4）：41-44.

［2］曾映夫，林潮双．妊娠期抗病毒治疗阻断HBV母婴传播的研究进展［J］．新医学，2015，46（10）：653-656.

［3］中华医学会肝病学分会，中华医学会感染病学分会．慢性乙型肝炎防治指南（2015版）［J］．中华肝脏病杂志，2015，23（12）：888-905.

［4］王海英，徐丽菊．妊娠期肝内胆汁淤积症临床特点与妊娠结局［J］．浙江预防医学，2015，27（1）：91-92.

［5］张盛燕，金丽桂，陈青娇．乙型肝炎病毒感染对妊娠期肝内胆汁淤积症妊娠结局影响研究［J］．中华医院感染学杂志，2011，21（22）：4725-4726.

［6］徐亚辉，刘侃，闫君，等．无症状乙型肝炎病毒感染对妊娠肝内胆汁淤积症妊娠结局影响的探讨［J］．中国妇

产科临床杂志，2018，19（1）：42-44.
［7］李亚欣. 妊娠期肝内胆汁淤积症孕妇凝血功能障碍研究进展［J］. 现代医药卫生，2015，31（13）：1985-1987.
［8］热依汗古丽·买买提，刘海燕，刘文晖，等. 妊娠期肝内胆汁淤积症对早产发生率的影响［J］. 中华流行病学杂志，2017，38（10）：1415-1418.
［9］中华医学会肝病学分会，中华医学会感染病学分会. 慢性乙型肝炎防治指南（2015版）［J］. 中华传染病杂志，2015，33（11）：641-662.

三、妊娠期急性脂肪肝

1. 病历摘要

患者，因“停经37周，纳差伴偶有呕吐1周”入院。患者平素月经规律。停经6周余查尿HCG呈阳性。系统B超：宫内双胎妊娠，胎儿结构暂未见明显异常声像。孕期定期产检，无异常。1周前无明显诱因下出现食欲差，精神差，伴偶有呕吐，呕吐物为胃内容物，偶有不规则腹痛，无阴道流血、流液，遂到当地县人民医院住院治疗，入院后查凝血功能、肝肾功能均受损，考虑“急性脂肪肝”送入我科。患者孕期无头痛、头晕、视物模糊、心悸、胸闷等不适，无双下肢水肿，孕期饮食、睡眠可，大小便正常。10年前患“甲亢”经碘-131治疗后出现甲状腺功能减退症（简称甲减），目前口服左旋甲状腺素纳片，每次 3 片，每天 1 次，否认肝炎病史，无吸烟及饮酒史。孕 2 产 1，6 年前顺产一活男婴，体重 3200 g，健在。其余病史无特殊。

【入院查体】体温 35.0℃，脉搏 121 次 /min，呼吸 22 次 /min，血压 124/83 mmHg，身高 160 cm，体重 71.5 kg，皮肤轻度黄染，无蜘蛛痣，巩膜黄染，心肺听诊无异常。腹部膨隆，未见腹壁静脉曲张，肝、脾肋下未触及，双肾区无叩痛。触及不规则宫缩，宫高 43 cm，腹围 111 cm，胎方位 LOA/LSA，胎心音 136/150 次 /min，胎先露头，已衔接，跨耻征阴性。未行阴检。骨盆外测量结果未见明显异常。

【辅助检查】入院查血常规结果未见明显异常；尿常规：尿蛋白（+），胆红素（++），其余指标正常；肝功能：谷丙转氨酶 678 U/L，谷草转氨酶 683 U/L，总胆红素 127.0 μmol/L，直接胆红素 107.3 μmol/L，间接胆红素 19.7 μmol/L，总胆汁酸 73.8 μmol/L，其余指标正常；肾功能：肌酐 214.0 μmol/L，葡萄糖 2.80 mmol/L；凝血功能：凝血酶原时间 22.24 s，国际标准化比值 2.01，部分凝血酶原时间 67.17 s，凝血酶时间 26.19 s，纤维蛋白原 0.41 g/L；乳酸脱氢酶 737 U/L，a- 羟丁酸脱氢酶 623 U/L，肌钙蛋白 3.40 ng/mL，肌红蛋白 95.8 ng/mL，其余指标正常；胎儿 B 超：宫内双胎妊娠，第一胎胎儿存活，头位，脐带绕颈，胎盘增厚（胎盘附着于前壁，厚度 5.6 ～ 6.0 cm）；第二胎胎儿存活，头位，脐带绕颈。肝、胆、脾、双肾 B 超检查未见明显异常声像。

【诊治经过】入院诊断：疑似急性脂肪肝；孕 2 产 1 孕 37 周双胎（头 / 头位）先兆临产；甲减。入院后立即请重症科及消化内科医师会诊，会诊意见建议急诊行剖宫产术并术后转重症科治疗，予送手术室在全身麻醉下急诊行子宫下段剖宫产术，于子宫下段做一横切口娩一活女婴，体重 2540 g，新生儿 APgar 评分：10 分—10 分—10 分；娩另一活女婴，体重 2300 g，新生儿 APgar 评分：10 分—10 分—10 分，胎盘、胎膜娩出后，子宫呈布袋状，大量红色不凝血涌出，继续按摩子宫，静脉滴注催产素后未见明显好转，予行子宫填塞及双侧子宫动脉结扎术（效果不佳），出血约 1500 mL，予子宫切除术，放置腹腔引流管，术中共计出血量约 2000 mL，予输血治疗，术中补液 2000 mL，输注同型红细胞悬液 4 U，冷沉淀 10 U，尿量 200 mL，术毕转重症科行进一步诊治。转入重症科后予机械通气、输血、保护各脏器功能等治疗。入院后第 2 天出现血压下降至 70/40 mmHg，心率 144 次 /min，皮下引流管引出约 480 mL 血性液体，B 超测腹腔液体平面高 9 cm，经给予输去白细胞悬浮红细胞、血浆，多巴胺升压，血压升至 120/56 mmHg，心率 134 次 /min。急测血常规：白细胞数目 10.35×10^9/L，中性粒细胞百分比 77.5%，血红蛋白浓度 41 g/L，血小板数目 35×10^9/L，B 超测腹腔液体平面高 9 cm，考虑仍有进行性出血。将病情告知院总值班，立即启动快速反应 MDT 团队会诊，目前考虑患者有腹腔内出血，有剖腹探查手术指征，将病情危重情况告知患者家属，患者家属同意后，在全身麻醉醉下急诊行剖腹探查术，术中见子宫部分残端及左侧附件残端组织水肿，缝合针眼处有活动性渗血，给予渗血创面逐一缝扎止血，反复检查，术野未见活动性出血，给予生理盐水冲洗腹腔，放置腹腔引流管由右下腹引出，筋膜下左右各放置 1 条引流管，逐层关腹，术后转重症科继续治疗。术后当天患者生命体征波动相对平稳，复查血常规：白细胞数目 9.23×10^9/L，中性粒细胞百分比 68.8%，血红蛋白浓度 69 g/L，继续给予机械通气、输血、补充血浆白蛋白、补充凝血因子、营养心肌、护肝护胃、抗感染等综合治疗，动态监测血常规及各引流管情况。

经上述积极治疗后患者病情逐渐好转，术后第 3 天复查腹部、盆腔彩超结果未见明显异常，复查血常规：白细胞数目 19.07×10^9/L，中性粒细胞百分比 79.3%，血红蛋白浓度 121 g/L，血小板数目 40×10^9/L；肝功能：谷丙转氨酶 40 U/L，谷草转氨酶 61 U/L，总胆红素 163.2 μmol/L，直接胆红素 159.6 μmol/L，间接胆红素 3.6 μmol/L，总胆汁酸 80.6 μmol/L，其余生化指标未见明显异常，各引流管的量较前明显减轻，患者血压、血红蛋白基本平稳，目前可基本排除活动性出血可能，血小板数目偏低，考虑与大量失血相关，继续预约机采血小板治疗，动态监测血常规及各引流管情况，可酌情脱机观察，肺部 CT 提示双下肺少量炎症渗出，予拔除气管导管。术后第 4 天病情相对平稳，予停病重，转普通病房行进一步巩固治疗，复查肝功能：谷丙转氨酶 67 U/L，谷草转氨酶 96 U/L，总胆红素 196.7 μmol/L，直接胆红素 168.8 μmol/L，间接胆红素 27.9 μmol/L，胆红素较前逐渐升高，继续予护肝及动态监测肝功能及尿色情况。术后患者全身多处瘀斑，复查凝血功能：凝血酶原时间 18.57 s，国际标准化比值 1.64，部分凝血酶原时间 41.62 s，凝血酶时间 15.54 s，纤维蛋白原 2.16 g/L，予补充凝血因子。术后第 8 天复查肝功能：谷丙转氨酶 71 U/L，谷草转氨酶 90 U/L，总胆红素 160.6 μmol/L，直接胆红素 137.6 μmol/L，间接胆红素 23.0 μmol/L，白蛋白 27.2 g/L，胆红素进行性下降，患者病情好转，腹腔引流量少，予拔除腹腔引流管。术后第 19 天复查血常规：白细胞数目 6.18×10^9/L，中性粒细胞百分比 62.7%，血红蛋白浓度 105 g/L，血小板数目 482×10^9/L，肝功能：谷丙转氨酶 56 U/L，谷草转氨酶 48 U/L，总胆红素 38.7 μmol/L，直接胆红素 32.4 μmol/L，凝血功能：凝血酶原时间 11.77 s，国际标准化比值 0.95，部分凝血酶原时间 30.30 s，凝血酶时间 11.79 s，纤维蛋白原 2.43 g/L。患者一般情况好，血象正常，肝功能较前明显好转，予办理出院。出院诊断：妊娠期急性脂肪肝（AFLP）；产后出血；孕 2 产 2 孕 37 周双胎（头 – 头位）剖宫产娩二活女婴；子宫切除术后残端创面渗血；甲减；多器官功能障碍综合征；低蛋白血症。

2. 讨论

AFLP 是母体以继发于肝脏脂肪浸润的急性肝衰竭为特征的产科急症，可造成母婴的严重并发症，是一种少见、危重的妊娠期特有疾病，好发于妊娠 30 周之后，少数于妊娠中期发病。AFLP 是妊娠期较为罕见的一种疾病，此类疾病发病时间集中在妊娠晚期，发病率大约是 1/10000，远低于子痫前期和 HELLP 综合征的发病率，并且可能存在种族和地域的差异。此类疾病具有发病急、病情发展迅速、病情严重以及预后效果差等特点，发病期间患者伴有呕吐、恶心以及腹痛等消化道疾病症状。

AFLP 的发病因素包括多胎妊娠、同时患有其他妊娠期肝病（如 HELLP 综合征、子痫前期）、既往有 AFLP 病史，孕期体重增加大于 18 kg。AFLP 早期缺乏特异性症状，并且临床的生化特征与子痫前期、病毒性肝炎等疾病的表现相类似，常表现为恶心呕吐、厌食、乏力、右上腹痛等特异性症状，早期准确诊断较为困难。当妊娠晚期无明显诱因下出现消化道症状，后逐渐出现黄疸并迅速加重；妊娠期高血压病合并低血糖、凝血功能异常和肾功能衰竭等表现；血液白细胞显著增高，红细胞、血小板数目减少，直接胆红素明显升高，谷丙转氨酶、谷草转氨酶轻度至中度升高，血浆纤维蛋白原水平降低，凝血酶原时间延长；并除了其他肝病引起的肝功能损害者需考虑本疾病可能。

Swansea 标准是国际常用的 AFLP 的诊断标准：呕吐、腹部疼痛、多饮多尿、肝性脑病、腹水、胆红素高于 0.8 mg/dL、血糖低于 72 mg/dL、尿素高于 950 mg/dL、白细胞数目大于 11×10^9/L、谷丙转氨酶高于 42 U/L、血氨高于 66 μmol/L、急性肾损伤或肌酐高于 1.7 mg/dL、凝血功能异常或凝血酶原时间大于 14 s、肝脏超声提示“亮肝表现”、肝穿刺活检中肝细胞脂肪小滴改变。以上 15 项指标有 6 项及以上呈阳性，并排除其他妊娠期肝脏疾病如子痫前期、HELLP 综合征等即可诊断。

治疗以早期诊断、及时分娩和加强支持护理为原则，实验室结果往往不能反映 AFLP 的严重程度，对于高度怀疑 AFLP 的患者推荐住院治疗。分娩前，需反复进行胎儿评估，稳定孕产妇病情（包括气道管理、血压控制、纠正低血糖、电解质紊乱及凝血功能异常等），合理使用静脉输液及血制品。若病情允许，可以选择阴道分娩；如母胎情况较差，可行剖宫产术。产后需持续进行血流动力学监测，合理输液及输注血制品，防治低血糖，必要时可考虑人工肝支持治疗。一般 AFLP 患者很少需要肝移植治疗，仅在合并爆发性肝衰竭、多器官功能障碍综合征和分娩及有创支持治疗仍不可逆转的肝衰竭、肝性脑病、严重的代谢性酸中毒、恶化的凝血功能障碍或 CT 检查显示的肝坏死所致的肝破裂等情况进行肝移植治疗。

（桂华）

3. 专家点评

AFLP 是一种发生于妊娠晚期或产后早期罕见的、危及生命的疾病。多见于妊娠 35 周左右的初产妇、妊娠高血压疾病患者、双胎和男胎妊娠者。早期诊断有时很困难，这是因为 AFLP 与其他常见疾病如子痫前期、病毒性肝炎或 ICP 有共同的特征。应仔细询问病史、完善体格检查、完善实验室和影像学检查，这些证据足以诊断 AFLP，一般无需肝活检。及时分娩胎儿和强化支持治疗仍然是 AFLP 的主要治疗方法。

该病案患者因纳差伴呕吐等症状住院，入院查血压正常，血常规未见明显异常，尿常规：尿蛋白（+），胆红素（++），但肝功能检查提示谷丙转氨酶、谷草转氨酶、胆红素均上升，凝血功能异常，均支持“急性脂肪肝”的诊断。唯一的办法就是终止妊娠，否则患者就有生命危险。对于此类患者，尤其是有可能再次妊娠者，治疗后的长期追访对于防止其他器官发生并发症及再次发病，以及新生儿发生相关并发症有重要意义。

（施艳）

参考文献

[1] 宋明宇，王蓉. 妊娠期急性脂肪肝的研究进展 [J]. 华中科技大学学报（医学版），2021，50（3）：387-389.

[2] 潘华，张丽娟，夏爱斌. 影响妊娠期急性脂肪肝预后的危险因素分析 [J]. 国际妇产科学杂志，2017，44（2）：225-227.

[3] NELSON D B，YOST N P，CUNNINGHAM FG. Acute fatty liver of pregnancy：clinical outcomes and expected duration of recovery [J]. Am J Obstet Gynecol，2013，209（5）：456. e1-7.

[4] 林立波，李康，曹佃霞，等. 妊娠期急性脂肪肝的高危因素 [J]. 临床医学研究与实践，2018，3（9）：103-104.

[5] 郭咏梅，张雅丽，陈丽. 妊娠期急性脂肪肝临床特点及其不良预后的高危因素分析 [J]. 中国妇幼健康研究，2019，30（9）：1085-1090.

[6] NAOUM E E，LEFFERT L R，CHITILIAN H V，et al. Acute fatty liver of pregnancy：Pathophysiology，anesthetic implications，and obstetrical management [J]. Anesthesiology，2019，130（3）：446-461.

四、妊娠合并重度妊娠肝内胆汁淤积症

1. 病历摘要

患者，29岁，因“停经37^{+4}周，反复总胆汁酸升高5月”入院。患者平素月经不规律，停经16周查彩超提示宫内妊娠中期（未见单），伴恶心等早孕反应，妊娠期无感冒史、发热史、服药史，否认有毒物、射线接触史，否认有猫狗接触史，孕20周始自觉胎动至今，孕期无头痛、头晕、视物模糊、心悸、胸闷等不适，无双下肢水肿。定期产检，地贫筛查、唐氏筛查、三维超声、OGTT等检查正常（未见单）。孕16^{+2}周外院查肝功能总胆汁酸14 μmol/L，孕22^{+1}周复查肝功能总胆汁酸37 μmol/L，未处理。孕24^{+4}周来我院门诊就诊，查肝功能总胆汁酸33 μmol/L，予口服熊去氧胆酸胶囊250 mg，每日3次；孕26周复查肝功能总胆汁酸71.8 μmol/L，孕26周至孕28^{+2}周因ICP在我科住院治疗，好转出院，出院后定期监测肝功能。孕30^{+6}周至孕33^{+1}周因重度ICP在我科再次住院治疗，好转出院，出院后定期监测肝功能。今孕37^{+4}周，昨日在门诊复查肝功能总胆汁酸20.14 μmol/L，无腹痛，无阴道流血、流液，无皮肤瘙痒，自觉胎动正常，拟诊“ICP；孕1产0孕37^{+4}周”收入院。患者妊娠期精神、食纳、睡眠可，大小便正常，体重随孕周增加。既往有乙肝大三阳病史，其余病史无特殊。

【入院查体】体温36.6 ℃，脉搏81次/min，呼吸20次/min，血压108/57 mmHg，身高160 cm，体重63.5 kg。心肺听诊无异常。腹部膨隆，质软，未触及宫缩。宫高33 cm，腹围

98 cm，胎方位 LOA，胎心音 135 次 /min，头先露，已衔接。未行阴检。骨盆外测量未见异常。胎儿估重 3000 g。高危评分（颜色）：橙色，头盆评分：8 分。

【辅助检查】昨日我院查肝功能总胆汁酸 20.14 μmol/L。其余（–）。血常规、凝血四项、电解质检查未见明显异常。

【诊治经过】入院诊断：ICP；孕 1 产 0 孕 37^{+4} 周头位待产；HBsAg 携带者。予熊去氧胆氨酸口服降胆汁酸治疗，入院 2 天复查总胆汁酸 56.50 μmol/L，因“妊娠肝内胆汁淤积症（重度）；孕 1 产 0 孕 37^{+6} 周头位待产；乙肝表面抗原携带者”行子宫下段剖宫产术。术程顺利，术后予抗感染、促宫缩、降胆汁酸治疗。术后 4 天复查总胆汁酸 37.70 μmol/L。患者一般情况好，体温正常，术口无异常，予签字办理出院。出院诊断：妊娠肝内胆汁淤积症（重度）；孕 1 产 1 孕 37^{+6} 周头位剖宫产娩一活男婴；乙肝表面抗原携带者。出院后随访总胆汁酸正常。

2. 讨论

ICP 是一种常见的妊娠期并发症，该病临床特征为妊娠中晚期出现皮肤瘙痒、总胆汁酸升高、肝功能损害，可造成产后出血、胎儿窘迫、早产等多种并发症。重度 ICP 则会使上述并发症发病率显著增加，因此该病逐渐受到重视。由于 ICP 会在临床上引起较严重的后果，导致胎儿在子宫内的发育迟缓，可能会引起死亡，对母婴造成严重影响，所以需要寻找确切的治疗方法，改善患者相关症状。胆汁酸可刺激子宫和蜕膜释放前列腺素，并激活子宫平滑细胞催产素受体从而诱发宫缩，出现早产。同时胆酸盐可刺激肠蠕动，导致羊水胎粪污染。ICP 导致死胎的机制尚不明确，可能是由于高胆汁酸引起胎儿心律失常，导致胎儿心脏骤停；胎盘绒毛血管严重收缩，导致胎儿急性缺氧及猝死。有学者研究发现，ICP 患者孕 36 周后围产儿死亡风险明显增加，建议孕 36 周前终止妊娠。亦有学者研究发现，早发型 ICP 患者病程长、病情重，早产、胎儿窘迫、低出生体重儿发生率均高于晚发型 ICP 患者，建议以孕 34 周作为早发型 ICP 与晚发型 ICP 的分界，推荐早发型 ICP 患者孕 37 周终止妊娠以减少围产儿不良妊娠结局的风险。但有研究发现，医源性早产并不会降低围产儿不良结局风险，严密监护下适当延长孕周，可改善围产结局。但早发型 ICP 患者期待治疗时间较长，孕周究竟延长多久获益最大还有待研究。本病案患者入院诊断为妊娠合并重度 ICP，予降胆汁酸治疗效果不理想，遂行子宫下段剖宫产术。从 ICP 的病理变化上看，主要为肝内小叶中央毛细血管中淤积胆汁，胆汁酸进入血液后，胆酸浓度会明显升高，影响胎盘血流灌注，导致胎儿供氧不足。因此，除了常规护肝、监护外，还需要尽快排泄胆酸，抑制胆酸生成，改善妊娠结局。熊去氧胆酸在胆汁中的亲和力较强，能够在小肠中产生竞争性，对胆汁吸收起到良好的抑制作用，使血清胆酸浓度降低，并不断改善患者皮肤瘙痒症状与肝功能水平。熊去氧胆酸可增加胆汁酸的分泌，导致胆汁酸成分的变化，使其在胆汁中含量增加，有利胆的作用，还能有效抑制肝脏胆固醇的合成，并减少肝脏脂肪，提高肝脏抗毒、解毒能力。此外有研究指出，该药物具有一定的免疫作用，且高浓度的胆酸能够增加绒毛膜静脉收缩，对胎儿的供养造成严重影响，使胎儿出现窘迫情况。也有研究显示，使用熊去氧胆酸后，可有效拮抗胆汁酸诱导的细胞凋亡，改善线粒体膜的主动转运功能。此外，熊去氧胆酸还能够促进肝胆管分泌，诱导胎儿肝胆系统成熟。但从实际应用情况上看，部分患者单独应用熊去氧胆酸治疗效果并不理想，还需要联合其他药物治疗。有研究指出，使用腺苷蛋氨酸辅助熊去氧胆酸治疗可更好地改善患者皮肤瘙痒症状以及肝功能水平。腺苷蛋氨酸属于生理活性物质，可增强肝脏解毒作用，达到保护肝脏的效果。本病案患者术后予抗感染、促宫缩、降胆汁酸治疗。患者一般情况可，体温正常，术口无异常。术后第 4 天复查肝功能，总胆汁酸下降，予签字办理出院。

（罗小金）

3. 专家点评

ICP 发病机制尚未明确，但多项研究认为其发病与内分泌、遗传、免疫及环境有关，孕期雌激素、孕激素分泌增加，肝脏蛋白质合成及血清蛋白分泌量增多，胆酸排泄障碍等是 ICP 发病的主要病理学基础。因此，临床治疗应以缓解皮肤瘙痒、保护肝功能、降低胆汁酸浓度为原则，以期改善临床症状，改善妊娠结局。能量合剂的对应应用，可以获得一定效果，但是难以将 ICP 患者综合表现进行有效改善。在此种情形下，可以充分运用熊去氧胆酸及保肝药物，其在保护患者肝细胞方面具有显著效果，能够显著恢复胎盘转运胆酸的能力，在保护胎儿方面可以获得确切效果，并且不会对胎儿表现出严重的毒性作用。

ICP 对孕妇的风险很小，因为不良症状和生化异常通常在分娩后可以恢复正常，但 ICP 增加了围产儿不良结局的风险。已知 ICP 与多种不良妊娠结局相关，包括早产风险增加、羊水污染、新生儿呼吸窘迫综合征和突发的胎死宫内。随着胆汁酸水平的升高，不良妊娠结局的风险也随之增加。本病案患者行子宫下段剖宫产术，术后予抗感染、促宫缩、降胆汁酸治疗，通过实施熊去氧胆酸和腺苷蛋氨酸治疗，患者相关症状能够及时得到改善，孕周延长至孕 21^{+3} 周，母婴平安，预后良好。随着三孩政策的全面放开，高龄孕妇和多胎妊娠增加，ICP 孕妇也随之增加，本病案患者的成功经验，为临床医师以后处理此类病案积累了宝贵的经验和信心。对 ICP 患者做好病种分度，加强母婴监测，可以获得良好的妊娠结局。

（文多花）

参考文献

［1］KULSHRESTHA V，NARANG S，SHALIMAR，BHATLA N，et al. Rifampicin as an adjunct to ursodeoxycholic acid for treating severe refractory intrahepatic cholestasis of pregnancy in a patient with elevated bilirubin［J］. The Journal of Obstetrics and Gynecology of India，2021，71（2）：188-190.

［2］郑爱梅，张四芳，刘晓燕，等. 低分子肝素钠联合腺苷蛋氨酸治疗妊娠期肝内胆汁淤积症的疗效及对母婴结局的影响［J］. 肝脏，2020，25（12）：1337-1339.

[3] 魏云波. 熊去氧胆酸治疗妊娠期肝内胆汁淤积症患者的疗效及其安全性分析[J]. 系统医学，2020，5(22)：4-6.
[4] ROY A，PREMKUMAR M，MISHRA S，et al. Role of ursodeoxycholic acid on maternal serum bile acids and perinatal outcomes in intrahepatic cholestasis of pregnancy [J]. European journal of Gastroenterology & hepatology，2021，33 (4)：571-576.
[5] ÇELIK S，GUVE H，ÇALIŞKAN C，et al. The role of melatonin，il-8 and il-10 in intrahepatic cholestasis of pregnancy [J]. Zeitschrift für Geburtshilfe und Neonatologie，2021，225 (3)：238-243.
[6] 李飞飞，颜笑健. 熊去氧胆酸联合 S- 腺苷蛋氨酸治疗妊娠期肝内胆汁淤积症的临床观察 [J]. 数理医药学杂志，2020，33 (11)：1666-1668.
[7] LIU X X，LAI H，ZENG X M，et al. Whole-exome sequencing reveals ANO8 as a genetic risk factor for intrahepatic cholestasis of pregnancy [J]. BMC pregnancy and Childbirth，2020，20 (1)：554.
[8] MARTINEFSKI M R，RODRIGUEZ M R，BUONTEMPO F，et al. Coenzyme Q10 supplementation：A potential therapeutic option for the treatment of intrahepatic cholestasis of pregnancy [J]. European Journal of Pharmacology，2020，8 (1)：36-37.

五、高脂血症

1. 病历摘要

患者，24 岁，因“停经 39^{+4} 周，下腹胀痛 4 小时余”入院。患者平素月经规律，停经 1 月余测尿 HCG 呈阳性，孕 16 周余始自觉胎动至今，孕期无头痛、头晕、视物模糊、心悸等不适，无双下肢水肿。定期产检，地贫筛查、三维超声、OGTT 等检查正常，产筛提示：AFP 0.6，建议产前诊断，行羊水穿刺检查，结果未见异常。近 1 周患者偶有胸闷不适，未重视。现孕 39^{+4} 周，4 小时前始无诱因出现下腹胀痛，约 1 min 1 次，无阴道流血、流液，遂至我院就诊，行胎监检查，评分 7 分，拟“先兆临产，胎儿窘迫”收入我科。患者孕期精神、食纳、睡眠可，大小便正常，体重随孕周增加。既往患者有间断性胸闷；儿时曾行阑尾切除术。孕 2 产 1，2 年前顺产一活女婴，重 3300 g。其余既往史、个人史、家族史无特殊。

【入院查体】体温 36.3 ℃，脉搏 102 次 /min，呼吸 20 次 /min，血压 112/76 mmHg，身高 168 cm，体重 83 kg。心肺听诊无异常。腹部膨隆，质软，触及不规则宫缩。宫高 35 cm，腹围 106 cm，胎方位 LOA，胎心音 152 次 /min，胎先露头，已衔接，跨耻征阴性。阴检：宫口未开，先露头，胎先露 S-3，胎膜存，宫颈 Bishop 评分 3 分。估计胎儿重 3500 g，头盆评分：8 分。

【辅助检查】入院完善相关检查，血常规、凝血四项检查未见明显异常；甘油三酯 30.6 mmol/L。B 超：单胎头位妊娠，胎儿存活，脐带绕颈 2 周，胎儿双顶径 93 mm，头围

335 mm，腹围 336.7 mm，股骨长 73.9 mm；胎盘Ⅱ度钙化，羊水最大暗区 61 mm。胎儿心率 168 次 /min，S/D 值 1.76。心电图大致正常。患者双肾彩超检查未见明显异常。

【诊治经过】入院诊断：孕 2 产 1 孕 39^{+4} 周头位先兆临产；疑似胎儿窘迫；高脂血症。请内科医师会诊，诊断为脂质代谢异常，高脂血症；建议复查血脂六项；患者血脂异常升高，有脂肪栓塞的风险，建议终止妊娠，行血液净化治疗清除血清中过多的脂质物质；建议请重症科会诊，全面评估风险。入院当天复查肝功能、血脂：谷丙转氨酶 104 U/L，谷草转氨酶：脂浊干扰 U/L，转氨酶比：脂浊干扰 U/L，乳酸脱氢酶 113 U/L，γ- 谷氨酰基转移酶：脂浊干扰 U/L，总胆红素 24.8 μmol/L，单氨氧化酶：脂浊干扰 U/L，亮氨酸氨基肽酶 129.5 U/L，总胆汁酸 9.60 μmol/L，前白蛋白：脂浊干扰 mg/L，纤维结合蛋白 5425.9 mg/L，总蛋白 119.3 g/L，白球比 0.44，总胆固醇 22.01 mmol/L，甘油三酯 93.02 mmol/L，高密度脂蛋白胆固醇 0.19 mmol/L，低密度脂蛋白胆固醇 4.54 mmol/L。入院当日在椎管内麻醉下行子宫下段剖宫产娩一活女婴，体重 3780 g，新生儿 APgar 评分：10 分—10 分—10 分，脐带绕颈 2 周，胎盘、胎膜娩出完整，检查双附件无异常，常规关腹，手术顺利，麻醉满意，术中失血 300 mL，术中见血液呈粉红色。术后转血液科行进一步治疗，予给氧、抗感染、促宫缩、降脂、双重滤过血浆置换及营养支持治疗。术后第 2 天分离出 150 mL 血脂，复查血脂有所下降。术后 4 天双重滤过血浆置换分离出 470 mL 血脂，复查血脂明显下降：总胆固醇 8.38.01 mmol/L，甘油三酯 6.27 mmol/L，高密度脂蛋白胆固醇 0.73 mmol/L，低密度脂蛋白胆固醇 3.62 mmol/L，复查肝功能正常。患者病情相对平稳，产科病情无特殊，予办理出院。嘱其门诊继续服用药物降脂治疗，服药期间暂停哺乳，建议 1 周后复查血脂情况。出院诊断：脂质代谢异常，高脂血症；孕 2 产 2 孕 39^{+4} 周头位剖宫产娩一活女婴；胎儿窘迫；肝功能损害；急性肾功能不全。

2. 讨论

脂质是维持胚胎、胎盘生长发育的关键生物活性成分，主要包括总胆固醇、甘油三酯、高密度脂蛋白胆固醇、低密度脂蛋白胆固醇。妊娠中晚期女性脂质水平逐渐升高，胎盘脂质转运率显著上升，这是适应妊娠的生理现象。有研究发现，超过 60% 的妊娠期女性表现为高脂血症。妊娠期血脂水平适当升高既可满足胎儿生长发育需求，同时又可为妊娠期、分娩期及产后哺乳期储备能量。妊娠期妇女肠道对脂质的吸收能力增强，通常营养过剩，致使妊娠期妇女在一定程度上易发生脂代谢异常。

已有研究表明，孕妇血脂水平从孕 9 周至孕 13 周开始升高，孕 31 周至孕 36 周达到高峰，于产后 24 小时显著下降，产后 4 ～ 6 周后恢复正常，整个妊娠期以甘油三酯、总胆固醇的变化尤为显著，甘油三酯水平增加 2 ～ 4 倍，总胆固醇水平升高 25% ～ 50%。血脂水平在一定程度上升高增加不仅能满足胎儿正常发育，还为妊娠期、分娩期及产后哺乳期妇女储备能量，具有积极作用。

妊娠期间脂质代谢的生理变化与总胆固醇、甘油三酯、高密度脂蛋白胆固醇和低密度脂蛋白胆固醇水平升高有关。母体血脂水平的升高是支持胎儿生长发育的关键因素，有研究表明，一些因素（如肥胖、活动量减低、缺乏 B 族维生素和微量元素以及不合理的膳食结构和生活习惯等）会导致脂质的异常增多。但脂质升高过度会使母体血液黏滞度升高，血脂易沉积于胎盘的血管壁，损伤血管内皮，易导致急性胰腺炎、子痫前期、妊娠期糖尿病、妊娠合并胰腺炎以及早产、巨大儿、胎儿宫内窘迫等不良妊娠事件的发生。

关于正常孕妇和患有并发症的孕妇在整个妊娠期的脂质和脂蛋白水平目前还没有统一的正常范围或参考标准。女性妊娠后的脂质和脂蛋白谱表现出胰岛素抵抗的状态；在孕 6 周内血脂水平略有下降，随后 TG 和 TC 的水平均上升，但正常妊娠状态下 TC 和 TG 水平分别不超过 6.48 mmol/L 和 2.83 mmol/L。妊娠早期 TG 的异常升高与妊娠期高血压疾病（如子痫前期等）、早产和大于胎龄儿相关。妊娠中晚期积极完善血脂检查有利于及时发现血脂代谢异常并能给予适当处理。血脂异常与甲减、脂肪代谢障碍、饮酒、使用低分子肝素、使用糖皮质激素、服用精神类药物、合并肾病等情况有关，并容易导致不良的妊娠结局。糖尿病与血脂异常相互独立，但糖尿病被认为是脂代谢异常最常见的原因。妊娠期应当尽量避免使血脂异常的高危因素，及时发现并治疗导致血脂升高的妊娠期合并症或并发症，减少血脂异常的发生和发展。

（文多花）

3. 专家点评

此病案患者血脂各项指标均明显异常，甘油三酯明显高于正常值 2.83 mmol/L，甚至高出几十倍。患者入院 1 周前出现轻微胸闷不适，入院时抽血检查发现血液浑浊。妊娠期血液为生理性高凝状态，血脂值的升高加重血液黏滞度，减缓血液流动，改变血液流变学，极大程度上出现肺栓塞，身体深静脉血栓等，严重时随时危及母婴安全。血脂量异常高度增加，加重胰脏、心脏、肝脏、肾脏等重要器官负担，患者已出现肝功能及肾功能损伤，病情危重无疑，随时可能爆发急性胰腺炎，甚至多器官功能急性衰竭。血液净化治疗尤其重要，尽可能清除血脂后及时终止妊娠，减轻母体负担，对病情转归起关键作用。剖宫产终止妊娠为本病案最快速的分娩方式，经有效及时处理后防止了各种不良结局的发生，母婴安全。临床工作中，分管营养工作者应该对孕妇群体进行指导及帮助，适当控制妊娠前体质量及妊娠期体质量的增加，严格监测各妊娠期血脂水平，了解妊娠前血脂水平亦同等重要，对疾病的预测、预防有一定的实用价值。孕妇一旦发生妊娠期并发症，不要只注重血糖、血压等的控制，应在治疗并发症的同时，积极控制血脂水平，减少不良围产结局的发生。

（董完秀）

参考文献

[1] GUPTA N，GUPTA T，ASTHANA D. Prediction of

preeclampsia in early pregnancy by estimating the spot urinary albumin/creatinine ratio［J］. J Obstet Gynaecol India，2017，67（4）：258-262.
［2］NEBOH E E，EMEH J K，ANIEBUE U U，et al. Relationship between lipid and lipoprotein metabolism in trimesters of pre-gnancy in Nigerian women：Is pregnancy a risk factor？［J］. Journal of Natural Science，Biology，and Medicine，2012，3（1）：32-37.
［3］SIMMONS S C，DORN D P，WALTON C M，et al. Hyper-triglyceridemia in pregnancy［J］. Transfusion，2017，57（12）：2824-2825.
［4］赵红霞，董艳双，蔡友治，等. 肥胖产妇血脂水平与DNA损伤及总抗氧化能力水平的相关性研究［J］. 医学研究生学报，2015，28（2）：157-160.
［5］李云莉，张秦，管群，等. 妊娠合并急性胰腺炎诊治分析［J］. 东南国防医药，2011，13（5）：435-437.
［6］SMEDTS H P，VAN UITERT E M，VALKENBURG O，et al. A derangement of the maternal lipid profile is associated with an elevated risk of congenital heart disease in the offspring［J］. Nutr Metab Cardiovasc Dis，2012，22（6）：477-485.
［7］WILD R，WEEDIN E A，GILL E A. Women's health considerations for lipid management［J］. Endocrinol Metab Clin North Am，2016，45（1）：65-85.
［8］刘希婧，周容. 孕期饮食营养管理防范子痫前期［J］. 中

国实用妇科与产科杂志，2018，34（5）：508-512.
[9] ILLOH O A，TOH S，ANDRADE S E，et al. Utilization of drugs with pregnancy exposure registries during pregnancy [J]. Pharmacoepidemiology and Drug Safety，2018，27（6）：604-611.
[10] WOOLLETT L A. Review：Transport of maternal cholesterol to the fetal circulation [J]. Placenta，2011，32 Suppl 2（2）：S218-221.

六、暴发性 1 型糖尿病

1. 病历摘要

病案 1

患者，33 岁，因“孕 8 月余，口干、乏力 3 天”入住我院内分泌科。患者平素月经规律，停经 40 天余出现早孕反应，孕期无感冒史、发热史、服药史，否认有毒物、射线接触史，否认有猫狗接触史，孕 18 周始自觉胎动至今。患者在当地医院建卡定期产检，唐氏筛查、胎儿系统 B 超、地贫筛查、OGTT 等检查结果无异常。现停经 33^{+5} 周，3 天前在家自觉口干、乏力，无多饮、多尿、多食，易饥饿、消瘦，无头昏，无胸痛、心悸、气促，无纳差，无皮肤黄染，无尿频、尿急、尿痛或血尿，无视物模糊、皮肤瘙痒，无腹胀腹痛，无阴道流血、流液，无畏寒发热等；到某县妇幼保健院产科就诊，查尿常规：酮体（++）、葡萄糖（++++），随机血糖 25.75 mmol/L，予静脉滴注胰岛素、吸氧、补钾等处理，检查后拟诊“糖尿病酮症酸中毒；暴发性 1 型糖尿病；妊娠晚期”转入我院内分泌科。孕 2 产 1，6 年前剖宫产娩一活男婴，健在。否认高血压、冠心病、肝炎、结核、菌痢等病史。其余病史无特殊。

【入院查体】体温 36.7 ℃，脉搏 20 次 /min，呼吸 76 次 /min，血压 111/69 mmHg。患者神清，精神尚可，全身皮肤黏膜无黄染、皮疹及皮下出血点，全身浅表淋巴结，心肺未见明显异常，腹部膨隆如孕周，胎心音 142 次 /min，未见腹壁静脉露张及胃肠蠕动波，腹软，肝脾肋下未及，下腹部可见 1 条陈旧性手术疤痕，全腹无压痛及无反跳痛，墨菲征（-），麦氏点及各输尿管点无压痛，肝肾区无叩痛，移动性浊音（-），肠鸣音正常，双下肢无水肿；全身深浅感觉对称，正常，双侧足背动脉搏动尚可，神经系统检查未见异常。

【辅助检查】入院当天某县妇幼保健院测随机血糖 25.75 mmol/L，尿常规：酮体（++）、葡萄糖（++++）。入院后查血常规：白细胞数目 13.28×10^9/L，中性粒细胞百分比 77.1%，血红蛋白浓度 115 g/L，超敏 C 反应蛋白 10.0 mg/L，C 反应蛋白 12.9 mg/L，血清淀粉样蛋白 A 12.1 mg/L；血气分析：pH 值 7.36，氧分压 102 mmHg，二氧化碳总量 11.9 mmol/L，细胞外液剩余碱 -14.1 mmol/L，全血剩余碱 -12.1 mmol/L；电解质：钾 4.27 mmol/L，钠 132.4 mmol/L，二氧化碳 12.6 mmol/L，葡萄糖 11.17 mmol/L，尿酸 760.0 μmol/L；尿常规：葡萄糖 + 2 mmol/L，隐血 +3 cell/μL，尿蛋白 +2 g/L，胆红素 +1 μmol/L，酮体 +3 mmol/L；淀粉酶 286 U/L；胰岛素抗体回报阴性，C 肽空腹及 1 小时均小于 0.5 ng/mL；床边 B 超宫内单活胎，心电

图示窦性心律，无明显心肌缺血改变。

【诊治经过】入院诊断：糖尿病酮症酸中毒；暴发性 1 型糖尿病；妊娠晚期；患者既往无血糖异常病史，目前孕 33^{+5} 周，首诊血糖大于 16 mmol/L，短时间内出现糖尿病酮症酸中毒及淀粉酶明显升高，考虑暴发性 1 型糖尿病可能性大。目前血糖波动在 12.5 ～ 26.8 mmol/L，予门冬胰岛素 8 U–8 U–8 U 三餐前皮下注射，地特胰岛素 8 U 睡前皮下注射，监测血糖，根据血糖情况调整胰岛素用量，同时适当补液消酮；患者血常规提示合并有细菌感染的可能，予加用广谱抗生素头孢他啶钠抗感染治疗。入院第 2 天胎心监测显示 NST 4 分，无反应型，予改变体位、吸氧、输液等宫内复苏后无好转，经产科医生会诊后考虑胎儿窘迫，急诊行剖宫产术。术中见羊水清，约 600 mL，分娩一活女婴，体重 2400 g，新生儿 APgar 评分：10 分—10 分—10 分，脐带无绕颈，胎盘胎膜娩出完整，检查双附件无异常，术中失血 200 mL，术后继续在内分泌科行降糖及对症治疗。根据病史及辅助检查诊断爆发性 1 型糖尿病明确，予长期使用胰岛素治疗。术后 7 天患者恢复良好，腹部术口愈合好，血糖平稳，予办理出院。出院诊断：暴发性 1 型糖尿病；糖尿病酮症酸中毒；孕 3 产 1 孕 33^{+6} 周头位剖宫产娩一活女婴。

病案 2

患者，29 岁，因“停经 38 周，下腹胀痛 3 小时余”入我院。患者平素月经规律，停经 6 周查尿 HCG 呈阳性，伴恶心等早孕反应，孕期无感冒史、发热病史、服药史，否认有毒物、射线接触史，否认有猫狗接触史，孕18周始自觉胎动至今，孕期无头痛、头晕、视物模糊、心悸、胸闷等不适，无双下肢水肿。定期产检，地贫筛查、唐氏筛查、OGTT等检查结果正常，系统B超提示羊水过多，无创DNA检查无明显异常。孕37^{+4}周因“先兆临产”在我院住院3天未临产，自觉胎动好，无产兆出院。今孕38周，3小时前出现下腹胀痛，无阴道流液、流血，遂来诊，胎心音100次/min，拟“胎儿宫内窘迫，孕38周先兆临产”收入院。患者孕期精神、食纳、睡眠可，大小便正常，体重随孕周增加。既往有乙肝病史，孕2产0，人流1次，其余病史无特殊。

【入院查体】体温36.5℃，脉搏95次/min，呼吸22次/min，血压95/62 mmHg，身高160 cm。心肺听诊无异常。腹部膨隆，质软，触及不规则宫缩。宫高33 cm，腹围103 cm，胎心音102次/min，立即予胎心监测，入院2 min（住院手续尚未办理完毕）胎心监测出现重度变异减速，胎心音降至60次/min，持续2 min，腹部膨隆，可及较强宫缩。阴检：宫口未开，容1指，胎膜未破，阴道内宫颈未触及条索状物，先露头，S先露高低，宫颈Bishop评分3分。骨盆内外测量未见明显异常。

【辅助检查】3天前在我院查肝肾功能、电解质、输血前三项、心电图未见明显异常，乙肝两对半第1、第3、第5项均呈阳性（+）。急诊入院后床旁B超提示：宫内单死胎，妊娠晚期。

【诊治经过】入院诊断：孕2产0孕38周头位死胎先兆临产；HBsAg携带者。再次行彩超提示胎死宫内，检验科危急值报告：血糖32.62 mmol/L，予胰岛素降血糖，复查血糖、尿常规、血气分析等，予请内分泌科医师紧急会诊指示，考虑“疑似暴发性 1 型糖尿病；疑似糖尿病酮症酸中毒；高钾血症”。予完善尿常规、肾功能、心肌酶谱、血液淀粉酶、C 肽、胰岛素抗体、抗胰岛细胞抗体等检查；予以调控血糖（0.9% 氯化钠 50 mL、胰岛素注射液 50U 微泵，每小时 8 U），每小时监测血糖，待血糖降至 13.9 mmol/L 后，可改糖水比例（3 ～ 4 g 葡萄糖兑 1 U 胰岛素）消酮；监测尿常规，予 5% 碳酸氢钠 125 mL、0.9% NS 125 mL 静脉滴注纠酸，补液消酮，抗感染，抑酸护胃及对症支持等治疗。血糖 32.80 mmol/L；钾 5.99 mmol/L，钠 131.1 mmol/L；血气分析：pH 值 7.19，氧分压 127 mmHg，二氧化碳分压 15 mmHg，pH 值温度校正 7.19，氧分压温度校正 127 mmHg，二氧化碳总量 6.2 mmol/L，细胞外液剩余碱 –22.5 mmol/L，全血剩余碱 –20.1 mmol/L，实际碳酸氢根 5.7 mmol/L，标准碳酸氢根 9.2 mmol/L；经治疗后复查血糖 32.80 mmol/L，血糖控制不佳，尿常规结果：葡萄糖（++++），酮体（+++），经全院会诊予转内分泌科进行降糖治疗，待血糖控制相对平稳后再进行引产。在内分泌科予微泵胰岛素调控血糖，并继续补液促进酮体从尿液排出，增加餐前胰岛素，12 小时后血糖控制尚可，在 10 mmol/L 左右波动，复查血气分析：pH 值 7.34，氧分压 130 mmHg，二氧化碳分压 22 mmHg，pH 值温度校正 7.34，氧分压温度校正 130 mmHg，二氧化碳总量 12.6 mmol/L，全血剩余碱 –12.0 mmol/L，钾 4.30 mmol/L，钠 138.9 mmol/L，氯 104.7 mmol/L，总钙 2.22 mmol/L，二氧化碳 16.0 mmol/L，镁 0.83 mmol/L，磷 1.22 mmol/L，血清铁 7.5 μmol/L。患者已临产，予转产科分娩，于入院 36 小时后在会阴保护下经阴道分娩一体重 2950 g 的死男婴，外观无明显畸形，胎盘娩出完整，胎膜少许缺损，脐带无绕颈，羊水Ⅲ度混浊，产时失血 200 mL，会阴Ⅰ度裂伤予美容缝合；产后继续在内分泌科进行降糖治疗，查空腹及餐后 1 小时 C 肽小于 0.038 ng/mL，抗胰岛素 IgG 抗体、抗胰岛素细胞抗体、胰岛素抗体均为阴性；根据 C 肽试验均较低，提示自身胰岛素分泌极少，胰岛素相关抗体均为阴性，结合病史诊断暴发性 1 型糖尿病明确，需长期使用胰岛素治疗，于产后 6 天患者病情平稳，恢复良好，予办理出院。出院诊断：暴发性 1 型糖尿病；糖尿病酮症酸中毒；孕 2 产 1 孕 38 周死胎分娩；HBsAg 携带者；低蛋白血症。

2. 讨论

暴发性 1 型糖尿病是 2000 年 Imagawa 等日本学者在 1 型糖尿病人群中发现的，以急骤起病伴胰酶升高及糖尿病相关自身抗体阴性为特征的特殊病例，是一种急性起病、代谢严重紊乱的特殊类型糖尿病。该病发病机制尚不明确，相关研究资料表明，可能与人类白细胞抗原（HLA）基因型、病毒感染和自身免疫相关。妊娠期妇女是暴发性 1 型糖尿病的高危人群，且多于妊娠期末 3 个月和产后 2 周内发病，其症状重于非妊娠期妇女的暴发性 1 型糖尿病。因病情进展快，可迅速出现母体严重代谢紊乱及有效循环血容量不足，诱发昏迷甚至死亡，且死胎率较高。诊断标准：①高血糖症状（如多饮、多食、多尿等）发生后 7 天内出现糖尿病酮症或酮症酸中毒的症状；②初诊时血糖≥ 16.0 mmol/L，糖化血红蛋白（HbA1c）

< 8.5%；③尿 C 肽< 10 μg/d 或空腹血浆 C 肽< 0.3 ng/mL，且发病时静脉胰高血糖素负荷后（或餐后 2 小时）C 肽水平 0.17 mmol/L < 0.5 ng/mL；④胰岛相关自身抗体阴性；⑤血清淀粉酶、胰脂肪酶及弹性蛋白酶 1 不同程度的升高，而胰腺超声无异常，满足上述 5 项中前 3 项即可诊断。因此发病时一旦出现糖尿病酮症或糖尿病酮症酸中毒，应立即按糖尿病酮症酸中毒抢救治疗。同时紧急评估胎儿情况，若有宫内窘迫，应尽早行剖宫产术，若已胎死宫内，则及早行引产术。本病需终生采用胰岛素治疗，因为暴发性 1 型糖尿病患者的胰岛功能几乎不可逆性地完全丧失，血糖波动大，需要使用长效胰岛素联合三餐前短效胰岛素控制血糖，在经济条件允许的情况下推荐行胰岛素皮下泵治疗。病案 1 患者经过严密监护，积极处理，母婴结局良好。

（张艳林）

3. 专家点评

暴发性 1 型糖尿病起病急骤、进展迅速并伴有多种酶学改变，早期易误诊、漏诊，若未予及时正确诊治，预后凶险，病死率高。尤其是妊娠合并暴发性 1 型糖尿病的患者，未及时诊治常常危及母婴的生命安全。暴发性 1 型糖尿病尤其是妊娠合并暴发性 1 型糖尿病在我国报道较少，容易被临床医师，尤其是非内分泌专业医师忽视。对于妊娠合并暴发性 1 型糖尿病的患者，如果能够及时诊断治疗，可以减少患者发生严重并发症的可能，降低死胎率。高死胎率可能与母体严重脱水导致子宫胎盘血流量减少，母体内酸中毒导致胎儿酸中毒等因素有关。若为妊娠晚期，迅速控制血糖至空腹血糖 7.8 mmol/L 以下、餐后血糖 10 mmol/L 以下后及时行剖宫产术可能是挽救胎儿的关键；若胎儿未足月，需在积极抢救患者的同时严密进行胎心监测，一旦发现死胎，及时引产；发现胎心不好，可根据胎儿的孕周选择终止妊娠的方式。新生儿出生后需密切监测其生命体征、血糖水平以及有无缺氧、呼吸暂停等症状，若发现有并发症，需积极治疗。病案 1 患者孕 33^{+5} 周，在内分泌科治疗期间出现胎监反应欠佳，若继续妊娠，随时有胎死宫内可能，考虑新生儿出生后已有存活能力，予以及时终止妊娠。新生儿出生后转新生儿科治疗、监护，患者继续在内分泌科治疗。因为严密的监护，发现异常后及时处理，母婴结局良好，新生儿住院 2 周后出院。病案 2 患者妊娠期 OGTT 检查正常，本次入院前 4 天曾在我科住院待产，测随机血糖 7.58 mmol/L，尿酮体（+-），无糖尿病诊断依据，未予重视。此次入院后 2 min 内出现急性胎儿窘迫、继而胎死宫内，起病急骤、进展迅速，完全没有防备，失去抢救胎儿的可能。这两个病案提醒临床医师应提高对暴发性 1 型糖尿病的警惕，特别是妇产科医师应加强对孕妇群体及家属的宣教，了解此疾病的症状，若妊娠期妇女出现口干、多饮、多尿等高血糖的症状或出现胎动变化时，应引起重视，及时就诊，降低母婴病死率。

（李美英）

参考文献

［1］孙俊英. 爆发性 1 型糖尿病 2 例［J］. 中国乡村医药，2021，28（2）：33-34.

［2］鄢春风，巩俊卿，李莉. 妊娠相关性暴发性 1 型糖尿病的临床特点分析［J］. 世界最新医学信息文摘（连续型电子期刊），2020，20（51）：95-96.

［3］姚仪倩，吴孝仙，汪云. 妊娠相关性暴发性 1 型糖尿病临床特点分析［J］. 国际妇产科学杂志，2020，47（1）：77-80.

［4］王雅静，赵思童，贾晓蒙，等. 暴发性 1 型糖尿病临床特点的比较分析［J］. 解放军医学杂志，2019，44（11）：936-941.

［5］丁雄英，刘柳，张婷婷，等. 妊娠相关性爆发性 1 型糖尿病二例并文献复习［J］. 中国糖尿病杂志，2019，27（9）：707-710.

［6］陈燕，梁辉燕. 妊娠期爆发性 1 型糖尿病及相关文献复习［J］. 中国实用医药，2018，13（24）：129-130.

［7］余丹峰，陈思. 妊娠相关性暴发性 1 型糖尿病酮症酸中毒并死胎 1 例［J］. 母婴世界，2017，17（11）：89.

［8］IMAGAWA A，HANAFUSA T，MIYAGAWA J，et al. A novel subtype of type 1 diabetes mellitus characterized by a rapid onset and an absence of diabetes-related antibodies：Osaka IDDM study group［J］. N Engl J Med，2000，342（5）：301-307.

[9] 聂天鸿，李洋，孙静，等. 以酮症酸中毒起病的妊娠相关性暴发性1型糖尿病：一例报道并文献复习 [J]. 中华糖尿病杂志，2017，9（12）：782-783.
[10] 冯斯. 17例妊娠合并爆发型1型糖尿病的临床特点 [J]. 医疗装备，2015，28（17）：113-114.

七、妊娠合并糖尿病

1. 病历摘要

患者，36岁，因"停经 34^{+2} 周，B超发现死胎半天余"入院。患者平素月经规律，停经6周查尿HCG呈阳性，伴恶心等早孕反应，孕期无感冒史、发热病史、服药史，否认有毒物、射线接触史，否认有猫狗接触史，孕20周始自觉胎动，孕期无头痛、头晕、视物模糊、心悸、胸闷等不适，无双下肢水肿。定期产检，唐氏筛查、胎儿系统B超、地贫筛查等检查正常。1月前因血糖高在我院内分泌科住院治疗，诊断为2型糖尿病合并妊娠，予胰岛素18 U—18 U—18 U三餐时皮下注射，血糖控制不理想，晚餐后2小时血糖15.58 mmol/L，但患者要求签字出院。现因孕 34^{+2} 周，门诊B超：宫内单死胎，妊娠晚期，无腹痛，无阴道流血、流液；拟"孕2产0孕 34^{+2} 周死胎"收入院。患者妊娠期精神、食纳、睡眠可，大小便正常，体重随孕周增加。10年前于外院确诊精神分裂症，一直口服抗精神病药治疗，孕前停药；5年前诊断为2型糖尿病，孕2产0，既往孕6月死胎引产1次（具体不详）。

【**入院查体**】体温 36.4 ℃，脉搏 115 次/min，呼吸 20 次/min，血压 98/72 mmHg，身高 158 cm，体重 70 kg。心肺听诊无异常。腹部膨隆，质软，未触及宫缩。宫高 34 cm，腹围 103 cm，未行阴检。骨盆外测量：髂前上棘间径 25 cm，髂嵴间径 27 cm，骶耻外径 19 cm，坐骨结节间径 9 cm。

【**诊治经过**】入院诊断：孕 2 产 0 孕 34^{+2} 周死胎；糖尿病合并妊娠；高龄初产；精神分裂症。入院后血常规、尿常规、肝肾功能、电解质、凝血功能检查均未见明显异常。血糖 13.1 mmol/L，心电图提示窦性心律，心电图正常，肝、胆、胰、脾、双肾彩超检查未见明显异常。予请内分泌科会诊，诊断“糖尿病合并妊娠”明确，因目前患者血糖明显增高，追问患者丈夫，诉患者近期常自行停用胰岛素，建议门冬胰岛素 18 U—18 U—18 U 三餐前皮下注射，地特胰岛素 16 U 睡前皮下注射，因死胎入院后积极行羊膜腔穿刺注利凡诺引产术。术后 2 天阴道分娩一死男婴，外观无畸形。引产 3 天后患者病情平稳，恢复可，予办理出院。出院诊断：孕 2 产 1 孕 34^{+2} 周死胎引产；妊娠合并糖尿病；高龄初产；精神分裂症。

2. 讨论

妊娠合并糖尿病的患者 90% 以上为妊娠期糖尿病（以下简称 GDM），孕前糖尿病不足 10%。妊娠合并糖尿病对母婴均有较大危害，高血糖可使胚胎发育异常甚至死亡，需引起重视。GDM 患者再次妊娠时，复发率高达 33% ～ 69%。孕前体重指数（BMI）和年龄是 GDM 患者不良妊娠结局的独立预测因子。有专家学者推荐应在早期进行 HbA1c 或空腹血糖检测，以识别未诊断的 GDM，并改善其近期结局和远期结局。随着孕周增加，胎儿对营养物质需求量增加，通过胎盘从母体获取葡萄糖是胎儿能量的主要来源，孕妇血浆葡萄糖水平随妊娠进展而降低，空腹血糖约降低 10%。到妊娠中晚期，孕妇体内拮抗胰岛素样物质增加，如肿瘤坏死因子、瘦素、胎盘生乳素、雌激素、孕酮、皮质醇和胎盘胰岛素酶等，使孕妇对胰岛素的敏感性随孕周增加而下降，为维持正常糖代谢，胰岛素需求量必须相应增加。对于胰岛素分泌受限的孕妇，妊娠期不能代偿这一生理变化而使血糖升高，出现 GDM 或使原有糖尿病加重。针对孕产妇糖代谢异常所造成的不良影响，规范化进行筛选与调查，早诊断、早治疗至关重要。可以通过以下方式进行控制：饮食控制，与患者的体质量标准、血糖水平、孕周结合，对每天总摄入的热量进行正确计算，通过营养师实施配餐，让高血糖患者能够获得有效改善，从而提升患者靶组织对胰岛素的敏感性，让患者和胰岛素结合力持续性增强；适当运动，患者多进行缓步行走，锻炼时间尽量控制在 15 ～ 30 min，每周 3 ～ 4 次，尽量多活动上肢，强化胰岛素反应的能力，为孕妇与胎儿的安全提供相应保障；规范化治疗，经饮食控制、适当运动、规范化治疗方式，实施孕妇血糖含量监测，降低母婴并发症的发生概率，得到较好的妊娠结局。

（张艳林）

3. 专家点评

妊娠合并糖尿病可能会导致胎儿发育异常、流产、早产、胎儿窘迫、胎死宫内、新生儿呼吸窘迫综合征及新生儿低血糖，并发妊娠期高血压及子痫前期的风险也相应增高，可能发生酮症酸中毒以及巨大儿导致难产、产道损伤、剖宫产、产程延长及产后大出血，同时住院时间延长，住院费用增加。因此，合理正确的诊断，及早干预管理是减少糖尿病并发症的关键。

本病案患者 5 年前已诊断为 2 型糖尿病，妊娠晚期开始使用胰岛素治疗，但患者为精神分裂症病人，常未遵医嘱自行停用胰岛素，导致血糖控制不理想，发生胎死宫内 2 次。对这类患者的管理需内分泌科、精神病科及产科共同管理，监督患者正规使用胰岛素治疗，将血糖控制在目标值，加强胎儿监护，择期终止妊娠，可避免发生严重的并发症。

（李美英）

参考文献

［1］隽娟，杨慧霞，唐迅. 妊娠期糖尿病：改善母婴健康的机遇［J］. 中华围产医学杂志，2020，23（10）：717-718.

［2］麦彩园，李慧，陈嵘，等. 妊娠期糖尿病的危险因素对妊娠结局的影响［J］. 广东医学，2019，40（5）：69-72.

［3］王仲秋. 妊娠期糖尿病的规范化治疗对妊娠结局的影响［J］. 中国地方病防治杂志，2019，34（3）：338.

［4］谢幸，孔北华，段涛. 妇产科学：第 9 版［M］. 北京：人民卫生出版社，2018：105-109.

[5] 许海霞，张婷，韩丽华. 妊娠期糖尿病患者血糖控制效果对母婴结局的影响[J]. 中国急救医学，2018，38(z2)：170.

八、原发性醛固酮增多症

1. 病历摘要

患者，32岁，因“停经28^{+1}周，发现血压高1月余”入院。患者平素月经规律，停经6周余查尿HCG呈阳性，不伴恶心等早孕反应，孕19周始自觉胎动至今，孕22^{+5}周在某县妇幼保健院建卡，不定期产检，未行产前筛查、产前诊断、三维彩超及OGTT等检查，建卡时血压156/91 mmHg。1个月前到我院产检，测得血压139/91 mmHg，开始口服拉贝洛尔50 mg，Bid降压治疗，未监测血压。入院前1天在某县妇幼保健院产检测血压180/103 mmHg，建议至上级医院行进一步治疗。次日至我院产检，测血压177/112 mmHg，无头昏、眼花，无腹痛，无阴道流血、流液，自觉胎动正常，建议住院治疗。患者妊娠期精神、食纳、睡眠可，大小便正常，体重随孕周增加。孕4产2，10年前顺产娩一女婴，5年前因“孕31周，子痫前期”在某医院剖宫产娩一女婴。既往B超提示海绵肾，具体不详，其余既往史、个人史、家族史无特殊。

【入院查体】体温36.5 ℃，脉搏70次/min，呼吸20次/min，血压183/116 mmHg，身高160 cm，体重63.5 kg。心肺听诊无异常。腹部膨隆，下腹见一陈旧性横形手术疤痕，质软，未触及宫缩。宫高 27 cm，腹围 97 cm，胎方位 LOA，胎心音 145 次 /min，胎先露头，未衔接，未行阴检。高危评分（颜色）：橙色。

【辅助检查】入院当日血常规：白细胞数目 14.33×10^9/L，中性粒细胞百分比 77.2%，淋巴细胞比率 16.8%，红细胞数目 3.95×10^{12}/L，血红蛋白浓度 107 g/L，血细胞比容 34.8%，血小板数目 426×10^9/L；乳酸脱氢酶 289 U/L，肌酸激酶 602 U/L，a- 羟丁酸脱氢酶 255 U/L，肌红蛋白 239.0 ng/mL，肌酸激酶同工酶 27 U/L；钾 1.88 mmol/L；pH 值 7.52，细胞外液剩余碱 4.0 mmol/L，全血剩余碱 4.0 mmol/L，实际碳酸氢根 26.9 mmol/L，标准碳酸氢根 28.0 mmol/L，钾 1.50 mmol/L，血红蛋白总量 96 g/L。心脏彩超及肝、胆、脾、胰 B 超检查未见异常。

【诊治经过】入院后查电解质：钾 1.88 mmol/L，达危急值，立即汇报二线医师，指示立即复查电解质，同时予补钾治疗。复查电解质：钾 1.73 mmol/L，乳酸脱氢酶 289 U/L，肌酸激酶 602 U/L，a- 羟丁酸脱氢酶 255 U/L，肌红蛋白 239.0 ng/mL；心电图提示：ST-T 改变 U 波增高。予请心内科、重症科、内分泌科、肾内科、麻醉科紧急会诊，各科会诊意见建议完善病因检查，在原因不明前予对症支持治疗，并予保胎、促胎肺成熟治疗，积极降压、防治子痫发生，尽可能延长孕周至 34 周。入院后予硝苯地平片及拉贝洛尔、静脉用硝酸甘油降压、静脉补钾对症治疗，监测胎心，监测生命体征处理。入院第 2 天，查钾 2.28 mmol/L，总钙 1.95 mmol/L，镁 1.25 mmol/L，血清铁 4.9 μmol/L；06：18 测 pH 值 7.50，细胞外液剩余碱 4.9 mmol/L，全血剩余碱 4.7 mmol/L，实际碳酸氢根 28.1 mmol/L，标准碳酸氢根 28.6 mmol/L，钾 1.80 mmol/L，钠 146 mmol/L，葡萄糖 7.8 mmol/L。08：56 测 pH 值 7.53，细胞外液剩余碱 4.0 mmol/L，全血剩余碱 4.1 mmol/L，实际碳酸氢根 26.7 mmol/L，标准碳酸氢根 28.1 mmol/L，钾 2.00 mmol/L，钠 147 mmol/L，钙离子 0.91 mmol/L，葡萄糖 6.8 mmol/L，乳酸 5.0 mmol/L；09：22 测钾 2.30 mmol/L，总钙 1.97 mmol/L，镁 1.17 mmol/L，血清铁 4.4 μmol/L。因严重低钾，考虑低钾血症查因，转肾内科行进一步治疗。予小剂量糖皮质激素治疗，并予以降压处理：硝酸甘油（长期泵，6 mL/h）、硝苯地平片（20 mg，每 6 小时 1 次）、盐酸拉贝洛尔片（100 mg，每 6 小时 1 次）、苯磺酸氨氯地平分散片（5 mg，每 8 小时 1 次）、螺内酯片（20 mg，每日 3 次）。入院第 17 天因患者自觉胎动减少 2 天（约减少一半），NST 评分 5 ～ 6 分，B 超 S/D 值：3.72 ～ 4.56（多次测量），拟“胎儿宫内窘迫；重度子痫前期；孕 30^{+4} 周”行剖宫产娩一活男婴，体重 1800 g，新生儿 APgar 评分：10 分—10 分—10 分，术毕转重症科治疗，新生儿转新生儿科治疗。重症科予吸氧、抗感染、促子宫收缩、改善心肌供血、护胃、营养支持、纠正电解质紊乱、纠正低蛋白血症、监测及控制血压等对症支持治疗。术后第 2 天患者左胸背部、左上臂内侧出现集簇状红色丘疱疹、水疱、皮疹沿神经呈带状分布，疹间皮肤正常，未超过正中线。经皮肤科会诊后考虑带状疱疹，加用生理盐水 250 mL、阿昔洛韦注射液 0.5 g（静脉滴注，每日 1 次），维生素 B_1 注射液 1 支、维生素 B_6 注射液 1 支、维生素 B_{12} 注射液 1 支（肌内注射，每日 1 次），炉甘石洗剂外用（每日 3 次），经治疗后患者病情好转。术后第 3 天再次转肾内科继续治疗。经抗感染、降压及补钾等治疗，症状缓解。术后 11 天术口愈合好，治愈出院。出院诊断：原发性醛固酮增多症（以下简称 PA）；继发性高血压；低钾血症；碱中毒；肺部感染；急性肾衰竭；肠梗阻；疑似妊娠合并高血压病；孕 4 产 3 孕 30^{+4} 周头位剖宫产娩一活男婴；左肾上腺占位；髓质海绵肾；疤痕子宫；胎儿宫内窘迫；子痫前期重度；带状疱疹。

2. 讨论

PA 指肾上腺皮质自主分泌醛固酮，导致体内潴钠排钾，血容量增多，肾素—血管紧张素的系统活性受抑制，临床主要表现为高血压和低血钾。PA 是一种具有低肾素活性与高血压特性的综合疾病，发病原因主要为肾上腺分泌的醛固酮增多，对患者的生命健康造成严重威胁。如今，PA 已经成为诱导继发性高血压的重要因素，临床通常采用药物治疗。据国内外研究报道，PA 人群占高血压人群的 5% ～ 10%，在顽固性高血压中高达 20%。低钾血症是临床常见的电解质紊乱疾病，钾离子在维持细胞正常功能上起着重要作用，钾平衡的改变会对心脏产生不利影响。PA 患者多出现难治性高血压和低钾血症，同时出现心、脑、肾等靶器官的严重损害。妊娠期肾素—醛固酮—血管紧张素系统的生理变化，使得醛固酮和肾素分泌增加，目前醛固酮、肾素在妊娠期并无特异性范围。国外文献报道认为，当醛固酮升高至正常上限的 8 倍，并伴有肾素低水平时，有助于诊断。依普利酮作为新型的醛固酮受体拮抗剂，在美国食品药品监督管理局（FDA）分级为B级用药，可以作为首选的治疗药物。近年来也有荟萃分析指出，关于PA患者手术治疗，发现约有50%的患者通过手术切除醛固酮腺瘤后高血压症状得到缓解。而终止妊娠的方式国内以剖宫产为主，国外亦有阴道分娩的报道。

本病案患者初始病因不明，经多学科会诊，考虑妊娠合并内科方面的疾病，经积极治疗，严密监护，发现有产科相关剖宫产指征时及时终止妊娠，患者预后良好。

（张艳林）

3. 专家点评

本病案患者以妊娠期高血压疾病、子痫前期为诊断收入院。入院后查血钾低，经补钾对症治疗效果不明显，请心内科、重症科、内分泌科、肾内科、麻醉科等多学科会诊后，考虑为低钾血症转肾内科治疗，治疗过程中出现胎儿窘迫、血压控制不理想等情况，于孕 30^{+4} 周行剖宫产术终止妊娠，母婴结局良好。

本病案患者病史提醒临床医师年轻女性妊娠期并发的高血压，尤其是严重高血压或体位性高血压或伴随症状明显，应常规排查是否有继发性因素导致的高血压，需要重点排查慢性肾病、肾上腺疾病、肾动脉狭窄以及阻塞性睡眠呼吸暂停低通气综合征（OSAHS）等疾病。妊娠合并肾上腺肿瘤患者极为罕见，发生率低，部分患者临床表现为难治性高血压、高血压危象或血压波动较大，甚至可能出现多个脏器功能受损，易与妊娠期高血压疾病混淆。体格检查时注意肾区是否有叩痛和肾血管是否有杂音，同时需要完善肾上腺影像学检查及肾动脉血管检查。尽早多学科协作，尽可能明确诊断并采取个体化的治疗，可以最大限度地改善妊娠合并肾上腺肿瘤患者的母婴结局。产后宜加强对此类患者的随访，专科门诊进一步诊治，以期获得最佳的治疗效果并改善远期预后。

（李美英）

参考文献

［1］付依林，郭田，宫颖，等. 554例内分泌科住院患者低钾血症的病因和临床特点的回顾性分析：来自单中心的研究［J］. 山东大学学报（医学版），2021，59（10）：39-46.

［2］邓浩，刘国莉. 妊娠合并肾上腺肿瘤孕期高血压的临床特点及母婴结局［J］. 实用妇产科杂志，2021，37（5）：370-374.

［3］黄素兰，郭宁，梁莉，等. 原发性醛固酮增多症最新进展分析［J］. 中国医药科学，2020，10（23）：54-57.

［4］中华医学会内分泌学分会. 原发性醛固酮增多症诊断治疗的专家共识（2020版）［J］. 中华内分泌代谢杂志，2020，36（9）：727-736.

［5］钟珊，宋筱筱，徐小红. 原发性醛固酮增多症分型诊断研究进展［J］. 国际内分泌代谢杂志，2020，40（5）：327-330.

[6] 李元美，任艳，陈涛，等. 原发性醛固酮增多症诊断与研究进展[J]. 四川大学学报(医学版)，2020，51(3)：267-277.
[7] 于淋淋. 探讨盐酸贝那普利联合螺内酯治疗糖尿病心脏病心力衰竭的临床效果[J]. 中国继续医学教育，2016，8（24）：160-161.
[8] FUNDER J W，CAREY R M，MANTERO F，et al. The management of primary aldosteronism：case detection，diagnosis，and treatment：an endocrine society clinical practice guideline[J]. The Journal of Clinical Endocrinology and Metabolism，2016，101（5）：1889-1916.

九、妊娠合并哮喘

1. 病历摘要

患者，40岁，因“孕37^{+2}周，咳嗽咳痰及气促3天余”入院。平素月经规律，停经1月余自测尿HCG呈阳性（+），当地医院行B超检查：宫内早孕，伴轻微恶心、呕吐等早孕反应，妊娠早期无发热史，否认有放射线、猫狗等接触史。患者孕4月余起自觉胎动，妊娠期在当地医院建卡产检，诉未行无创DNA筛查、地贫筛查及胎儿系统B超等检查，行OGTT诊断为妊娠期糖尿病，经饮食及运动指导，血糖控制不理想。孕28周时在我院内分泌科住院治疗，使用胰岛素治疗，目前用量为三餐前各使用 18 U，妊娠期未定时产检，自诉有多年哮喘病史，妊娠期哮喘发作 10 余次，均未规律性治疗。妊娠期无头痛、头晕、视物模糊、心悸等不适，自诉今孕 37^{+2} 周，3 天前再次出现咳嗽、咳痰及气促，不能平睡，咳白色黏液性痰，遂于当地医院就诊，就诊时查血压增高，血压为 155/106 mmHg，当地医院考虑重度子痫前期，遂予硫酸镁解痉，考虑其病情危重，遂呼叫救护车送入我科，孕期精神欠佳、食欲可，大便正常，小便量少，体重随孕周增加。10 岁余确诊有支气管哮喘，不定期急性发作。孕 5 产 1，14 年前剖宫产 1 次，人流 3 次。其余病史无特殊。

【入院查体】体温 36.3 ℃，脉搏 81 次 /min，呼吸 28 次 /min，血压 112/76 mmHg。神清，不能平卧，端坐呼吸，心脏听诊未见明显异常，肺部呼吸音粗，两肺闻及哮鸣音，腹部膨隆，质软，未触及宫缩，腹部隆起如孕月。产检：宫高 33 cm，腹围 104 cm（皮下脂肪厚），头位，已入盆，未及宫缩，胎心音正常。未行阴检，水肿（+++）。

【辅助检查】外院心脏彩超：双侧胸腔积液，左心房扩大，二尖瓣中重度返流。入院查血常规：白细胞数目 19.27×10^9/L，中性粒细胞百分比 96.9%，中性粒细胞数目 18.70×10^9/L，血小板数目 269×10^9/L。凝血四项未见明显异常。床边 B 超：宫内单活胎，妊娠晚期（横位），胎盘增厚（请结合临床），羊水偏少（羊水指数 6.2 cm），孕妇双肾检查未见明显异常，双侧胸腔积液（左侧胸腔内膈角探及深 5.0 cm 的液性暗区，右侧胸腔内膈角探及深 5.5 cm 的液性暗区），肝、胆、胰、脾形态大小正常，内未见明显异常回声，胰腺显示不清。心电图：窦性心动过速，不排除是异位性早搏，不排除前壁心肌梗死（时期未定）。血气分析：温度 37.0 ℃，吸入氧浓度（FiO）221.0，pH 值 7.28，氧分压 146 mmHg，二氧化碳分压 32 mmHg，pH 值温度校正 7.28，氧分压温度校正 146 mmHg，阴离子间隙 19，二氧化碳总量 16.0 mmol/L，细胞外液剩余碱 –11.7 mmol/L，全血剩余碱 –10.6 mmol/L，实际碳酸氢根 15.0 mmol/L，标准碳酸氢根 16.6 mmol/L，呼吸指数 –0.2，肺动脉氧分压比率 1.33，钾 6.70 mmol/L，钠 136 mmol/L，氯 109 mmol/L，钙离子 0.93 mmol/L，葡萄糖 8.9 mmol/L，乳酸 1.6 mmol/L，血细胞比容 42%，血氧饱和度 99.5%，总血红蛋白 143 g/L，肺泡气血氧分压 110 mmHg，肺泡动脉氧分压差 –36 mmHg，氧和指数 695 mmHg，血细胞比容计算值 40，动脉氧气含量 17.7 mmol/dL，氧合血红蛋白 94.1%，动脉血氧含量 17.7 mmol/L，动脉血氧容量 17.8，一氧化碳血红蛋白 4.4%，高铁血红蛋白 1.0%，血红蛋白总量 132 g/L，分流预计值 –6.1，脱氧（还原）血红蛋白 0.5%，肺终末毛细血管氧含量 17.5 mmol/L，钾 6.63 mmol/L，有溶血现象，二氧化碳 17.8 mmol/L，镁 1.98 mmol/L，磷 2.04 mmol/L，血清铁 5.9 μmol/L。

【诊治经过】入院诊断：支气管哮喘；心功能不全；子痫前期重度；妊娠期糖尿病；孕 5 产 1 孕 37^{+2} 周头位待产。入院后予持续心电监护、持续胎监，持续氧气面罩给氧。予哌拉西林舒巴坦钠抗感染治疗，请呼吸科紧急会诊，诊断为支气管哮喘急性中度发作；心功能不全；重度子痫前期；妊娠期糖尿病；孕 5 产 1 孕 37^{+2} 周待产，建议完善血常规、C 反应蛋白、痰培养等感染相关指标检查，完善 B 型钠尿肽（BNP）、血气分析、胸腔彩超、心脏彩超检查；予抗感染治疗；予平喘、解痉治疗。请心内科紧急会诊，诊断为心功能Ⅳ级；胸腔积液。完善相关检查，如BNP、心肌酶、电解质、肾功能、心脏彩超、双下肢动静脉彩超等检查；目前建议静脉利尿（呋塞米）治疗，可重复，计24小时尿量，限制入量，密切监测生命征、血氧饱和度等变化。请肾内科紧急会诊，建议完善肝功能、肾功能、电解质、尿常规、乙肝、肝肾彩超等检查；予护肝、护肾处理，请心内科、呼吸科、重症科等相关科室会诊。目前诊断：高钾血症；代谢性酸中毒；支气管哮喘；急性肾功能不全；心功能不全；子痫前期重度；妊娠期糖尿病；孕5产1孕37^{+2}周头位待产。孕妇病情危重，有终止妊娠的指征，已请心内科、肾内科、呼吸科等多学科会诊协助诊治，汇报医务部，并再次请重症科、肾内科会诊，予平喘、解痉、纠正酸碱平衡及电解质紊乱、血液透析等抢救处理后行剖宫产术终止妊娠，麻醉科会诊麻醉方式选择全身麻醉。于术前深静脉置管穿刺，术前行血透治疗，血透后复查电解质：钾6.07 mmol/L，肌酐125.9 μmol/L，尿素9.84 mmol/L，尿酸527.1 μmol/L，送手术室在插管全身麻醉下行子宫下段剖宫产术。进入腹腔见子宫前壁与膀胱及周围组织紧密粘连，予锐性及钝性分离粘连组织，暴露子宫下段，于子宫下段做1个切口，破膜见羊水清，约1000 mL，以头位剖宫产娩一活女婴，体重2290 g，新生儿APgar评分：7分（呼吸、肤色、肌张力各扣1分）—9分（肌张力扣1分）—10分，脐带绕颈2周，胎盘、胎膜娩出完整，清理宫腔，宫缩乏力，予按摩子宫、缩宫素，后宫缩良好，缝合子宫全层，检查双附件无异常，逐层关腹。手术尚顺利，麻醉满意，术中失血

400 mL，术毕转重症科行进一步治疗，新生儿转新生儿科行进一步治疗。转入重症科后予机械通气、哌拉西林舒巴坦钠联合奥硝唑抗感染、平喘、谷胱甘肽护肝、奥美拉唑护胃、营养心肌、连续肾脏替代治疗（CRRT）、输血、降血糖及对症支持等综合抢救治疗。术后 3 天 CT 提示：轻度脑萎缩改变，请结合临床；双侧筛窦、蝶窦黏膜增厚；双肺改变伴心脏增大、双侧胸腔积液及左侧叶间积液，考虑心衰合并肺水肿可能，不排除双肺炎症，建议治疗后复查；心腔密度减低，可能是贫血所致，请结合临床相关检查；气管插管管头末端约位于隆突上区约 1.0 cm；肝右前叶上段小钙化灶可能；子宫明显增大、子宫体及其前下部肌层血肿形成、宫腔显示不清，考虑剖宫产术后改变，建议进一步腹部及盆腔 CT 增强检查，以进一步了解子宫情况。心脏彩超：左心房增大、二尖瓣反流（重度）、三尖瓣反流（中度）、左室收缩功能减低、EF 44%。经心血管内科会诊，考虑围产期心肌病，予加用依那普利及螺内酯逆转心脏重构治疗。术后 13 天拔除气管导管，生命体征相对平稳，转至普通病房继续治疗。复查胸部 CT：考虑心衰合并肺水肿较前改善、伴双肺炎症（其中双肺下叶病灶较术后 22 天片略吸收减少，右肺上叶后段病变较前增多，余下肺野病灶较前片稍吸收、变淡，左侧叶间积液较前片吸收减少，双侧胸腔积液较前片吸收减少）；纵隔淋巴结增大；肝右前叶上段小钙化灶可能。心脏彩超：全心扩大、二尖瓣、三尖瓣返流（中度）、肺动脉高压（中度）、肺动脉瓣轻度返流、左心室收缩功能减低、EF 43%。胸腹腔及盆腔彩超示：盆腔积液，右侧胸腔少量积液。子宫附件彩超：产后子宫，子宫前壁下段切口区不均质回声，宫腔积液。术后 24 天复查肾功能：尿素 4.20 mmol/L，肌酐 65.3 μmol/L，尿酸 402.2 μmol/L，电解质大致正常。术后 26 天复查血常规：白细胞数目 7.39×10^9/L，中性粒细胞百分比 79.2%，红细胞数目 3.14×10^{12}/L，血红蛋白浓度 88 g/L，血细胞比容 28.4%，血小板数目 105×10^9/L；肝功能：总蛋白 49.7 g/L，白蛋白 30.5 g/L；肌钙蛋白 0.21 ng/mL，肌红蛋白 188.8 ng/mL，C 反应蛋白 27.19 mg/L；电解质大致正常。患者病情平稳，术后 34 天予出院。出院诊断：重度哮喘；围产期心肌病，心功能Ⅱ至Ⅲ级；呼吸衰竭；肺部感染；孕 5 产 2 孕 37^{+2} 周头位剖宫产娩一活女婴；胸腔积液；子痫前期重度；妊娠期糖尿病；高钾血症；急性肾功能不全；低蛋白血症；中度贫血；代谢性酸中毒；疤痕子宫；胎儿生长受限。

2. 讨论

孕妇属于特殊个体，部分孕妇患有支气管哮喘，导致妊娠期病情更加严重，且提升分娩的危险性，存在较大危害性。本病案患者为妊娠合并重度哮喘、围产期心肌病，病情凶险。

孕妇疾病发生的病理生理机制不同于普通人群。妊娠期上呼吸道黏膜广泛水肿和脆性增加，导致局部抵抗力降低，孕妇易发生上呼吸道感染，尤其是合胞病毒的反复感染，加重气道变态反应，容易增加哮喘的发病概率；妊娠期肺微循环细胞免疫功能的变化、气道阻力改变等影响了哮喘的发作。孕妇群体哮喘的发病率大约为 3.4% ～ 12.4%，我国孕妇哮喘发病率持续上升，且绝大部分哮喘孕妇的病情发展迅速，严重影响患者的生活质量，更重要的是妊娠期支气管哮喘发作不仅易引发毒血症、高血压等并发症，还易导致胎儿缺氧、发育迟缓，甚至危及胎儿性命。

妊娠期哮喘治疗原则与典型哮喘相同，基于妊娠安全性考虑，药物选择应慎重并权衡利弊。为了避免或减少对孕妇和胎儿产生有害的副作用，用药方面尽量首选吸入方式，减少口服或注射给药。吸入性糖皮质激素（ICS）是控制哮喘的基础抗炎药，也是最有效的哮喘控制药物，可以显著降低妊娠期哮喘患者急性发作的风险，并且显著降低出院妊娠哮喘患者的再住院率。

妊娠哮喘急性发作有咳嗽、胸闷、气急、喘息的症状，胎动减少以及氧分压小于 90% 时，应立即每 20 min 吸入 2 ～ 4 泵沙丁胺醇，观察 1 小时，病情无改善者需立即就诊。对于患有急性重度哮喘的孕妇，建议进行持续胎儿监护。如哮喘急性发作严重，且胎儿已成熟，可考虑终止妊娠。

支气管哮喘急性发作并非是终止妊娠的指征，但对于危重度哮喘又合并其他严重并发症的孕妇，为保障母婴安全，应在积极治疗的同时，选择时机，及时终止妊娠。在产时、产后继续进行抗哮喘治疗。

围产期心肌病是一种临床特殊性疾病，多发于妊娠后期，主要临床表现为呼吸困难、气短及心悸等。一些患者会发生端坐呼吸，这和扩张型的心肌病表现极其相似，围产期心肌病心室收缩功能减退、心律失常，病理和心肌病相似，可形成血栓，使重要脏器缺血，也可合并心内膜，增加患者死亡风险。临床均给予患者常规疗法，以营养心肌、扩张血管、吸氧为主，能改善患者症状，纠正电解质紊乱。围产期心肌病一般预后效果较好，死亡率较低，经治疗患者均可痊愈。

（李媚娟）

3. 专家点评

本病案患者是高危孕产妇，合并数项高危因素：高产龄40岁、多年哮喘病史、妊娠期哮喘发作10余次、GDM、子痫前期，但因未按时产检，妊娠期不能及早行规律性治疗，导致病情一步一步恶化。收住院后予平喘、解痉、纠正酸碱平衡及电解质紊乱、血液透析等抢救处理后行剖宫产术终止妊娠，最终母婴结局尚满意。

妊娠哮喘不仅影响孕妇，还影响胎儿。未得到控制的妊娠哮喘会导致孕妇发生子痫或妊娠期高血压症，还可增加围产期病死率、早产率和低体重儿的发生率。建议在妊娠过程中不要随意停用ICS，以免哮喘急性发作。哮喘得到控制是减少母体和胎儿风险的保证。

（施艳）

参考文献

［1］周艳红，刘慧姝. 妊娠期呼吸系统的生理变化及临床意义［J/CD］. 中华产科急救电子杂志，2017，6（2）：102-105.

［2］BLAIS L，SALAH AHMED S I，BEAUCHESNE M

F, et al. Risk of postpartum depression among women with asthma [J]. The Journal of Allergy and Clinical Immunology. In practice, 2019, 7 (3): 925-933. e2.

[3] MALISZEWSKA K, ŚWIATKOWSKA-FREUND M, BIDZAN M, et al. Screening for maternal postpartum depression and associations with personality traits and social support: A Polish follow-up study 4 weeks and 3 months after delivery [J]. Psychiatr Pol, 2017, 51 (5): 889-898.

[4] 窦晓宾，吴铁峰，蔡振荡. 效应T细胞、调节T细胞失衡与支气管哮喘患儿病情程度的相关性及对疾病控制情况的预测价值[J]. 中华全科医学，2019，17(4)：597-600.

[5] LEVIE D, DERAKHSHAN A, SHU H, et al. The association of maternal iodine status in early pregnancy with thyroid function in the swedish environmental longitudinal, mother and child, asthma and allergy study [J]. Thyroid: Official Journal of the American Thyroid Association, 2019, 29 (11): 1660-1668.

[6] 李丽莎，尹佳. 妊娠期哮喘用药的安全性[J]. 中华临床免疫和变态反应杂志，2017，11(2)：184-191.

[7] 中华医学会呼吸病学分会哮喘学组. 支气管哮喘防治指南（2020年版）[J]. 中华结核和呼吸杂志，2020，43(12)：1023-1048.

[8] 周峥，杨超，陈吉. 围产期心肌病患者临床特征及近期

预后影响因素分析［J］. 中国妇幼保健，2020，35（19）：3584-3586.
［9］王伟. 72 例围产期心肌病的临床治疗分析［J］. 临床医学，2018，38（4）：103-104.

十、妊娠合并重度地中海贫血

1. 病历摘要

患者，24 岁，因“停经 35^{+4} 周，重度贫血要求输血”入院。患者平素月经规律，停经约 30 天自测尿 HCG 呈阳性（+），停经 2 月余行 B 超检查提示：宫内早孕。伴轻微早孕反应，孕期无感冒、发热病史，否认有毒物、射线接触史，否认有猫狗接触史，孕期在外院建卡不定期产检，行地贫筛查呈阳性（+），既往地贫基因诊断为地中海贫血（以下简称地贫），产前筛查、唐氏筛查及胎儿系统彩超未见明显异常。孕 4 月余自觉胎动正常至今，妊娠期无头痛、头晕、视物模糊、心悸、胸闷等不适，无双下肢水肿。3 个月前因贫血在当地县医院行输血治疗。今日当地产检血常规：血红蛋白浓度 46 g/L，无下腹胀痛，无阴道流血、流液，要求输血治疗，遂入我院。患者精神、食纳、睡眠可，大小便正常，体重随孕周增加。既往地贫基因诊断为地贫（具体类型欠详）、否认药物过敏史。孕 2 产 1，5 年前顺产一活女婴，体重 2700 g，健在。其余病史无特殊。

【入院查体】神清，生命征平稳，心肺无异常，腹隆如孕月。

产检：宫高 31 cm，腹围 93 cm，头位，胎心音正常，未触及宫缩，未行阴检，胎膜未破，骨盆外测量未见异常。

【辅助检查】当地产检血常规示：血红蛋白浓度 46 g/L。我院血常规：白细胞数目 13.28×10^9/L，中性粒细胞百分比 59.0%，红细胞数目 2.34×10^{12}/L，血红蛋白浓度 41 g/L，血细胞比容 14.5%，平均红细胞体积 72 fl，红细胞平均血红蛋白量 2 pg；凝血功能：部分凝血酶原时间 39.44 s。肾功能、电解质检查未见明显异常。肝功能：总胆红素 21.1 μmol/L，直接胆红素 9.4 μmol/L。尿常规：白细胞（++），隐血（+-）。产科彩超：宫内单活胎、妊娠晚期（头位，双顶径 8.7 cm，腹围 29.4 cm，股骨长 6.4 cm），患者双肾检查未见异常。心脏彩超：左心房扩大；二尖瓣、三尖瓣返流；心包少量积液；肺动脉高压。

【诊治经过】入院诊断：妊娠合并重度贫血；妊娠合并地贫；孕 2 产 1 孕 35^{+4} 周，重度贫血，结合其病史及心脏彩超结果，目前考虑有贫血性心脏病，予间断输血及营养心肌对症支持治疗。住院 8 天共输注洗涤红细胞 6 U，复查血常规：血红蛋白浓度 65 g/L，住院期间患者病情稳定，贫血改善，患者及其家属不同意继续住院治疗，要求出院，予签字出院。出院诊断：妊娠合并重度贫血；妊娠合并地贫；孕 2 产 1 孕 36^{+5} 周；贫血性心脏病。

出院后追踪随访，患者于孕 38^{+3} 周在当地医院经阴道分娩一活女婴，体重 2600 g，新生儿 APgar 评分 10 分—10 分—10 分。分娩时查血红蛋白浓度 60 g/L。

2. 讨论

妊娠合并贫血不仅对胎儿危害大，而且对产妇也会产生很大的影响，尤其是重度贫血易导致贫血性心脏病、失血性休克和产褥期感染，处理不当甚至会危及孕产妇的生命。本病案患者产检提示地贫筛查呈阳性（+），既往地贫基因分析提示地贫（未见报告单），诊断为地贫－重度贫血。地贫是指由珠蛋白基因缺陷（突变、缺失）导致的一种或多种珠蛋白肽链合成障碍引起的遗传性溶血性贫血，是临床上最常见的单基因遗传病之一。全世界每年约有超过 5 万名地贫患儿出生。地贫基因携带者非妊娠期会呈现不同程度的贫血，妊娠不仅会加重贫血程度，还会增加与贫血相关的产科合并症与并发症的发生风险。

地贫主要根据珠蛋白肽链缺失或合成减少的类型和临床特征分类，前者主要分为α、β、γ、δ、δβ等类型，临床主要以α-地贫及β-地贫为主；后者根据是否依赖输血获得长期生存分为输血依赖型地贫和非输血依赖型地贫。地中海贫血诊断主要包括筛查法和基因诊断法，前者以红细胞形态及理化性质为依据，包括血常规检查、红细胞形态学、血红蛋白电泳检查等；后者主要以聚合酶链式反应（PCR）技术为核心，包括跨越断裂位点（gap-PCR）、实时荧光定量 PCR、基因芯片、DNA 测序等。β-地贫分为轻型、中间型及重型。轻型患者一般无症状或轻度贫血，多在常规血象检查、产前检查或在家系调查时被发现。中间型患者多在幼童期出现中度贫血。重型患者呈慢性进行性溶血性贫血，严重威胁患者的生命和生存质量。α-

地贫分为静止型、轻型、中间型及重型。静止型 α– 地贫可无任何临床症状和实验室异常，临床易漏诊。轻型 α– 地贫患者可无症状或轻度贫血，上述 2 种情况无须治疗；中间型 α– 地贫患者多于幼童期出现贫血，呈中度、重度贫血表现；重型 α– 地贫患者又称 Hb Bart's 胎儿水肿综合征，胎儿期常发生流产或死胎。本病案主要治疗手段包括规范性输血祛铁治疗和造血干细胞移植疗法，由于该病发病与遗传因素有关，故遗传咨询、婚前检查及妊娠期产前检查发现中重型地贫是减少此病发生的重要措施。

对门诊所有产检的孕妇及其丈夫进行地贫相关知识宣教，同时进行地贫筛查，双方筛查阳性的夫妇均进行地贫基因诊断，对地贫高风险的孕妇进行产前诊断，确诊有重型地贫胎儿者建议终止妊娠。妊娠期地贫干预可以避免重度地贫胎儿的出生，从而降低出生缺陷的发生率。

确诊为地贫的孕妇，目前尚无根治方法。应该建议妊娠期行铁元素及血常规的监测，如果出现低铁则需适当补充以减少对母婴结局影响，贫血严重者可间断行输血治疗，维持孕妇心肺功能稳定及胎儿胎盘循环稳定。

地贫的基因治疗是基于基因修正的自体造血干细胞移植。目前，临床前和临床研究已经证明了慢病毒载体基因治疗的安全性和有效性，但仍有许多因素限制其临床应用，如有效的干细胞数量和质量、基因转导效率、基因表达水平和移植前预处理方案的毒性。

本病案患者妊娠期经过反复输血治疗，达到孕足月分娩，母婴结局良好。

（文多花）

3. 专家点评

地贫好发于地中海地区、东南亚、印度以及我国南方地区，在我国南方地区尤其是广东、广西、海南等地发病率较高。

临床上应警惕地贫患者合并缺铁这一共存状态。铁负荷过重会导致铁元素在内脏沉积，导致器官纤维化和功能丧失，这是引起地贫患者死亡的主要原因之一。地贫合并缺铁时，贫血的发生率会增高，且贫血程度加重，而且铁是细胞代谢过程（如氧的转运和利用、ATP 的生成、DNA 合成、儿茶酚胺的代谢、线粒体的电子转运和其他生理过程）的重要成分。如果对缺铁性贫血（IDA）患者未及时补铁，包括免疫、神经系统在内的生物系统都会受到影响，因此需慎重对待地贫合并 IDA 患者的补铁治疗。有文献指出轻型地贫无须输血治疗，一般不会存在铁元素过载，伴有 IDA 时与单纯 IDA 样，需积极进行补铁治疗。妊娠后期随着自身血容量增加以及胎儿生长发育等需要大量的铁元素，地贫孕妇与正常孕妇一样，也会逐渐出现缺铁表现。有研究指出，在血清铁蛋白小于 30 pg/L 下开始补铁，对轻型地贫孕妇同样具有良好的提升血红蛋白的作用，并且经过规范监护、科学补铁，轻型地贫孕妇可以获得和正常孕妇一样良好的治疗效果和妊娠结局。

此病案患者由于缺乏妊娠期保健知识，妊娠期未注重定期产检，延误了病情，入院时血红蛋白浓度 41 g/L，贫血程度严重，出现严重并发症，心脏彩超：左心房扩大；二尖瓣、三尖瓣返流；心包少量积液；肺动脉高压。

目前，国内各医疗机构已重视并在发病率较高的省市普遍开展早期地贫筛查，然而本病案患者及家属对地贫的危害认识不足或社会、经济原因，导致患者不能及时正规地进行产前检查，以致不能得到及时有效的治疗，不能将病情控制好，导致病情严重，危害母婴健康。

（李美英）

参考文献

［1］MODELL B，DARLISON M. Global epidemiology of haemoglobin disorders and derived service indicators［J］. Bull World Health Organ，2008，86（6）：480-487.
［2］中华医学会围产医学分会，中华医学会妇产科学分会产科学组. 地中海贫血妊娠期管理专家共识［J］. 中华围产医学杂志，2020，23（9）：577-584.
［3］刘华颖，李春富. 地中海贫血的基因治疗［J］. 中国实用儿科杂志，2018，33（12）：982-984.
［4］王晓东，李长钢. 地中海贫血治疗及综合管理［J］. 中国实用儿科杂志，2018，33（12）：965-970.
［5］胡俊杰，陈鑫苹，符生苗. 干细胞治疗地中海贫血：现状及未来［J］. 中国组织工程研究，2018，22（21）：3431-3437.
［6］曾小红，尹爱华，朱宝生. 地中海贫血产前诊断操作规

范建议[J]. 中国实用儿科杂志，2018，33（12）：961-965.

[7] 李妹燕，蒋柳艳，甘海丝，等. 轻型地中海贫血孕妇的补铁时机与效果分析[J]. 右江民族医学院学报，2015，37（1）：17-19.

十一、妊娠合并特发性血小板减少性紫癜

1. 病历摘要

患者，21 岁，因“停经 38 周，阴道少许流血伴下腹胀痛 7 小时余。”入院。患者平素月经规律，停经后无明显早孕反应，孕 4 月余始自觉胎动至今。未在医院建卡，产检 1 次，未行任何血液相关检查，未行地贫筛查、唐氏筛查、三维超声、OGTT 等检查，未见任何产检资料。腹部随停经月份逐渐增大。现停经 38 周，昨日 23：00 出现少许阴道流血，色鲜红，随后伴不规则下腹胀痛，无阴道流液，胎动正常，今日入院待产。患者妊娠期无放射线及有毒、有害物质接触史，无特殊药物服用史，无饲养猫、狗、鸟等宠物史。妊娠期无发热等不适，精神好，睡眠可，食欲可，大小便正常，体重随孕周增加。既往有血小板减少病史（具体情况不详），3 年前孕足月顺产一活男婴，3300 g，健在，人工流产 2 次。其余既往史、个人史、家族史无特殊。

【入院查体】生命体征平稳，心肺无异常，双下肢可见散在针尖样皮下出血点。专科情况：宫高 34 cm，腹围 103 cm，

胎方位 LOA，胎心音 143 次 /min，胎先露头，已衔接，跨耻征阴性。阴检：宫口未开，先露头，胎先露 S–3，胎膜存，骨盆内外测量未见异常。

【辅助检查】血常规：白细胞数目 7.70×10^9/L，中性粒细胞百分比 77.3%，淋巴细胞比率 17.2%，血红蛋白浓度 88 g/L，血细胞比容 28.4%，血小板数目 0。钾 3.42 mmol/L，总钙 1.97 mmol/L，二氧化碳 20.2 mmol/L；肝肾功能检查未见明显异常，凝血功能大致正常。B 超提示：宫内单活胎，妊娠晚期，头位，脐带绕颈 2 周。患者右肾积水，肝、胆、脾检查未见明显异常。

【诊治经过】入院诊断：血小板减少查因；孕 4 产 1 孕 38 周头位先兆临产。请血液内科会诊，考虑妊娠合并原发免疫性血小板减少症可能，建议输血小板治疗，全面评估能否尽快终止妊娠；行骨髓穿刺术，排除骨髓抑制等血液系统疾病；静脉滴注地塞米松 20 mg，连用 3 ～ 5 天，加强护胃治疗；丙种球蛋白 0.4 g/kg，连用 3 ～ 5 天；完善自身免疫抗体检查。入院当日输注 O 型、Rh 阴性血型机采血小板 2 人份输注，输注后复查血小板数目 23×10^9/L，当日即在插管全身麻醉下行子宫下段剖宫产术，术中娩一名活男婴，体重 2970 g，新生儿 APgar 评分：10 分—10 分—10 分；术中给予促宫缩、局部压迫止血等对症治疗；手术顺利，术中失血共计 400 mL。术后转重症科，给予严密监护生命体征、生命支持治疗、输注血小板等治疗，血小板水平逐渐升高，术后情况平稳后转血液内科继续治疗；给予甲泼尼龙、白介素 11 等治疗 5 天，同时给予护胃、补液、促宫缩等治疗；监测感染指标无异常。术后

1 周复查血常规：血小板 $215 \times 10^9/L$。其余检查结果无异常，予出院。

2. 讨论

原发性免疫细胞减少症（以下简称 ITP）是一种获得性自身免疫性出血性疾病，以无明确诱因的孤立性外周血血小板数目减少为主要特点。国外报道的成人 ITP 年发病率为 1/50000 ～ 1/1000，60 岁以上老年人是高发群体。育龄期女性略高于同年龄组男性，在一般人群中的总发病率约 0.1% ～ 0.2%。其发病机制与机体自身免疫性疾病相关，主要产生抗血小板抗体可使母体与胎儿血小板下降，严重时可导致围产期母婴发病率和死亡率增加。

该疾病的诊断主要依靠临床特点以及实验室检查，除详细询问病史及细致体检外，其余诊断要点包括：至少连续 2 次血常规检查示血小板数目减少，外周血涂片镜检血细胞形态无明显异常；脾脏一般不增大；ITP 患者骨髓细胞形态学特点为巨核细胞增多或正常，伴成熟障碍；须排除其他继发性血小板减少症、自身免疫性疾病、甲状腺疾病、淋巴系统增殖性疾病、骨髓增生异常综合征（MDS）、再生障碍性贫血（AA）、各种恶性血液病、肿瘤浸润、慢性肝病、脾功能亢进、普通变异型免疫缺陷病（CVID）、感染病毒（丙型肝炎病毒、HIV、巨细胞病毒）、疫苗接种等所致继发性血小板减少、血小板消耗性减少，药物所致血小板减少、同种免疫性血小板减少、血栓性血小板减少性紫癜、DIC、药物性血小板减少、先天性血小板减少及假性血小板减少。

目前国内外指南对于血小板高于多少才能安全度过妊娠期均没有给出明确指导。对于孕前有 ITP 的妊娠期患者，需与患者讨论妊娠可能面临的风险，对妊娠期 ITP 的处理等同于非妊娠期患者，治疗的目的是减少不良出血事件（包括母体和胎儿 / 新生儿）。妊娠期 ITP 患者血小板数目减少，但是血小板功能通常是正常的，并不会增加孕妇出血或者胎儿血小板减少的风险，所以不强调孕期血小板数目需维持在正常水平。对于既往有 ITP 史的无出血症状的患者，可在妊娠早中晚期各查 1 次全血细胞分析。对于目前有血小板减少或呈下降趋势的患者，可根据实际情况增加全血细胞分析检测的频率。当血小板数目多于 30×10^9/L，且无出血症状时无须处理；当血小板数目少于 30×10^9/L，有出血症状，或者面临分娩等有创操作才需要治疗。此外，ITP 患者妊娠期需避免服用非甾体类消炎药，如阿司匹林等，并避免创伤。治疗上，一线治疗药物以口服泼尼松为主，但有资料表明有效率不到 40%。如果糖皮质激素治疗效果不佳、有严重不良反应或需紧急提高血小板水平的患者，可以考虑静脉注射免疫球蛋白，起效时间优于糖皮质激素，但不能维持长期疗效。

对于需要尽快终止妊娠的患者，可考虑迅速提升血小板数量至安全水平。可给予静脉注射免疫球蛋白（IVIg）$1\ g\cdot kg^{-1}\cdot d^{-1}\times1\sim2\ d$（C 级推荐）、静脉注射甲泼尼龙 1000 mg/d × 3 d 和皮下注射重组人血小板生成素（rhTPO）$300\ U\cdot kg^{-1}\times1\ d$ 治疗。上述措施可单用或联合应用，并及时予以血小板输注，并停用可能引起血小板减少的药物。妊娠合并 ITP 分娩最大的风险在于母婴出血。关于终止妊娠方式的选择，由于子宫收缩和血小板关系不大，ITP 患者阴道分娩发生产后子宫出血的风险没有增加，因此分娩方式的选择还是基于产科具体情况。但是，阴道分娩后须仔细检查软产道有无裂伤及出血，如发现需要及时加以缝合或压迫止血。如选择剖宫产分娩，术中操作也需轻柔，严密止血，皮肤切口部位需压迫止血，预防血肿的发生。一般认为，血小板数目大于 $50\times10^9/L$ 行阴道分娩或剖宫产手术的出血风险低，是安全的。而在麻醉方式选择方面，为避免硬膜下血肿的可能，建议在血小板数目大于 $70\times10^9/L$ 以上才行区域阻滞麻醉，否则应采取全身麻醉。对于胎儿来说，没有证据表明剖宫产比阴道分娩更安全，但阴道分娩过程中应避免使用可能增加新生儿颅内出血的操作，如胎儿头皮电极检测、胎头吸引术等。

（桂华）

3. 专家点评

大多数 ITP 患者妊娠期间都能安全度过。ITP 的诊断需要排除其他原因引起的血小板减少。孕期监测血小板数目尤为重要，对于血小板数目小于 $30\times10^9/L$、伴有出血或近期有分娩或手术可能的患者，需要药物治疗。本病案患者为 21 岁经产妇，既往有血小板减少病史，孕 38 周入院分娩发现血小板数目严重减少，基本符合妊娠合并 ITP 诊断。该患者整个孕期仅产检 1 次，建议对此类患者加强孕产期保健宣教。

该患者入院血小板数目为 0，双下肢可见散在针尖样出血点，孕周已达 38 周，虽然为经产妇，但无产兆，短时间内经阴道分娩存在困难，行剖宫产手术的指征是明确的。

（施艳）

参考文献

[1] 中华医学会血液学分会血栓与止血学组. 成人原发免疫性血小板减少症诊断与治疗中国指南(2020年版)[J]. 中华血液学杂志，2020，41（8）：617-623.

[2] MOULIS G，PALMARO A，MONTASTRUC J L，et al. Epi-demiology of incident immune thrombocytopenia: A nationwide population-based study in France[J]. Blood: The Journal of the American Society of Hematology，2014，124（22）：3308-3315.

[3] LEE J Y，LEE J H，LEE H，et al. Epi-demiology and management of primary immune thrombocytopenia：A nationwide population-based study in Korea [J]. Thrombosis Research：An International Journal on Vascular Obstruction，Hemorrhage and Hemostasis，2017（155）：86-91.

[4] 唐祖献，韦凤金. 妊娠合并 ITP 的诊断进展及治疗分析[J]. 中外医学研究，2016，14（17）：154-155.

[5] LIEBMAN H. Other immune thrombocytopenias [J]. Seminars in Hematology，2007，44（4 Suppl 5）：s24-34.

[6] 汪川，张羽. 妊娠合并原发性免疫性血小板减少症的诊治[J]. 实用妇产科杂志，2020，36（5）：365-367.

［7］ACOG. ACOG Practice Bulletin No. 207：Thrombocytopenia in pregnancy［J］. Obstet Gynecol，2019，133（3）：e181-e193.

十二、妊娠合并血小板减少症

1. 病历摘要

患者，42岁，因“孕35^{+5}周，发现血小板减少4月余”入院。患者自诉既往月经规律，孕12周建卡检查时发现血小板数目26×10^9/L，未做特殊诊治。妊娠期无畏寒、发热、头昏、头痛、恶心、呕吐，无咳嗽、咳痰、咯血、盗汗，无胸痛、胸闷、气促、心悸及夜间阵发性呼吸困难，无腹痛、腹泻、解柏油样便或鲜血样便，无尿频、尿急、尿痛，无尿量异常，无关节肿痛、鼻衄、牙龈出血、皮下出血、皮疹、光过敏、雷诺现象及视物模糊等症状。患者妊娠期不定期产检，行系统彩超、肝肾功能、凝血功能检查结果未见异常，5天前外院测血常规：白细胞数目15.52×10^9/L，血红蛋白浓度84 g/L，血小板数目2×10^9/L。以“血小板减少查因”建议到上级医院进一步就诊，门诊拟“血小板减少查因（疑似妊娠合并血小板减少、ITP）；妊娠晚期；葡萄糖-6-磷酸脱氢酶缺乏症；低蛋白血症；亚临床甲减；梅毒”收入院。既往有青霉素及海鲜过敏史，2年前诊断有亚临床甲减，定期复查甲状腺功能。孕4产1，10年前足月顺产娩一活男婴，健在，人流2次。其余个人史、家族史无特殊。

【入院查体】体温36.4 ℃，脉搏95次/min，呼吸20次/min，

血压 133/82 mmHg，神清，精神尚可，自由体位。全身皮肤黏膜无苍白，无黄染，无皮下出血点、未见皮疹，无肝掌及蜘蛛痣。颜面无凹陷性水肿，咽部无充血，扁桃体无肿大。两肺呼吸音清，未闻及干啰音、湿啰音。心率 95 次 /min，律齐，无病理性杂音。腹部膨隆，软，无压痛。肝、脾肋下未触及，肾区无叩痛，无移动性浊音。双下肢无凹陷性水肿，神经系统未见异常。

【辅助检查】彩超：宫内单活胎，妊娠晚期；羊水偏多。血常规：白细胞数目 10.84×10^9/L，中性粒细胞百分比 77.9%，淋巴细胞比率 15.9%，中性粒细胞数目 8.44×10^9/L，红细胞数目 3.22×10^{12}/L，血红蛋白浓度 97 g/L，血细胞比容 30.1%，平均红细胞血红蛋白浓度 306 g/L，血小板数目 7×10^9/L，平均血小板体积 12.0 fL，血小板压积 0.008%。凝血四项正常，肝功能：白蛋白 23.6 mmol/L；甲状腺功能：促甲状腺激素 2.36 mIU/L，乙肝及丙肝检查未见异常，梅毒抗体呈阳性，风湿抗体等呈阴性，心肌酶谱检查正常。胎儿及肝、胆、胰、脾等检查未见明显异常。

【诊治经过】入院诊断：血小板减少症（妊娠性血小板减少性紫癜或特发性血小板减少性紫癜）；妊娠晚期；梅毒；葡萄糖 -6- 磷酸酶缺乏症；低蛋白血症；亚临床甲减，入院立即给予糖皮质激素及输血小板治疗，入院 10 天血小板上升至 17×10^9/L，并准备机采血小板 1 人份在输血科，入院经输注血小板及激素冲击疗法，经多学科会诊后综合意见：于入院第 11 天在插管全身麻醉下行子宫下段剖宫产术，术中娩出一活女婴，体重 3000 g，新生儿 APgar 评分：10 分—10 分—10 分，手术顺利，术后转重症科进一步治疗。转入后查白细

胞数目 23.04×10^9/L，中性粒细胞百分比 92.3%，血红蛋白浓度 86 g/L，血小板数目 47×10^9 个 /L，继续予以糖皮质激素治疗，术后复查电解质：钾 3.13 mmol/L，予补钾对症支持治疗，病情平稳，逐步恢复，术后 14 天出院。出院诊断：血小板减少症（妊娠合并特发性血小板减少性紫癜）；孕 4 产 2 孕 37^{+1} 周头位剖宫产娩一活女婴；低蛋白血症；低钾血症；梅毒；低蛋白血症；亚临床甲减；葡萄糖 –6– 磷酸酶缺乏症。

2. 讨论

妊娠合并血小板减少症（PT）多发于妊娠晚期，在孕产妇中的发病率为 6% ～ 10%，近些年其发病率有上升趋势。PT 发病机制复杂，不仅增加孕产妇分娩时的出血风险，而且会提高新生儿早产、流产等发生率，对母婴结局极为不利。PT 是妊娠期女性较常发生的一种血液系统疾病，是由血小板数目低于正常值所致的一类产科疾病，临床症状主要为贫血、感染和出血等，统计资料显示 PT 的发病率为 10% 左右。PT 的病因复杂，其中妊娠期高血压疾病、妊娠期血小板减少症（GT）及妊娠合并特发性血小板减少性紫癜（ITP）是主要病因，巨幼红细胞性贫血、AA、白血病、脾功能亢进、DIC 及 HIV 感染等也可能导致妊娠合并血小板减少。国外有研究指出，相比正常孕妇，合并中重度血小板减少孕妇的早产率和流产率明显更高。

依据《高危妊娠》：血小板数目正常值不小于 100×10^9/L。依据孕妇身体情况与病情实施肾上腺皮质激素、促血小板生成药、大剂量人免疫球蛋白静脉滴注等治疗，孕妇入院时采取其静脉血，其中血小板数目小于 100×10^9/L 者可判定为 PT。

本病案患者血小板数目为 7×10^9/L，平均血小板体积 12.0 fL，血小板压积 0.008%。

GT 属于一种妊娠期特有的良性自限性疾病，患者妊娠前多无血小板减少史，血小板抗体呈阴性不会引发其他血细胞异常情况，通常仅需密切观察病情，无须特殊治疗。特发性血小板减少性紫癜可发生于妊娠前或妊娠期，部分妊娠前特发性血小板减少性紫癜患者经过脾切除或药物治疗后可缓解或治愈，在妊娠期再度活跃复发。特发性血小板减少性紫癜的发生与 IgG 等自身特异性免疫抗体有关。相关报道指出，联合检测促血小板生成素、血小板相关抗体、血小板参数等指标可提高特发性血小板减少性紫癜诊断的准确率。

GT 属于一种获得性自身免疫疾病，其多由血小板生成不足、血小板分布异常等因素所导致，具有较高发病率，而妊娠期妇女因受血容量增加、血小板清除能力增强等因素影响，为该病多发群体。据研究显示，血小板数目减少较为轻微的妊娠合并血小板减少症患者分娩过程相对安全，但血小板流失严重患者易增加产后出血风险及剖宫产的发生率，甚至可造成新生儿颅内出血或血小板减少，威胁母婴安全。因此临床需寻求有效的治疗方式，改善妊娠结局。有研究显示，PT 患者行剖宫产术分娩会增加产后伤口大出血风险，故临床应首选经阴道分娩的方式，而及时补充血小板，可改善机体血小板缺失情况，进而利于经阴道分娩，优化妊娠结局。但经临床实践发现，输注血小板治疗过程中易增加病毒、细菌感染等风险，且易导致机体血小板产生抗体，加剧血小板损伤，导致输血无效或血小板数目升高后又快速降低至原有水平，故临床应用时应尽量减少输注次数，保障治疗效果。此外，输注血小板治疗的临床疗效存在诸多影响因素，如发热、感染等，所以输注时应密切观察患者血小板含量变化，并积极排除影响因素，确保临床疗效。本病案患者入院立即给予糖皮质激素及输血小板治疗，在插管全身麻醉下行子宫下段剖宫产术，手术顺利，术后转重症科行进一步治疗，继续予以糖皮质激素治疗后患者病情平稳，予以出院。

（罗小金）

3. 专家点评

PT是妊娠妇女最常见合并症之一，其多因妊娠并发症所引起，具有较高发病率。轻症患者临床一般不需要特殊治疗，仅需定期检查凝血水平即可，而重症患者若不及时加以干预易威胁母婴安全，影响妊娠结局。注射糖皮质激素是治疗PT患者的最常用方式，其可有效改善血小板流失情况，且小剂量注射引起的不良反应轻微，具有较好的应用效果，但其对血小板大量流失患者疗效不佳，故应用效果有限。血小板输注是临床治疗血小板减少的常用手段，其可快速提高机体内血小板数目，恢复机体止血及凝血功能。

本病案患者入院诊断为PT，入院立即给予糖皮质激素及输血小板治疗，在插管全身麻醉下行子宫下段剖宫产术，手术顺利，术后转重症科行进一步治疗，继续予以糖皮质激素治疗。糖皮质激素因其价格低廉、疗效佳等优势而被广泛应用，但其仅适用于起始治疗，且用药时需严格控制剂量，否则会对母体及胎儿产生一定的不良影响，而针对血小板含量大量减少的患者，其短时间内无法迅速补充血小板含量，故其应用效果存在一定局限性。输注血小板治疗可提高临床疗效，有效改善患者血常规与凝血功能指标，优化妊娠结局。

（施艳）

参考文献

［1］胡娜，刘英，相平. 输注血小板对妊娠合并血小板减少症患者妊娠结局的影响［J］. 中国妇幼保健，2020，35（19）：3581-3583.

［2］MOULINET T，DUFROST V，CLERC-URMES I，et al. Risk of thrombosis，pregnancy morbidity or death in anti-phospholipid antibodies positive patients with or without throm-bocytopenia［J］. European Journal of Internal Medicine，2021，84：101-103.

［3］MICHEL M，RUGGERI M，GONZALEZ-LOPEZ T J，et al. Use of thrombopoietin receptor agonists for immune thrombocytopenia in pregnancy：Results from a multicenter study［J］. Blood，2020，136（26）：3056-3061.

［4］姚燕丽，李冬冬. 妊娠合并血小板减少症的病因探讨及其母婴结局探讨［J］. 黑龙江中医药，2019，48（1）：51-52.

［5］田仁奉. 对接受剖宫产术的妊娠期血小板减少症产妇进行硬膜外麻醉的效果分析［J］. 当代医药论丛，2018，

16（19）：53-54.

［6］RAJESH KASHYAP AKANKSHA GARG，MANDA KINI PRADHAN. Maternal and fetal outcomes of pregnancy in patients with immune throm-bocytopenia［J］. Journal of Obstetrics and Gynecology of India，2021，71（02）：124-130.

［7］CHEN RUI，KOU ZENGQIANG，WANG XIAORUI，et al. Severe fever with thrombocytopenia syndrome virus infection during pregnancy in C57/BL6 mice causes fetal damage［J］. PLoS Neglected Tropical Diseases，2020，14（7）：e0008453.

［8］KHASPEKOVA S G，SHUSTOVA O N，GOLUBEVA N V，et al. Circulating antiplatelet antibodies in pregnant women with immune thrombocytopenic purpura as predictors of thrombocytopenia in the newborns［J］. Platelets，2019，30（8）：1008-1012.

十三、妊娠合并急性髓系白血病

1. 病历摘要

患者，35 岁，因“剖宫产后再孕 36^{+3} 周，发现血小板减少 26 天”入院。患者月经正常，停经 1 月查尿 HCG 呈阳性，伴恶心等早孕反应，妊娠早期有感冒 1 次，无发热，未服药，感冒自愈。孕 11 周建卡，地贫初筛呈阴性，否认有毒物、射线接触史，否认有猫狗接触史，孕 4 月余始自觉胎动至今，孕期无头痛、头晕、视物模糊、心悸、胸闷等不适，无双下肢水肿。不定期产检，患者高龄，未行产前诊断，未行系统彩超检查，OGTT 检查正常。1 月余前因孕 30^{+3} 周发热，最高体温 39.6 ℃，遂到当地县中医院住院治疗（具体不详），好转出院。26 天前在当地医院产检发现血小板减少，血小板数量 70×10^9/L，建议转上级医院治疗，未遵医嘱。17 天前复查血小板数量 56×10^9/L，仍未治疗。现孕 36^{+3} 周，到当地县中医院产检，复查血小板数量 25×10^9/L，建议转上级医院行进一步治疗，目前无腹痛，无阴道流血、流液，自计胎动正常，为求进一步治疗转我院，拟诊“血小板减少症”收住我科。患者孕期精神、食纳、睡眠可，大小便正常，体重随孕周增加。孕 5 产 3，人流 1 次，11 年前顺产一男婴，体重不详，健在；10 年前顺产一女婴，体重 3600 g，健在；4 年前因胎盘因素剖宫产一女婴，3600 g，健在。20 余年前因肝脏破裂经腹行肝脏破裂修补术并输血治疗；8 年前经腹行子宫肌瘤剔除术（具体不详）。其余病史无特殊。

【入院查体】体温 36.5 ℃，脉搏 75 次 /min，呼吸 20 次 /min，血压 112/63 mmHg，身高 170 cm，体重 102 kg。心肺听诊无异常。左侧上臂及双下肢可见散在瘀斑，腹部膨隆，分别于上腹部正中见 1 条长约 15 cm 横形、右上腹见 1 条约 8 cm × 3 cm 纵向、左下腹见 1 条长约 3 cm 斜形及下腹部正中见 1 条长约 10 cm 横形陈旧性手术疤痕，无压痛，质软，未触及宫缩。宫高 33 cm，腹围 115 cm，胎心音 135 次 /min，胎先露头，未衔接，跨耻征阴性。阴检：宫颈软，朝后，宫颈管已消 50%，宫口未开，先露头，胎先露 S-4，胎膜存，宫颈 Bishop 评分 2 分。骨盆外测量正常。

【辅助检查】血常规：白细胞数目 6.52×10^9/L，红细胞数目 2.09×10^{12}/L，血红蛋白浓度 74 g/L，血小板数目 26×10^9/L。电解质：钾 3.4 mmol/L。凝血功能、肝肾功能、甲状腺功能全组大致正常。乙肝两对半全阴性，抗心磷脂抗体测定阴性。丙型肝炎病毒抗体 14.36 S/CO。B 超：双顶径 95 mm，头围 332 mm，腹围 339 mm，股骨长 70 mm。羊水指数 11.9 cm。提示宫内妊娠，孕晚期，单活胎。双肾检查未见明显异常。肝、胆、胰检查未见明显异常。

【诊治经过】入院诊断：GT；瘢痕子宫；孕 5 产 3 孕 36^{+3} 周头位单活胎。请血液科紧急会诊，备血小板，完善相关免疫检查，入院当天予血小板 1 人份输注。第 2 日复查血常规：白细胞数目 6.75×10^9/L，中性粒细胞百分比 5.7%，血红蛋白浓度 67 g/L，血小板数目 57×10^9/L，因重度贫血，予 A 型 Rh 血型去白细胞悬浮红细胞 2 U 输注。入院第 3 日复查血常规：白细胞数目 6.58×10^9/L，血红蛋白浓度 72 g/L，血小板数目 42×10^9/L。入院第 4 日血常规：红细胞数目 2.22×10^{12}/L，血红蛋白浓度 74 g/L，血小板数目 36×10^9/L。经过治疗，血小板数量无改善。入院第 5 日拟“血小板减少症；瘢痕子宫；孕 5 产 3 孕 37 周头位单活胎；中度贫血；慢性丙型病毒性肝炎”送手术室全身麻醉下行子宫下段剖宫产术。术前予血小板 1 人份输注。以头位剖宫产娩一活女婴，体重 3600 g，新生儿 APgar 评分：10 分—10 分—10 分，脐带无绕颈，胎盘、胎膜娩出完整，清理宫腔，缝合子宫切口全层，子宫收缩欠佳，立即按摩子宫及缩宫素肌内注射后无明显好转，给予欣母沛肌内注射 1 支加强宫缩，稍好转，但子宫下段收缩仍差，给予 0/1 可吸收线行子宫下段环扎 1 周后效果好，出血明显减少。术中检查双附件无异常，缝合各层，筋膜少量渗血，予明胶海绵止血。手术顺利，麻醉满意，术中失血 800 mL，补液 1000 mL，术中输去白细胞悬浮红细胞 2 U 补充血容量，尿量 100 mL。术中多次出现收缩压大于 140 mmHg，最高达 156 mmHg，结合术前 2 天偶有收缩压波动在 140 ～ 144 mmHg，尿常规：尿蛋白（－）。补充诊断：妊娠期高血压。术毕转入麻醉恢复室（PACU）观察，术后予促宫缩、抗生素预防感染、补液治疗。术后第 1 天，白细胞数目 14.30×10^9/L，中性粒细胞百分比 4.9%，血红蛋白浓度 86 g/L，血小板数目 47×10^9/L。术后第 1 天最高体温 39.2 ℃，予奥硝唑联合头孢他啶抗感染治疗。术后第 2 天，仍有发热，体温 38.5 ℃，患者宫缩好，恶露少，因血小板持续降低，遂转入血液内科治疗。转入诊断：GT；疤痕子宫；孕 5 产 3 孕 37 周头位剖宫产娩一活女婴；中度贫血；妊娠期高血压。术后第 3 天查白细胞数目 21.11×10^9/L，中性粒细胞百分比 4.0%，淋巴细胞比率 6.0%，单核细胞比率 0，红细胞数目 2.46×10^{12}/L，血红蛋白浓度 80 g/L，血细胞比容 24.4%，血小板数目 34×10^9/L。术后第 4 天白细胞数目 25.93×10^9/L，中性粒细胞百分比 3.0%，淋巴细胞比率 6.0%，单核细胞比率 0，红细胞数目 2.49×10^{12}/L，血红蛋白浓度 82 g/L，血细胞比容 24.8%，血小板数目 34×10^9/L。患者血常规检查可见大量原始细胞，为进一步明确诊断故行骨髓细胞学检查，于术后第 4 天在局部麻醉下行骨髓穿刺术，糖类抗原 125 42.3 U/mL；降钙素原 0.22 ng/mL。患者仍有持续发热，血小板数量减少，目前诊断未明。术后第 5 天予再次行骨髓穿刺行骨髓细胞学检查协助诊治。患者发热，经治疗后感染症状无明显好转，结合患者病情、临床症状及辅助检查，考虑不排除急性白血病的可能，使用美罗培南 1 g，每 8 小时 /1 次抗感染治疗。术后第 6 天请综合医院血液科专家会诊：病人符合急性白血病的标准，如病人及家属同意可转院诊治；如无法转院可自行购药口服（拉司太特 25 mg 每天 2 片，服用 7 ～ 10 天），定期复查血常规，患者拒绝转院。术后第 7 天查白细胞数目 9.71×10^9/L，中性粒细胞百分比 4.0%，淋巴细胞比率 5.0%，单核细胞比率 1.0%，嗜酸性粒细胞百分比 0，红细胞数目 2.48×10^{12}/L，血红蛋白浓度 81 g/L，血细胞比容 24.4%，血小板数目 22×10^9/L；考虑急性髓系白血病 M2 型（M5 型待排查），建议流式细胞学分型。给予出院，转综合医院专科治疗。出院诊断：急性髓系白血病；疤痕子宫；孕 5 产 3 孕 36^{+3} 周头位剖宫产。术后回访，患者一般情况好，已行化疗。

2. 讨论

白血病（AL）是一类造血干祖细胞的恶性克隆性疾病，因白血病细胞自我更新增强、增殖失控 、分化障碍、凋亡受阻，而停滞在细胞发育的不同阶段。在骨髓和其他造血组织中，白血病细胞大量增生累积，使正常造血受抑制并浸润其他器官和组织。根据主要受累的细胞系列可将急性白血病分为急性淋巴细胞白血病（ALL）和急性髓系白血病（AmL）。

国外文献报道显示，妊娠期白血病的发病率约为

1/100000 ～ 1/75000。由于临床症状不典型，加上妊娠期的生理症状掩盖，患者的临床症状往往被忽视。个别孕妇表现为头晕、乏力、发热，进行性贫血和出血倾向等。患者可能出现牙龈出血，全身皮肤散在瘀斑，肝脏肿大，淋巴结肿大，胸骨压痛或出现稽留流产、死胎等。妊娠期间患白血病使患者的骨髓造血功能被抑制，贫血、血小板减少、感染、败血症风险增高，白血病细胞淤滞导致血栓风险增高，孕产妇出现 DIC、产后出血、脑出血、脑梗死等并发症发生率升高，可能导致胎盘血管阻塞，进而导致胎儿发育异常。病理妊娠如子痫前期、血栓性疾病、胎盘早剥等的发生率也明显增高，需由产科医生和血液科医生共同评估、管理，有指征的干预。

（桂华）

3. 专家点评

患者有明显血小板减少的症状，骨髓细胞学考虑急性髓系白血病 M2 型（M5 型待排查），诊断急性髓性白血病是明确的；M2 型为急性粒细胞白血病部分分化型，骨髓象表现为原粒细胞占骨髓原始细胞非红系细胞计数的 30% ～ 89%，其他粒细胞 $\geqslant$ 10%，单核细胞小于 20%；M5 型为急性单核细胞白血病，骨髓原始细胞非红系细胞计数中原单核、幼单核大于 30%，且原单核、幼单核及单核细胞大于 80%。如果原单核细胞不小于 80% 为 M5a 型，小于 80% 为 M5b 型；患者入院后及时终止妊娠，对症治疗，控制感染，诊断方向明确后及时转诊综合医院专科治疗，处理是及时有效的。

（董完秀）

参考文献

［1］葛均波，徐永健，王辰．内科学：第9版［M］．北京：人民卫生出版社，2018：568-577.

［2］DRAGANA M，JANE F A. How I treat leukemia during pregnancy［J］. Blood，2014，123（7）：974-984.

［3］THOMAS X. Acute myeloid leukemia in the pregnant patient［J］. European Journal of Haematology，2015，95（2）：124-136.

［4］BHANDARI A，ROLEN K，SHAH B K. Management of chronic myelogenous leukemia in pregnancy［J］. Anticancer Resarch，2015，35（1）：1-11.

［5］乔谷媛，陈必良，谭明华，等．妊娠合并白血病22例临床分析［J］．陕西医学杂志，2019，48（9）：1141-1146.

［6］BARZILAI M，AVIVI I，AMIT O. Hematological malignancies during pregnancy［J］. Molecular and Clinical Oncology，2019，10（1）：3-9.

［7］张雪梅，漆洪波．妊娠合并白血病［J］．实用妇产科杂志，2016，32（9）：652-655.

十四、妊娠合并肾病综合征

1. 病历摘要

患者，36 岁，因“发现蛋白尿 2 月，双下肢浮肿 1 月余”入院。患者自诉既往月经规律，停经 1 月余自测尿 HCG 呈阳性。孕期建卡产检，孕 27 周时产检，发现尿蛋白（+），之后多次产检，尿蛋白均为（++）或（+++），无高血压，无发热、咳嗽、咳痰等，大便正常，未特殊处理；1 月前开始出现双下肢水肿，且双下肢水肿逐渐加重，无平卧困难，无畏寒、发热、头昏、头痛、恶心、呕吐、咯血，无胸痛、腹痛、腹泻及关节肿痛等症状，遂到当地卫生院就诊，查尿常规：尿蛋白（+++）；肝功能：白蛋白 16.4 g/L，予输注白蛋白 15 g。现为进一步治疗转入我院肾内科。患者孕期饮食、睡眠可，大便正常。既往无高血压及肾脏病病史，孕 2 产 0，人流 1 次。

【入院查体】体温 36.5 ℃，脉搏 90 次 /min，呼吸 21 次 /min，血压 129/70 mmHg，神清，自由体位，正立体型。颜面无水肿。两肺呼吸音粗，未闻及干湿啰音。心脏无特殊。腹部膨隆如孕月，肝、脾肋下未触及，肝、肾区无叩痛，移动性浊音（+），水肿（++++）。

【辅助检查】入院前 2 天在当地卫生院查尿常规：尿蛋白（+++），白蛋白 16.4 g/L；血常规：白细胞数目 8.87×10^9/L，中性粒细胞百分比 64.7%，红细胞数目 3.98×10^{12}/L，血红蛋白浓度 127 g/L，平均红细胞血红蛋白含量 31.9 g/L，血小板数目 220×10^9/L；凝血功能：纤维蛋白原 4.54 g/L；钾 3.99 mmol/L，氯 107.4 mmol/L，尿素 4.51 mmol/L，肌酐 81.5 μmol/L，内生肌酐清除率 67.41 mL/min，谷丙转氨酶 10 U/L，谷草转氨酶 17 U/L，总蛋白 48.5 g/L，白蛋白 18.1 g/L；血脂：总胆固醇 17.31 mmol/L，甘油三酯 9.53 mmol/L，高密度脂蛋白胆固醇 1.37 mmol/L，低密度脂蛋白胆固醇 8.7 mmol/L；胎儿及附属物 B 超：宫内单活胎，妊娠晚期，约孕 36 周。脐带绕颈 1 周。

【诊治经过】入院予完善相关检查，患者诊断妊娠合并肾病综合征诊断明确，予以输白蛋白 100 mL、呋塞米 2 mL，入院当天请妇科、产科会诊，全面评估患者病情后当天转入产科，患者有不规则下腹胀痛，伴心慌，胸闷，气促，无阴道流血、流液。B 超示：心包少量积液，三尖瓣返流。如继续妊娠，可致心衰，危及母婴安全，宜行剖宫产术，告知患者易发生产时、产后心衰，大出血，早产儿各器官系统未发育成熟，易发生肺透明膜病，新生儿缺血缺氧性脑病，生活能力较足月儿低下，遗留后遗症等，甚至死亡风险，目前孕周 36^{+2} 周，接近足月，终止妊娠胎儿成活率接近足月儿，为了患者的安全，可考虑终止妊娠，患者及家属对病情表示理解，行急诊剖宫产术，术中娩一活婴，体重 2750 g，新生儿 APgar 评分：10 分—10 分—10 分，脐带绕颈 1 周，手术顺利，麻醉满意，术中失血 300 mL，补液 1000 mL，尿量 100 mL。术后予转重症科行进一步治疗，予积极预防感染、护胃、补充血浆蛋白、促宫缩等对症支持治疗，病情稳定后转内科予哌拉西林钠继续抗感染、谷红活血化瘀、辛伐他汀抗凝等对症支持治疗。术后 11 天复查相关结果提示病情平稳，患者要求门诊治疗，加强患者健康教育后予以办理出院。出院诊断“妊娠合并肾病综合征；孕

2 产 1 孕 36^{+2} 周头位剖宫产”。

2. 讨论

妊娠合并肾病综合征是妊娠期高血压疾病的一种特殊类型。肾病综合征即大量蛋白尿、高度水肿、低蛋白血症及高胆固醇血症，临床表现除具有“三高一低”的肾病综合征的临床诊断指标外，还具备血压增高等妊娠期高血压疾病症状。输入血浆蛋白可使血脂迅速下降，血脂过高与血浆蛋白低下常并存。这一类孕妇出现的肾病综合征改变与妊娠有关，妊娠终止后病情即可迅速缓解并逐渐恢复正常，属于一种自身免疫反应。正常妊娠时，胚胎每天进入母体循环的滋养层细胞与母体本身的抗体形成免疫复合物。肾脏与胎盘具有共同的抗原，胎盘和子宫的毛细血管壁易造成免疫复合物的沉积，导致子宫胎盘灌流不足，产生典型的妊娠期高血压疾病。胚胎相对于母体是同种异物，从免疫角度来说，妊娠成功有赖于胎儿—母体间的免疫平衡，这种平衡一旦打破，即可能引起一系列血管内皮细胞病变，发生排异反应，从而发生妊娠期高血压疾病。另外，这种免疫复合物对妊娠期高血压疾病的影响主要是通过影响肾脏和胎盘，使肾小球基底膜通透性增加，发生肾小球炎性改变，蛋白尿大量漏出。

临床研究发现，妊娠合并肾病综合征患者通常在妊娠期多出现镜下血尿、蛋白尿及高血压等症状，其属于高血压患者妊娠期中高危并发症。妊娠合并肾功能综合征患者在妊娠期则需立即进行治疗，其间应多食用低钠及高蛋白食物以补充体内所需能量，同时合理利用利尿剂以改善其水肿情况。治疗期间可间断性通过静脉滴注人血白蛋白及血浆，改善患者低蛋白血症情况，维持身体各项指标的平衡状态。其诊断需要根据患者的血清胆固醇含量、高度水肿、蛋白尿情况及低蛋白血症等综合情况考虑。对于妊娠合并肾病综合征患者在妊娠期较易出现各种并发症情况，其中主要表现为产后出血、子痫、腹腔积液、胎盘早剥、视网膜脱离及脑水肿情况。这提示临床治疗过程中需注意患者的肾功能具体情况，对于肾功能严重障碍的患者需做好并发症的预防及治疗准备。

妊娠过程中，为适应妊娠期生理性需求，孕妇血流量增加并重新分布，肾血流量、肾小球滤过率较妊娠前增加约 50%，这种生理性改变在受孕后1个月出现并一直持续到产后3个月。肾血流量增多、肾静脉压力升高可增加尿蛋白的排出，部分孕妇不能耐受上述生理性的肾脏负荷加重，从而出现妊娠期间尿蛋白排出量增多，导致肾功能损伤。大量蛋白质从尿中丢失，多数患者表现为严重低蛋白血症，血浆胶体渗透压下降，临床上出现组织高度水肿，严重者出现胸腔积液、腹腔积液，危及母体及胎儿健康。另外，妊娠期血液高凝状态、低白蛋白水平以及激素的使用增加了血栓形成的机会，一旦发生肾静脉血栓梗死，将使肾功能进一步恶化。因此，在产前检查中，一定要监测肾脏相关指标。本病目前尚无特殊的预防方法，早期发现、尽早治疗才能降低对母体及胎儿的影响。本病案患者入院予完善相关检查，患者诊断妊娠合并肾病综合征诊断明确，予以输白蛋白 100 mL、呋塞米 2 mL，白蛋白输注过程中要避免过频、过多，25% 白蛋白输注速度一般在 1 mL/min，利尿剂的使用要适当，尤其当血液有浓缩、血容量不足时，不合理使用利尿剂可造成血容量进一步减少，影响子宫胎盘灌注，引起胎儿窘迫，甚至胎盘早剥等不良妊娠结局。本病案患者转入本院后行急诊剖宫产手术，术后予转重症科行进一步治疗，予积极预防感染、护胃、补充血浆蛋白、促宫缩等对症支持治疗，复查相关结果提示患者病情平稳，要求门诊治疗，加强健康教育后予以办理出院。

（罗小金）

3. 专家点评

肾病综合征是一组以水肿、大量蛋白尿（大于 3.5 g/L）及高胆固醇为主要症状的疾病。妊娠合并肾病综合征是产科的危重症之一，关系到母婴双方的安危，因而受到肾脏科和产科学者的共同关注。现阶段临床上妊娠合并肾病综合征的发生率及确诊率不断提高，其在初期可能出现妊娠期常见的水肿、高血压及蛋白尿等情况，且后期出现的肾功能障碍情况可能会直接危及母婴的生命安全。

出现肾病综合征的孕妇在妊娠期间发生妊娠期高血压、胎盘早剥、胎儿生长受限、胎儿窘迫，甚至死胎的概率显著增加，对母体及胎儿威胁大。妊娠合并肾病综合征是产科的危重症之一，妊娠过程需得到产科和肾内科的共同管理，尤其产科医生必须提高对该病的认识，做到早期诊断、正确规范治疗、适时终止妊娠，以降低孕产妇及围产儿并发症的发生率和病死率。妊娠期间应定期检查尿蛋白、白蛋白、胆固醇以及肾功能，评估治疗效果，调整临床用药。妊娠期加强胎动监测，妊娠中期即可开始对脐血流进行监测。孕32周后应定期行B超检查，测脐动脉、大脑中动脉、肾动脉等血流图，监测胎儿生长发育情况，积极防治妊娠期高血压疾病。如经过治疗，患者病情平稳，各项指标稳定，妊娠达到36周时应考虑终止妊娠。孕期监测中如出现腹水或胎盘功能不良，特别是明显的胎儿生长受限、治疗效果不好者，应及时终止妊娠，可使病情在短时间内改善。本病案患者诊断明确后积极终止妊娠，术后予积极预防感染、补充血浆蛋白、促宫缩等对症支持治疗，病情稳定后转内科予哌拉西林钠继续抗感染，谷红活血化瘀，辛伐他汀抗凝等对症支持治疗，母婴结局良好。加强妊娠期宣教与管理，规范产前系统检查，提高对妊娠合并肾病综合征的认识，及早发现、诊断并积极规范治疗，适时终止妊娠，可减少孕产妇并发症的发生，以降低围产儿并发症的发生率。

（文多花）

参考文献

[1] 方瑜，谢盈，朱旻晓. 肾病综合征型妊娠期高血压疾病患者临床发病特点及对母婴健康的影响[J]. 中国妇幼保健，2020，35(20)：3777-3779.

[2] SILIGATO R，GEMBILLO G，CERNARO V，et al. Maternal and fetal outcomes of pregnancy in nephrotic syndrome due to primary glomerulonephritis[J]. Frontiers in Medicine，2020，28(4)：563094.

[3] UDUPA V，KEEPANASSERIL A，VIJAYAN N，et al.

Early onset pre-eclampsia with nephrotic range proteinuria as the initial manifestation of lupus nephritis: Report of three cases [J]. Sultan Qaboos University Medical Journal, 2019, 19 (1): e73-e76.

[4] ABOOBACKER I N, KRISHNAKUMAR A, NARAYANAN S, et al. Nail-patella syndrome: A rare cause of nephrotic syndrome in pregnancy [J]. Indian Journal of Nephrology, 2018, 28 (1): 76-78.

[5] BRUNINI F, ZAINA B, GIANFREDA D, et al. Alport syndrome and pregnancy: a case series and literature review [J]. Archives of Gynecology and Obstetrics, 2018, 297 (6): 1421-1431.

[6] 王莹. 妊娠期肾病综合征对分娩结局影响的临床分析 [J]. 包头医学院学报, 2020, 36 (2): 65-66.

[7] 杨慧, 袁新建, 郭存玲. 蛋白支持疗法在妊娠期肾病综合征患者中的应用 [J]. 中国民康医学, 2018, 30 (3): 65-66.

[8] UCHINO E, TAKADA D, MOGAMI H, et al. Membranous nephropathy associated with pregnancy: An anti-phospholipase A2 receptor antibody-positive case report [J]. CEN Case Reports, 2018, 7 (1): 101-106.

十五、妊娠合并抗磷脂综合征

1. 病历摘要

患者，39 岁，因“孕 38^{+1} 周，下腹痛 1 天余”入院。高龄初产妇，平素月经不规律，5 ～ 6 天 /45 ～ 90 天；患者末次月经不详，8 个月前行胚胎移植术，移植 2 枚冻胚，存活 1 枚。妊娠期在我院建卡并定期产检。系统彩超提示宫内单活胎，妊娠中期，胎儿大小相当于孕 22^{+2} 周，帆状脐带入口（脐带入口直接插入胎膜，脐血管胎膜内行走一段距离后，再进入胎盘内），未见前置血管。因“抗磷脂综合征”，患者妊娠期一直使用羟氯喹、低分子肝素及甲泼尼龙治疗。孕 3 月余因“阴道流血”在我院妇科住院保胎治疗 1 次，好转后出院。现孕 38^{+1} 周，昨日 16：00 无明显诱因下出现下腹胀痛，不规则，渐密，无阴道流血、流液，自计胎动正常，急诊入院待产。既往有“乙肝大三阳”史，妊娠期服用替诺福韦抗病毒治疗。既往有多囊卵巢综合征病史，2 年前确诊抗磷脂综合征。孕 3 产 0，流产 3 次，孕周均 8 周左右，未做绒毛染色体检查。既往 2 次妊娠检查 β2 糖蛋白 1 抗体呈阳性。其余既往史、个人史、家族史无特殊。

【入院查体】体温 36.5 ℃，脉搏 82 次 /min，呼吸 20 次 /min，血压 131/82 mmHg，身高 164.5 cm，体重 64.5 kg。心肺听诊无异常。触及不规则宫缩。宫高 32 cm，腹围 100 cm，胎心音 145 次 /min，胎先露头，已衔接，跨耻征阴性。阴检：宫口未开，居中，质中，宫颈管消 70%，先露头，胎先露 S–2，胎膜存，宫颈Bishop评分5分。骨盆内外测量正常。高危评分(颜色):紫色。

【辅助检查】胎儿系统彩超提示:宫内单活胎,妊娠中期,胎儿大小相当于孕 22^{+2} 周,帆状脐带入口,未见前置血管。入院查血常规、凝血四项大致正常。肝功能Ⅱ组:谷丙转氨酶 123 U/L,谷草转氨酶 85 U/L,总胆红素 20.6 μmol/L,直接胆红素 9.5 μmol/L,间接胆红素 11.1 μmol/L,总胆汁酸 15.30 μmol/L,总蛋白 64.5 g/L,白蛋白 31.3 g/L,白球比 0.94;我院门诊心电图正常。入院 B 超:宫内单活胎,妊娠晚期,(重 3157 ± 500 g),脐带绕颈 1 周,肝右叶囊肿,胆、脾检查未见明显异常。

【诊治经过】入院诊断:孕 4 产 0 孕 38^{+1} 周头位先兆临产;ICP;肝功能损害;帆状胎盘;试管婴儿妊娠状态;乙肝;多囊卵巢综合征;抗磷脂综合征;脐带绕颈;高龄初产妇。入院后患者要求阴道试产,予口服熊去氧胆酸胶囊,严密监测胎心、胎动及产程进展情况。入院第 1 天患者自觉胎动较平素减少一半且有阴道流液,不规则下腹胀痛,胎监提示有数次变异减速,最低减至 100 次 /min,最长持续 90 s 恢复,无明显加速,胎监评分 7 分,予改变体位、面罩吸氧等处理,胎监改善不明显,不排除胎儿宫内窘迫,予急诊行剖宫产术,术中见羊水Ⅰ度浑浊,检查脐带附着于胎膜上,胎膜黄染,术程顺利,术中失血 500 mL,术后予胎盘送病检、预防感染、促宫缩对症支持治疗。病检结果提示:成熟胎盘组织,伴胎盘钙化;脐带脐血管 3 根,伴卵黄管残余;急性绒毛膜羊膜炎Ⅱ期。术后 5 天患者病情平稳,予出院,出院诊断:胎儿窘迫;孕 4 产 1 孕 38^{+2} 周头位剖宫产娩一活女婴；ICP；急性绒毛膜羊膜炎；帆状胎盘；试管婴儿，单胎活；乙肝；多囊卵巢综合征；抗磷脂综合征；高龄初产妇。

2. 讨论

抗磷脂综合征（APS）是一种系统性自身免疫疾病，是以血栓形成和 / 或病理妊娠为主要临床特征，以及实验室检查为持续性抗磷脂抗体（aPLs）阳性的一组综合征。以血栓形成为主要临床表现时称为血栓性 APS（简称 TAPS），以病理妊娠为主要临床特征时称为产科 APS（简称 OAPS）。APS 可以单独发生，称为原发性 APS；也可以与其他自身免疫疾病共同存在，称为继发性 APS。极少数情况下，短时间内发生多部位血栓形成，造成多脏器功能衰竭，称为灾难性 APS。灾难性 APS 常病情严重，病死率高。

对于 OAPS 患者，建议整个妊娠期每天应用小剂量阿司匹林 50 ～ 100 mg。对于常规治疗失败的 OAPS、合并系统性红斑狼疮或其他全身性自身免疫性疾病的 APS、高风险 aPLs 谱和有血栓形成史的 OAPS 患者，建议妊娠前根据抗体滴度等情况，应用羟氯喹 200 ～ 400 mg/d。

对于 OAPS 患者，整个妊娠期在继续应用阿司匹林的基础上，加用低分子量肝素（LMWH），剂量和使用时间应根据患者的以下情况进行个体化处理。①低风险的 aPLs 谱，使用预防剂量 LMWH，在整个妊娠期维持应用；②中高风险的 aPLs 谱，使用预防或中等剂量 LMWH，在整个妊娠期维持应用；③既往血栓形成史和妊娠合并血栓栓塞性疾病者，使用治疗剂量 LMWH，在整个妊娠期维持应用；④合并系统性红斑狼疮或其他自身免疫性疾病的 APS 患者，在风湿免疫科治疗的基础上，根据患者风险程度，使用预防或治疗剂量 LMWH，在整个妊娠期维持应用。

对于常规治疗失败的 OAPS（又称难治性 OAPS），目前尚缺乏高级别循证医学证据的二线治疗方案。最常见治疗方案是 LWMH 增加到治疗量；在妊娠前开始使用阿司匹林和羟氯喹的基础上，妊娠期可考虑加用小剂量泼尼松（妊娠早期≤ 10 mg/d）或同等剂量的其他糖皮质激素。静脉注射免疫球蛋白仅可作为非一线药物尝试。

既往无血栓史、无症状、aPLs 阳性的孕妇，发生不良妊娠结局的风险是不确定的。对于这一部分人群，是否需要针对性干预尚有争议，但推荐整个妊娠期应给予阿司匹林治疗。

对于非典型 OAPS（NOAPS），建议根据个体化风险（如 aPLs 谱、伴有 SLE、既往活产、妊娠丢失或血栓形成等），单独使用阿司匹林或联合使用 LWMH。

OAPS 并非剖宫产指征，如果没有其他产科并发症，推荐孕 38 ～ 39 周计划分娩。如果合并子痫前期和胎盘功能不良的临床表现，可根据产科指征处理。

对于 OAPS 的患者，分娩后使用预防剂量 LMWH 至少 6 周，以预防血栓形成。既往有血栓形成史和妊娠期血栓者，分娩后使用中等剂量或治疗剂量 LMWH 至少 6 ～ 12 周。妊娠前抗凝者，应当恢复原长期抗凝方案。对于单纯 aPLs 阳性和 NOAPS 患者，需根据其他血栓高风险因素，采用个体化预防剂量 LMWH 或其他预防血栓措施。

（文多花）

3. 专家点评

APS 是由于抗磷脂抗体引起血栓或者病理妊娠的一种自身免疫性疾病，近年来引起越来越多产科及风湿免疫科工作者的重视。APS 在产科表现为反复妊娠丢失（流产、早产、死胎）、胎儿生长受限、子痫前期、不孕症、HELLP 综合征、妊娠期血栓形成等，妊娠丢失率及围产儿死亡率高。因此，在临床工作中，遇到此类病史的患者应该想到 APS 的可能性，早期诊断、治疗及监护，改善妊娠结局。本病案患者孕期一直使用羟氯喹、低分子肝素及甲泼尼龙治疗。孕期规范产检，定期复查抗磷脂抗体，成功怀孕至足月后分娩。患者 39 岁，有抗磷脂综合征、不良孕产史，出现胎儿宫内窘迫时及时手术，确保了母婴平安。因此，抗磷脂综合征重视孕前及孕期管理才能获得良好的妊娠结局。但产褥期仍然要注意积极抗凝治疗，防止深静脉血栓及肺栓塞的发生。

（董完秀）

参考文献

[1] TEKTONIDOU M G，ANDREOLI L，LIMPER M，et al. EULAR recommendations for the management of antiphospholipid syndrome in adults [J]. Ann Rheum

Dis，2019，78（10）：1296-1304.

［2］GARCIA D，ERKAN D. Diagnosis and management of the antiphospholipid syndrome［J］. N Engl J Med，2018，378（21）：2010-2021.

［3］ALIJOTAS-REIG J，ESTEVE-VALVERDE E，FERRER-OLIVERAS R，et al. Comparative study of obstetric antiphospholipid syndrome（OAPS） and non-criteria obstetric APS（NC-OAPS）：Report of 1640 cases from the EUROAPS registry［J］. Rheumatology（Oxford），2020，59（6）：1306-1314.

［4］MATTUIZZI A，MADAR H，FROELIGER A，et al. Obstetrics complications of systemic lupus erythematosus and antiphospholipid syndrome：A multidisciplinary management［J］. Gynecol Obstet Fertil Senol，2020，48（5）：448-452.

［5］国家风湿病数据中心，中国医师协会风湿免疫科医师分会自身抗体检测专业委员会，国家免疫疾病临床医学研究中心. 抗磷脂抗体检测的临床应用专家共识［J］. 中华内科杂志，2019，58（7）：496-500.

［6］AMENGUAL O，ATSUMI T. Antiphospholipid syndrome，“the best prophet of the future”［J］. Mod Rheumatol，2018，28（3）：409-416.

［7］中华医学会围产医学分会. 产科抗磷脂综合征诊断与处理专家共识［J］. 中华围产医学杂志，2020，23（8）：517-522.

十六、妊娠合并卵巢肿瘤

病案 1

1. 病历摘要

患者，34 岁，因“停经 29^{+4} 周，发现血压升高 7 小时”入院。患者平素月经规律，停经 6 周余查尿 HCG 呈阳性，伴恶心等早孕反应。妊娠期无感冒史、发热病史、服药史，否认毒物、射线接触史，否认有猫狗接触史，孕 19 周始自觉胎动至今。患者妊娠期无头痛、头晕、视物模糊、心悸、胸闷等不适，无双下肢水肿。定期产检，地贫筛查、唐氏筛查、三维超声、OGTT 等检查正常。胎儿系统彩超检查时提示患者右附件混合性包块（疑似畸胎瘤），孕 24^{+6} 周时在当地产检，测得血压 140/100 mmHg，嘱其每日自行监测血压，诉近 1 个月在家监测血压波动于 130/80 mmHg 左右（无记录）。现孕 29^{+4} 周，诉 16 小时前始出现剑突上胀痛不适，到当地县人民医院就诊，测血压 185/105 mmHg，收住院，予静脉滴注硫酸镁、肌内注射地塞米松 6 mg 促胎肺成熟，口服拉贝洛尔 100 mg，遂急诊转入我院，入院时剑突下胀痛缓解，无腹痛，无阴道流血、流液。患者孕期精神、食纳、睡眠可，大小便正常，体重随孕周增加。1 年前发现有右附件畸胎瘤病史，个人史无特殊，患者母亲有高血压病史，否认药物过敏史。孕 2 产 1，6 年前剖宫产 1 次。

【入院查体】体温 36.5 ℃，脉搏 76 次 /min，呼吸 20 次 /min，血压 175/99 mmHg，身高 165 cm，体重 76.5 kg。心肺听诊无异常。腹部膨隆，下腹见一长 12 cm 横形陈旧性手术疤痕，质软，未触及宫缩。宫高 26 cm，腹围 96 cm，胎心音 130 次 /min，胎先露头，未衔接。

【辅助检查】电解质：钠 133.8 mmol/L，镁 2.94 mmol/L，其余检查未见异常；血常规：白细胞数目 15.18×10^9/L，中性粒细胞百分比 91.9%，血红蛋白浓度 105 g/L，血小板数目 136×10^9/L；凝血功能：凝血酶原时间 9.21 s，国际标准化比值 0.78，部分凝血酶原时间 18.70 s，其余检查未见异常。肾功能：尿素 4.70 mmol/L，肌酐 114.9 μmol/L，尿酸 494.9 μmol/L，内生肌酐清除率 42.05 mL/min；肝功能：谷丙转氨酶 98 U/L，谷草转氨酶 152 U/L，乳酸脱氢酶 490 U/L，碱性磷酸酶 150 U/L，其余检查未见明显异常。胎儿 B 超提示：宫内单活胎，头位，双顶径 7.9 cm，腹围 26.1 cm，股骨长 5.4 cm，羊水最大暗区 5.0 cm。心电图正常。

【诊治经过】入院诊断：重度子痫前期；孕 2 产 1 孕 29^{+4} 周头位；疤痕子宫；右附件畸胎瘤。入院后给予硫酸镁解痉、拉贝若尔降压、多烯磷脂护肝、地塞米松促胎肺成熟等对症治疗，密切监护母婴情况。血压波动于收缩压 116 ～ 165 mmHg、舒张压 66 ～ 110 mmHg。复查血常规：血红蛋白浓度 95 g/L；复查电解质结果大致正常，复查肝肾功能：肌酐 122.7 μmol/L，尿酸 588.1 μmol/L，谷丙转氨酶 44 U/L，谷草转氨酶 34 U/L，总蛋白 62.3 g/L，白蛋白 33.1 g/L；凝血功能大致正常，尿常规：尿蛋白（+-）。因血压控制不理想，入院后第 4 天行剖宫产术娩一活女婴，体重 1300 g，新生儿 APgar 评分：8 分（肤色、呼吸各扣 1 分）—10 分—10 分，脐带无绕颈，胎盘、胎膜娩出完整，术中检查左侧附件未见异常，右侧卵巢见囊性肿物，大小约 7 cm × 6 cm，术中行囊肿剥除术、卵巢成形术，最终右侧卵巢塑型成 4 cm × 2 cm 大小，术后卵巢囊肿送病理检查。术后予转重症科行进一步监护治疗，肺部呼吸音粗，考虑肺部感染，予抗感染、控制血压、促宫缩以及维持水电解质平衡等综合支持治疗。术后第 4 天，患者病情平稳，予出院。病检：（右侧附件囊肿）囊性成熟性畸胎瘤。出院诊断：肺部感染；子痫前期重度；孕 2 产 2 孕 30^{+2} 周头位剖宫产娩一活男婴；疤痕子宫；右附件畸胎瘤。

2. 讨论

卵巢肿瘤指的是发生在卵巢上的肿瘤，是女性生殖器官中最为常见的一种肿瘤。妊娠合并卵巢肿瘤是临床比较多见的疾病，可对患者及其胎儿产生生命威胁，需要引起我们的重视。卵巢肿瘤的早期症状比较隐蔽，不容易受重视，确诊后，多数患者都需要使用手术的治疗方式切除肿瘤，对患者的身体危害比较大。

妊娠合并卵巢肿瘤的肿瘤病理分类较多，可分为良性肿瘤、交界性肿瘤和恶性肿瘤。妊娠合并卵巢肿瘤以良性肿瘤为主，多数为成熟性畸胎瘤和浆液性囊腺瘤。良性肿瘤患者根据肿瘤大小再进行期待治疗、保守治疗或手术治疗的判断，另两类肿瘤，若患者身体条件允许，最好进行手术治疗。

妊娠合并良性卵巢肿瘤的处理原则是发现于早期的妊娠者可等待至妊娠 12 周后手术，以免引起流产。手术方式有开腹手术和腹腔镜手术两类。有学者拒绝妊娠期施行腹腔镜手术的原因之一是担心增加术后流产率、早产率。但有学者对多中心研究回顾分析了 389 例妊娠期手术，包括 192 例腹腔镜手术（妊娠早期 141 例、妊娠中期 46 例、妊娠晚期 5 例）和 197 例开腹手术（妊娠早期 63 例、妊娠中期 110 例、妊娠晚期 24 例），表明腹腔镜术后并未增加胎儿丢失的概率。而腹腔镜手术与开腹手术比较，具有创伤小、对子宫刺激小、术后疼痛轻、恢复快、可以减少住院时间和血栓的发生等优点，肯定了腹腔镜手术用于妊娠期的安全性。有研究表明腹腔镜手术治疗妊娠合并卵巢肿瘤患者，在妊娠 12 ～ 16 周进行最为适宜，此时胚胎已处于稳定期，生理性囊肿消失，子宫膨大不明显，镜下操作空间较大，能减少失误。因此，建议手术时间选择在妊娠 16 周左右，此时穿刺进镜和操作均较为容易和安全。

发现于妊娠晚期者，可等待至妊娠足月行剖宫产的同时切除肿瘤。诊断或考虑卵巢恶性肿瘤者，应尽早手术，处理原则同非妊娠期。本病案患者孕前即已发现卵巢囊肿，剖宫产同时行囊肿切除术，术后病检提示：囊性成熟性畸胎瘤，术后恢复良好。

（张艳林）

3. 专家点评

妊娠合并卵巢肿瘤较常见，但合并恶性肿瘤较少，良性肿瘤占到 95% 以上，应尽早发现和确定卵巢肿瘤的存在。定期的妇科检查可于妊娠前发现卵巢肿瘤并予以处理。妊娠早期亦应进行认真的三合诊盆腔检查，必要时做 B 超扫描，以明确诊断并注意其性质，这将有益于孕期观察和处理，如卵巢囊肿、畸胎瘤可行肿瘤剥除术，避免因扭转坏死而切除一侧附件。

妊娠时盆腔充血，肿瘤迅速增大，有肿瘤扩散的风险。孕22周后，卵巢肿瘤若位于盆腔内，可能影响胎先露入盆，发生胎位异常，分娩时肿瘤位置低者可能阻塞产道导致难产，或肿瘤破裂。应密切观察，决定分娩方式，阴道分娩时注意卵巢肿瘤有无破裂和囊内出血，可适度放宽剖宫产指征，同时行卵巢囊肿剔除术。

（李美英）

参考文献

[1] 张玲. 妊娠合并卵巢肿瘤的临床治疗及对妊娠结局的影响[J]. 世界最新医学信息文摘（连续型电子期刊），2020，20（47）：64-66.

[2] 王惠敏. 妊娠合并卵巢肿瘤和子宫肌瘤的诊断及处理[J]. 数理医药学杂志，2018，31（3）：321-323.

[3] 谢幸，孔北华，段涛. 妇产科学：第9版[M]. 北京：人民卫生出版社，2018：317.

[4] 邱茜. 妊娠合并交界性及恶性卵巢肿瘤的临床分析[J]. 中外医学研究，2017，15（24）：32-33.

[5] 马晶. 妊娠合并卵巢肿瘤的处理及其对妊娠结局的影响分析[J]. 医学信息，2017，30（11）：49-50.

[6] 王楠，范文生，顾成磊，等. 腹腔镜治疗绝经期卵巢子宫内膜异位囊肿临床分析[J]. 中华腔镜外科杂志（电子版），2016，9（1）：15-18.

[7] 李彩艳. 妊娠合并卵巢肿瘤和子宫肌瘤的诊断与治疗[J]. 实用妇科内分泌杂志（电子版），2019，6（5）：62，64.
[8] 张天峰，许学岚，廖莳，等. 腹腔镜治疗妊娠合并卵巢良性肿瘤临床分析[J]. 中国内镜杂志，2013，19（8）：841-844.

病案 2

1. 病历摘要

患者，28岁，因“停经39周，发现盆腔包块7月余”入院。患者平素月经规律，停经6周查尿HCG呈阳性，伴恶心等早孕反应，妊娠期无感冒史、发热病史、服药史，否认有毒物、射线接触史，否认有猫狗接触史，我院B超提示宫内早孕，盆腔囊性包块（盆腔偏右探及154 mm × 126 mm × 92 mm的囊性包块，轮廓尚清，内见分隔）。孕20周始自觉胎动至今，孕期无头痛、头晕、视物模糊、心悸、胸闷等不适，无双下肢水肿。定期产检，地贫筛查、唐氏筛查、OGTT等检查正常。四维彩超：右中上腹探及1个大小约114 mm × 93 mm × 78 mm的囊性包块，边界清，内透声可，见多条分隔光带，其上缘位于右肋缘下，左侧缘达左锁骨中线平面，右侧缘位于右侧腹壁，下缘紧邻宫底右侧。妊娠晚期到我院做B超：患者中上腹区探及大小206.4 mm × 150.8 mm × 221 mm的囊性包块。孕39周，无腹痛，无阴道流血、流液，入院待产。患者孕期精神、食纳、睡眠可，大小便正常，体重随孕周增加。孕3产1，既往6年前因胎儿窘迫剖宫产娩一活女婴，体重 3250 g。其余既往史、个人史、家族史无特殊。

【入院查体】体温 36.6 ℃，脉搏 86 次 /min，呼吸 20 次 /min，血压 112/65 mmHg，身高 163 cm，体重 85 kg。心肺听诊无异常。专科查体：腹部膨隆，下腹见一陈旧性横形手术疤痕，长约 12 cm，质软，未触及宫缩。宫高 31 cm，腹围 112 cm，胎方位 LSA，胎心音 145 次 /min，胎先露臀，已衔接。高危评分（颜色）：橙色。

【辅助检查】入院查血常规、尿常规、凝血功能、肝肾功能等大致正常。肿瘤标记物：甲胎蛋白 129.02 ng/mL，癌胚抗原 0.74 ng/mL，糖类抗原 125 26.4 μ/mL，肿瘤相关抗原 15-3 13.5 μ/mL，糖类抗原 199 2 U/mL。入院 B 超：臀位，宫内妊娠，孕晚期，单活胎（胎儿重 2893 ± 434 g）；脐带绕颈；右上腹囊性包块（子宫下段肌层厚度 3.4 mm，右上腹区探及大小约 219 mm × 210 mm × 159 mm 的液性暗区）。肝、胆、脾、胰 B 超检查未见明显异常。

【诊治经过】拟诊“疤痕子宫；盆腔包块”，行子宫下段剖宫产，术中娩一活女婴，体重 3000 g，新生儿 APgar 评分：10 分—10 分—10 分，检查右附件有 1 个大小约 22 cm × 23 cm 的卵巢囊肿，左附件未见异常，予行右侧卵巢囊肿减压术，减压时见囊肿为多房性，引出澄清透明液体，量约 1800 mL，予行右卵巢囊肿切除术，标本送病检，失血 500 mL。术后予预防感染、促宫缩等对症治疗。病检提示：（右侧卵巢）黏液性囊腺瘤。术后 5 天恢复出院。病检结果提示：右侧卵巢黏液性囊腺瘤。出院诊断：疤痕子宫；孕 3 产 2 孕 39^{+1} 周臀位剖宫产娩一活女婴；右卵巢黏液性囊腺瘤；脐带绕颈。

2. 讨论

恶性卵巢肿瘤依据疾病分期、组织类型、妊娠年龄以及母亲主观愿望采用不同处理方案，实现个体化治疗。妊娠中期尤其是孕 16 ～ 18 周是最佳手术时机；怀疑为恶性肿瘤应果断手术，而不应考虑妊娠时限；肿瘤并发症出现急腹症应行急诊手术。多数卵巢恶性肿瘤采用保守性手术加术后辅助化疗可取得良好的母婴结局。本病案患者妊娠早期 B 超发现盆腔囊性包块，妊娠期定期监测，于妊娠晚期剖宫产的同时行手术治疗，术后病检提示：右侧卵巢黏液性囊腺瘤。术后恢复良好。

（张艳林）

3. 专家点评

妊娠合并卵巢肿瘤的发生率在文献报道中差异较大，其中恶性肿瘤的发生率约 1/52800 ～ 1/805。差异大的原因取决于妊娠前是否有妇科检查和妊娠期的 B 超检查。妊娠前发现附件肿物若排除卵巢非赘生性肿瘤，应及时手术治疗后再妊娠，可以避免卵巢扭转和破裂及流产和早产的发生，提高生育质量。孕早期发现卵巢肿瘤后，应结合 B 超判定卵巢肿瘤的性质，如为良性肿瘤，宜追踪观察至孕 8 周后了解肿瘤物有无缩小和消失，因为孕 7 周前维持妊娠的孕酮来自黄体，为维持高水平的孕酮而形成黄体囊肿，孕 8 周后临床黄体开始退化。排除临床非赘生性肿物后，应选择孕 16 ～ 18 周行囊肿剔除术，此时的子宫敏感性最低，子宫又不过大，手术操作较方便，流产率（约 2%）明显低于妊娠早期时的流产率（35%）。手术通常开腹进行，但国外文献报道，腹腔镜下卵巢囊肿剔除术时间短、术后恢复快、无母体和胎儿的并发症发生，效果优于开腹手术。本病案患者妊娠早期 B 超提示盆腔囊性包块，包块大，且随着孕周的增长逐渐增大，妊娠期及分娩期不排除囊肿破裂的可能，若为初产妇，可以考虑妊娠中期行手术治疗，术后行保胎治疗，等待自然分娩，避免剖宫产。若不通过手术切除包块，也不是绝对的剖宫产指征，可在严密观察下试产，产时避免过大腹压，分娩时注意卵巢肿瘤有无破裂和囊内出血，产后入妇科治疗。但本病案患者为疤痕子宫、臀位妊娠，手术指征明确，妊娠期严密观察，剖宫产同时行囊肿切除术，母婴结局良好。

（李美英）

参考文献

［1］张玲. 妊娠合并卵巢肿瘤的临床治疗及对妊娠结局的影响［J］. 世界最新医学信息文摘（连续型电子期刊），2020，20（47）：64-66.

［2］王惠敏. 妊娠合并卵巢肿瘤和子宫肌瘤的诊断及处理［J］. 数理医药学杂志，2018，31（3）：321-323.

［3］谢幸，孔北华，段涛. 妇产科学：第 9 版［M］. 北京：人民卫生出版社，2018：317.

［4］李向晖，张峰，朱文超. 妊娠合并卵巢肿瘤和子宫肌瘤的诊断及处理［J］. 中华肿瘤防治杂志，2015，22（11）：

233-234.
[5] 邱茜. 妊娠合并交界性及恶性卵巢肿瘤的临床分析[J]. 中外医学研究，2017，15（24）：32-33.
[6] 王楠，范文生，顾成磊，等. 腹腔镜治疗绝经期卵巢子宫内膜异位囊肿临床分析[J]. 中华腔镜外科杂志（电子版），2016，9（1）：15-18.

十七、妊娠合并子宫肌瘤

1. 病历摘要

患者，28岁，因“停经40周，要求待产”入院。平素月经规律，停经40天余自测尿HCG呈阳性，定期产检，外院彩超提示宫内早孕，子宫肌瘤（宫底探及8.6 cm×7.3 cm的低回声团），妊娠期复查彩超子宫肌瘤无明显增大。地贫筛查、三维超声、OGTT等检查正常，产筛提示21三体高风险，予行产前诊断，未见明显异常。现孕40周，无腹痛，无阴道流血、流液，入院待产。患者孕期精神、食纳、睡眠可，大小便正常，体重随孕周增加。6年前顺产一女，3150 g；3年前顺产一女（具体不明），均健在。其余病史无特殊。

【入院查体】体温36.5 ℃，脉搏108次/min，呼吸20次/min，血压140/80 mmHg，身高150 cm，体重70 kg。心肺听诊无异常。腹膨隆，未触及宫缩。上腹部近宫底处可触及1个大小约10 cm×11 cm的包块，边界清楚，质中，无压痛。宫高35 cm，腹围104 cm，胎方位LSA，胎心音142次/min，胎先露臀，未衔接。阴检：宫口未开，先露臀，胎先露 S–4，胎膜存，宫颈 Bishop 评分 2 分。骨盆外测量正常。估计胎儿重约 3300 g。高危评分（颜色）：黄色。Bishop 评分：2 分。

【辅助检查】半月前在当地县医院彩超提示：宫内妊娠，横位，母体子宫肌瘤（子宫前壁宫底处可探及 9.5 cm × 6.6 cm 的低回声团）。入院查血常规、肝肾功能、电解质、凝血四项、D– 二聚体、尿常规、输血前三项未见明显异常，乙肝两对半：第 2、第 4、第 5 项呈阳性。彩超提示：宫内单活胎，妊娠晚期。（胎儿重 3081 ± 500 g）；宫壁低回声（怀疑子宫肌瘤）；孕妇双肾未见明显异常。双顶径 8.9 cm，头围 33.0 cm，腹围 32.7 cm，股骨长 7.3 cm。羊水指数 9.9 cm。子宫前壁可探及大小约 11.1 cm × 8.1 cm 低回声团，边界清，CDFI：低回声内及周边未见血流信号。

【诊治经过】入院诊断：孕 3 产 2 孕 40 周横位待产；母体子宫肌瘤。入院后考虑患者子宫肌瘤较大，分娩过程易并发胎盘早剥、产程异常及产后出血等风险。患者及家属有手术意愿，综合考虑后于入院 2 天后行剖宫产术，以臀位剖宫产娩一活女婴，体重 3250 g，术中检查发现子宫底有巨大子宫肌瘤，大小约 12 cm × 10 cm，告知患者及家属病情，患者无生育要求，要求术中行子宫肌瘤剔除术；予行子宫肌瘤剔除术，双附件无异常，应患者及家属术前要求行双侧输卵管结扎术，用输卵管折叠结扎切断法结扎双侧输卵管。术程顺利，术中出血 800 mL，术后对症支持治疗。术后查血红蛋白浓度 89 g/L。病检结果提示：子宫平滑肌瘤。术后 6 天患者恢复好，治愈出院。出院诊断：孕 3 产 3 孕 40^{+2} 周臀位剖宫产一活女婴；母体子宫平滑肌瘤；中度贫血。

2. 讨论

子宫肌瘤是一种良性肿瘤，育龄期的女性子宫肌瘤发生率较高，而 40 多岁女性是该疾病的高发人群。妊娠合并子宫肌瘤指的是孕妇妊娠期间发生子宫肌瘤。子宫肌瘤合并妊娠的发病率占肌瘤患者的 0.5% ～ 1%，目前病因尚不明确。该病好发于生育年龄妇女，绝经后肌瘤停止生长，甚至萎缩、消失。有数据表明，我国妊娠合并子宫肌瘤的发生率为 0.1% ～ 3.9%，不仅会引发孕妇机体出现一系列不适症状，同时还会增加其早产、流产和产后出血风险。目前普遍认为子宫肌瘤是性激素依赖性肿瘤，妊娠期妇女雌激素、孕激素分泌量增加，子宫肌瘤有增大倾向，但增长规律如何，影响因素有哪些，尚未明确。临床观察发现，妊娠期子宫肌瘤的发展方向各不相同，大致可分为 4 个不同的自然转归方向，即较孕前缩小、维持稳定、稍有增大和明显增大。妊娠早期肌瘤最大直径大于 4 cm 的患者，孕期发生子宫肌瘤显著增长（＞ 3 cm）的概率较高，约 20.4%，需向患者及家属充分告知风险，并严密监测其最大直径、与胎盘的关系及母婴状况。妊娠早期肌瘤最大直径不大于 4 cm 者，相对安全，仅 1.6% 的孕妇孕期出现显著增长，绝大多数孕妇孕期无须特殊处理。以妊娠早期子宫肌瘤最大直径为 4 cm 作为高风险割断值，也与子宫肌瘤手术治疗适应证中提到的子宫肌瘤患者准备妊娠时若肌瘤最大直径小于 4 cm，建议剔除的观点相仿。本病案患者入院辅助检查，彩超提示：宫内妊娠，横位，母体子宫肌瘤（子宫前壁宫底处可探及 9.5 cm ×

6.6 cm 的低回声团），低回声区内及周边未见血流信号。

因此，临床应尽早采取有效方案对患者进行治疗。相关研究表明，妊娠合并子宫肌瘤患者易流产，其流产率高出正常孕妇的 2 倍。子宫肌瘤会影响胎儿成长。另外，子宫肌瘤患者分娩时，产道如果被肌瘤阻塞，会引发梗死性难产，同时发生子宫收缩乏力，导致产程变长，引起产后大出血。肌瘤种类、大小、部位等均会影响患者正常分娩。此外子宫肌瘤对胚胎发育有不良影响，如黏膜下肌瘤以及肌壁间肌瘤的增长，会导致胎位不正。同时子宫肌瘤会降低患者子宫收缩力，进而可能导致患者出现大出血，对患者以及胎儿有严重影响。

现阶段，临床对妊娠合并子宫肌瘤的治疗多以单纯剖宫产术为主，但要清除子宫肌瘤就需要在剖宫产术的基础上对患者增加子宫肌瘤剔除术治疗。子宫肌瘤剔除术是一种有创性子宫肌瘤清除术，许多研究均证实，其在治疗妊娠合并子宫肌瘤方面具有良好的效果。剖宫产术联合子宫肌瘤剔除术患者产后出血发生率、排气时间、平均住院时间均显著低于单纯剖宫产术者。分析作用机理，在剖宫产术中利用子宫肌瘤剔除术将相关瘤体组织清除干净，暴露患者宫腔内结构，从而有助于术者更精准地完成相关手术操作，降低手术操作对患者机体造成的创伤，降低产后出血的发生率。并且，子宫肌瘤剔除术还能直接、快速地将患者体内子宫肌瘤剔除干净，避免瘤体对患者产后机体康复的影响和避免进行二次手术，从而加速患者术后恢复。虽然剖宫产术联合子宫肌瘤剔除术在治疗妊娠合并子宫肌瘤方面具有众多的应用优势，但是，该合并术式或多或少会对患者机体造成一定的创伤，增加术后并发症的发生率。为降低患者术后并发症的发生率，临床医生需根据患者肌瘤大小、位置、数量等情况决定是否进行子宫肌瘤剔除,同时需做好输血准备，减少二次手术。本病案患者及家属要求术中行子宫肌瘤剔除术；予行子宫肌瘤剔除术，双附件无异常，应患者及家属术前要求行双侧输卵管结扎术，用输卵管折叠结扎切断法结扎双侧输卵管。本病案患者经术后对症支持治疗，恢复良好，予出院。

（罗小金）

3. 专家点评

子宫肌瘤是由子宫平滑肌细胞增生而形成的一种良性肿瘤，多发生于育龄期女性，该疾病的临床表现为腹部包块、子宫出血、贫血、疼痛等症状,对患者日常生活可能产生严重影响。

子宫肌瘤虽是良性肿瘤，但其生长发育需要大量营养，对受精卵的着床和胚胎的正常生长有一定影响，如出现黏膜下肌瘤或者肌壁间肌瘤，改变了正常子宫腔形态，可能会引起早产甚至流产的现象发生。若放任不管，随着肌瘤的生长，子宫会受到压迫，容易出现胎位改变，更重要的是，子宫肌瘤的存在使得子宫的收缩力大大降低，产妇在分娩结束后发生大出血的风险增大。本病案患者为经产妇，无再次生育要求，要求术中行子宫肌瘤剔除术，术后对症支持治疗，恢复良好。

对于妊娠合并子宫肌瘤患者分娩方式的选择，要根据肌瘤生长的部位、大小，肿瘤性质，患者年龄，是否对产道产生梗阻进行综合评估，制订个体化的治疗方案。对于剖宫产术中是否一并切除子宫肌瘤目前尚存在争议，应根据肌瘤大小、部位，孕妇的情况，术者的技术熟练程度，医院的输血急救条件而定。对于直径大于 8 cm、多发性、不易暴露的肌瘤（如子宫下段、子宫颈的肌瘤、黏膜下肌瘤以及靠近子宫动脉、输卵管间质部的大肌瘤），应谨慎对待；对危重孕妇，不主张在剖宫产术同时行子宫肌瘤剔除术。

（文多花）

参考文献

［1］CERDEIRA A S，TOME M，LIM L. The value of MRI in management of uterine fibroids in pregnancy［J］. Eur J Obstet gynecol Reprod Biology. 2021，256：522-523.

［2］EYONG E D，OKON A. Large Uterine Fibroids in Pregnancy with Successful Caesarean Myomectomy［J］. Case Reports in Obstetrics and Gynecology，2020.

［3］宁鑫鑫. 妊娠合并子宫肌瘤行剖宫产术中肌瘤切除的临床效果［J］. 中国医药指南，2020，18（34）：109-110.

［4］刘井花. 妊娠合并子宫肌瘤行剖宫产术中肌瘤切除的临床疗效研究［J］. 中外医疗，2020，39（32）：18-20.

［5］CAGAN M，TANACAN A，DONMEZ H G，et al. The effect of small size uterine fibroids on pregnancy outcomes in high-risk pregnancies［J］. Revista Brasileira de Ginecologia e Obstetrícia/ RBGO Gynecology and Obstetrics，2020，42（9）：535-539.

[6] 蓝夏，吴丹燕，陈海霞. 剖宫产术联合子宫肌瘤剔除术治疗妊娠合并子宫肌瘤的效果[J]. 中外医学研究，2020，18（23）：142-144.

[7] YIN F L，HUANG H X，ZHANG M，et al. Clinical analysis of uterine torsion and fibroids in full-term pregnancy：A case report and review of the literature [J]. The Journal of International Medical Research，2020，48（6）.

[8] KHAW S C，ANDERSON R A，LUI M. Response to comment on：Systematic review of pregnancy outcomes after fertility-preserving treatment of uterine fibroids [J]. Reproductive Biomedicine Online，2020，41（1）：139.

[9] 子宫肌瘤的诊治中国专家共识专家组. 子宫肌瘤的诊治中国专家共识[J]. 中华妇产科杂志，2017，52（12）：793-800.

十八、妊娠合并恶性肿瘤

1. 病历摘要

患者，35岁，因“停经32^{+5}周，阴道少许流血4小时。”入院。患者平素月经规律，停经6周余查尿HCG呈阳性，伴恶心等早孕反应，妊娠早期先兆流产，口服孕酮、保胎灵保胎，妊娠期无感冒、发热病史，否认有毒物、射线接触史，否认有猫狗接触史，孕 19 周始自觉胎动至今，孕期无头痛、头晕、视物模糊、心悸、胸闷等不适，无双下肢水肿。定期产检，地贫筛查、唐氏筛查、三维超声、OGTT 等检查结果正常。现孕 32^{+5} 周，入院前 4 小时许出现少许阴道流血，无阴道流液，无明显腹痛。患者孕期精神、食纳欠佳，睡眠可，大小便正常，体重随孕周增加。孕 1 产 0，既往史、家属史、个人史无特殊。

【入院查体】体温 36.5 ℃，脉搏 82 次 /min，呼吸 20 次 /min，血压 109/69 mmHg，身高 148 cm，体重 53 kg。心肺听诊无异常。腹部膨隆，质软，未触及宫缩。宫高 31 cm，腹围 89 cm，胎方位 LOA，胎心音 140 次 /min，胎先露头，部分衔接，跨耻征阴性。阴检：宫口未开，先露头，胎先露 S-3，胎膜存，宫颈 Bishop 评分 4 分。骨盆外测量：正常。

【辅助检查】B 超：单胎头位妊娠，胎儿存活，双顶径 8.3 cm，腹围 28.2 cm，股骨长 6.1 cm。羊水最大暗区 5.3 cm。脐动脉血流：最大流速 27.3 cm/s，阻力指数 0.64，S/D 值 2.78。患者宫颈长度 3.2 cm。肝功能：总蛋白 54.5 g/L，白蛋白 27.5 g/L；血常规：血红蛋白浓度 110 g/L。其余检查未见异常。

【诊治经过】入院后拟诊先兆早产，给予抑制宫缩、促胎肺成熟治疗。患者入院以来反复出现反酸、呕吐，呕吐物有少许暗红色血块。入院第 3 天胎膜自破，羊水清。入院第 4 天呕吐加重，吐出约 400 mL 的褐色胃内容物，考虑上消化道出血（考虑为消化道溃疡出血），查血常规：血红蛋白浓度 86 g/L；床旁妊娠晚期 B 超提示：羊水偏少（羊水指数 5.3 cm），于当天 12：32 在腰硬联合麻醉下行剖宫产手术，术中娩一活男婴，体重 1990 g，新生儿 APgar 评分：9 分

（肤色扣 1 分）—10 分—10 分，脐带绕左踝 2 周，术程顺利，术后转消化内科专科诊治。术后予抗炎、护胃及对症治疗。手术后第 3 天大便常规：隐血呈阳性。手术后第 10 天测甲胎蛋白 49.39 ng/mL，癌胚抗原 17.20 ng/mL，糖类抗原 125 185.7 μ/mL，糖类抗原 199 482.10 U/mL；大便常规：隐血呈弱阳性；电解质：钾 3.15 mmol/L，钠 146.0 mmol/L，氯 109.0 mmol/L；血常规：白细胞数目 10.13×10^9/L，中性粒细胞百分比 86.1%，红细胞数目 2.64×10^{12}/L，血红蛋白浓度 79 g/L，血小板数目 312×10^9/L；CT 提示肝右叶巨大占位性病变，性质待究，建议临床进一步检查；食道裂孔疝，伴贲门管壁不规则增厚——肿瘤性病变不除外，请结合临床或必要时行胃镜检查协诊；双肺多发性结节影，疑似转移瘤；左肾小结石；子宫增大、宫腔增宽，子宫前下壁可见条片状低密度影，符合剖宫产术后改变；少量盆腔积液。电子胃镜：考虑为贲门癌。患者及家属要求出院到上级医院进一步诊治，予办理出院。出院诊断：贲门癌并多发转移；孕 1 产 1 孕 33^{+2} 周头位早产剖宫产一活男婴；中度失血性贫血；胎膜早破；低钙血症。出院后转当地医院肿瘤科，MRI 提示：巨块型肝癌伴肝内子灶形成，诊断为肝癌，给予化疗，住院 7 天后出院，出院诊断为胃癌晚期伴肝转移。出院后 12 天在家因意识不清 30 min 送往当地医院，到达医院时已无心跳呼吸。此时为产后 32 天。

2. 讨论

由于雌孕激素变化、新陈代谢变化（合成代谢增强）、血流动力学变化（高动力循环）、免疫学变化（细胞介导和体液免疫）和血容量增加（子宫血流量增多）等特点，妊娠期患者的临床处理更为复杂。此外，其临床决策还需建立在孕周、肿瘤的类型与阶段、患者知情同意的基础上，兼顾肿瘤、母婴和伦理等多种因素，因此妊娠合并恶性肿瘤的临床管理非常困难。

妊娠合并贲门癌非常少见，早期诊断十分困难，预后极差。由于两者具有很相似的消化道表现，加之有些医务工作者的警惕性不高，往往与正常妊娠反应相混淆，从而延误诊断和治疗。妊娠期贲门癌的发病机制尚不清楚，多数学者认为与体内的激素水平改变有关。有研究认为，妊娠期妇女体内雌激素、孕激素水平升高，与肿瘤的孕激素受体结合发挥其生物效应，使其临床症状被掩盖或不典型，分娩后体内雌激素、孕激素水平急剧下降，影响癌肿内雌激素受体、孕激素受体的生物效应，致使病情发生明显变化。临床医生应加强对本病的认识，遇到此类患者不可轻易得出妊娠反应的诊断而耽误检查和治疗。如有可疑，应采取一些对孕妇和胎儿无害或影响较小的辅助检查，可以考虑行内窥镜检查，并严密观察患者粪便隐血的变化。

胃底贲门癌为常见恶性肿瘤，随着近年来人们饮食结构、生活习惯的转变，其发生率逐渐上升，因其病情隐匿，诊断难度较大。相关研究显示，胃底贲门癌预后与早期筛查、诊断结果有密切关系。临床应选择科学有效的诊断方式，以提高早期诊断率，制订治疗方案，改善预后。随着影像学技术的发展，MSCT 检查逐渐应用于临床诊断胃底贲门癌，能清晰显示肿瘤腔内生长情况，且分辨率较高，能多角度、多平面观察病灶，了解胃壁全层、邻近器官及组织侵袭、转移情况，从而为临床制订合理、科学的治疗方案提供相关数据支持。多排螺旋 CT 检查无侵入性痛苦，经过一次检查既能检出肿瘤，又能显示肿瘤的部位、大小、形态、浸润深度和范围，周围组织器官被侵犯，淋巴结转移和肝脏转移及转移的程度，转移灶与周围器官的关系等情况，使得胃癌的诊断准确性明显提高。多排螺旋 CT 检查可以弥补胃镜检查的不足，是单纯胃镜检查的必要补充。因此，胃镜检查与螺旋 CT 检查各有优劣，只有二者相互结合，才能提高其诊断的准确率。另外，贲门癌细胞生长旺盛，正常组织血管常常难以满足肿瘤组织的生长需求，肿瘤释放促血管生长因子，以促进血管生成，故癌组织血流灌注高于正常组织。

妊娠合并贲门癌治疗时应进行全面的临床评估，综合考虑肿瘤组织学类型、恶性程度及分期、有无合并急性并发症、患者自身意愿、孕周等情况，制订个性化治疗方案。本病案患者入院后拟诊先兆早产，给予抑制宫缩、促胎肺成熟治疗，入院以来反复出现反酸、呕吐，呕吐物有少许暗红色血块，胎膜自破，羊水清，1 天后呕吐加重，吐出约 400 mL 褐色胃内容物，对该患者在腰硬联合麻醉下行剖宫产手术。术后予抗炎、护胃及对症治疗，经电子胃镜检查发现贲门癌并多发转移，经患者及家属要求出院到上级医院进一步诊治，予办理出院。

（罗小金）

3. 专家点评

近年来，随着三孩政策的全面开放和辅助生殖技术的发展，女性生育年龄推迟，孕产妇平均年龄增大，妊娠合并恶性肿瘤的发病率日趋上升。妊娠合并恶性肿瘤被定义为在妊娠期间或产后 1 年内确诊的恶性肿瘤。妊娠合并贲门癌可在终止妊娠后行手术治疗。终止妊娠的技术措施会促使出血、感染等并发症增多，使机体免疫能力下降，影响术后综合抗癌措施治疗效果，缩短了患者术后生存期限。因为妊娠合并贲门癌早期症状和体征多不典型，就诊时，医师容易误诊为妊娠反应，为防止误诊，当遇上难以用妊娠反应解释的恶心呕吐、消瘦、乏力、吞咽不适等症状的患者就诊时，要强调进行内镜检查。本病案患者经电子胃镜发现贲门癌并多发转移，对该患者在腰硬联合麻醉下行剖宫产手术。经患者及家属要求出院到上级医院行进一步诊治，予办理出院。

总之，目前关于妊娠合并恶性肿瘤的治疗缺乏共识，其科学依据主要来自回顾性研究、病例报告或非妊娠人群的管理。为了达到最有效治疗肿瘤和最大化保护胎儿的目的，避免延迟治疗影响预后和医源性不良妊娠结局，必须在充分尊重患者知情权和选择权的基础上，多学科协作、结合具体情况进行个体化治疗，并在治疗期间加强对孕产妇病情和胎儿情况的监测。

（文多花）

参考文献

[1] 刘东升，石凯. 多层螺旋 CT 检查诊断胃底贲门癌的价值[J]. 河南医学研究，2020，29(36)：6858-6860.

[2] BOLZE P A，YOU B，LOTZ J P，et al. Successful

pregnancy in a cancer patient previously cured of a gestational trophoblastic tumor by immunotherapy [J]. Annals of Oncology，2020，31（6）：823-825.

[3] BRIANA D D，MALAMITSI-PUCHNER A. Galectin-3：An early marker of gestational diabetes，subclinical atherosclerosis，and tumor progression [J]. Angiology，2020，71（5）：474.

[4] Cho E J，Chun S M，Park H，et al. Whole transcriptome analysis of gestational trophoblastic neoplasms reveals altered PI3K signaling pathway in epithelioid trophoblastic tumor [J]. Gynecologic Oncology，2020，157（1）：151-160.

[5] 余雯，李芳. 妊娠合并妇科恶性肿瘤的管理 [J]. 同济大学学报（医学版），2020，41（05）：672-676.

[6] 何芳，龙云，陈莉. 妊娠滋养细胞肿瘤患者化疗后生育现状调查及危险因素分析 [J]. 齐鲁护理杂志，2020，26（09）：66-68.

[7] MOHAMMED A，ALIYU I S，MANU M. Correlation between circulating level of tumor necrosis factor-alpha and insulin resistance in nigerian women with gestational diabetes mellitus [J]. Annals of African Medicine，2018，17（4）：168-171.

[8] HE WEILING，HOU MINZHI，ZHANG HUI，et al. Clinical significance of circulating tumor cells

in predicting disease progression and chemotherapy resistance in patients with gestational choriocarcinoma［J］. International Journal of Cancer，2019，144（6）：1421-1431.

第六节　妊娠合并脓毒血症

1. 病历摘要

患者，29岁，因“停经34周，右侧腰背痛伴发热11小时余”急诊转入院。患者平素月经规律，停经6周查尿HCG呈阳性，伴恶心等早孕反应，孕期无感冒史、发热病史、服药史，否认有毒物、射线接触史，否认有猫狗接触史，孕18周始自觉胎动至今，孕期无头痛、头晕、视物模糊、心悸、胸闷等不适，无双下肢水肿。定期产检，地贫筛查、唐氏筛查、三维超声、OGTT等检查正常。现孕34周，11小时前无明显诱因下出现右侧腰背痛，持续1小时，呕吐胃内容物1次，随后打寒战，自测体温38 ℃，到当地县人民医院就诊，测体温40 ℃，拟“发热查因：疑似泌尿系统感染；胎儿窘迫；孕4产0孕33^{+6}周”收产科住院治疗。入院予哌拉西林他唑巴坦钠4.5 g，抗感染、退热、补液治疗后体温恢复正常，但血压收缩压75～95 mmHg，舒张压39～52 mmHg，心率128次/min，考虑“感染性休克”转我科住院治疗。患者孕期精神、食纳、睡眠可，大小便正常，体重随孕周增加。孕4产0，人流3次。4年前因右侧腰背痛，查B超发现右肾有小结石。

【入院查体】体温36.9 ℃，脉搏118次/min，呼吸20次/min，血压112/67 mmHg，身高158 cm，体重61 kg。心肺听诊无异常。右肾区叩击痛（+），左肾区叩击痛（–）。腹部膨隆，质软，未触及宫缩。宫高 29 cm，腹围 100 cm，胎方位 LOA，胎心音 136 次 /min，胎先露头，已衔接，跨耻征阴性，未做阴检。骨盆外测量：髂前上棘间径 25 cm，髂嵴间径 28 cm，骶耻外径 19 cm，坐骨结节间径 9 cm。高危评分（颜色）：黄色。

【辅助检查】入院查血常规：白细胞数目 39.07×10^9/L，中性粒细胞百分比：96.5%，中性粒细胞数目 37.69×10^9/L，血红蛋白浓度 83 g/L，血细胞比容 24.1%。B 超：单胎头位妊娠，胎儿存活，双顶径 84.4 mm，头围 304 mm，腹围 301 mm，股骨长 65 mm。最大羊水暗区 49 mm，S/D 值 2.33。当日腹部彩超及泌尿系彩超：双肾结石（右肾探及 1 个 4 mm × 3 mm 的强光点，左肾探及 1 处 8 mm × 4 mm 的强光斑），右肾积水（右侧输尿管上段内径约 8 mm，可见长度约 53 mm），右侧输尿管上段扩张，肝、胆、胰、脾、膀胱未见明显异常。

【诊治经过】入院诊断：右肾积水伴感染；感染性休克；孕 4 产 0 孕 34 周头位单活胎。入院后予抗感染、补液治疗，经科室讨论及全院会诊，考虑为脓毒血症引起的感染性休克。目前患者血象高、血压低、心率快，建议行剖宫产术终止妊娠，患者及家属反复商量后同意剖宫产术。当日入院后 11 小时以头位剖宫产一活女婴，体重 2090 g，新生儿 APgar 评分：10 分—10 分—10 分，羊水清，术中失血 500 mL，补液 1200 mL（其中输 A 型 Rh 阳性血型去白细胞悬浮红细胞 2 U），尿量 200 mL，转重症科治疗。术后予镇静、镇痛、抗感染、呼吸辅助呼吸等治疗。胸部、盆腔、腹部 CT 提升示双肺炎症，伴双侧胸腔少量积液；气管插管管头末端位于隆突上方约 1.5 cm 处；剖宫产术所改变，宫腔少量积血；右侧腹腔脂肪、系膜组织密度增高模糊，考虑术后改变；腹部肠郁张；右肾小结石，左肾多发小结石；L5 右横突旁开处小结节状致密影（疑似钙化灶、致密药丸）。于入院第 2 日脱机拔气管导管及胃管，羊水培养结果提示：白色念珠菌感染。复查泌尿系 B 超示双肾结石，未见明显积水，输尿管未见扩张。并于入院第 3 日迁出重症病房，改用头孢他啶钠抗感染治疗。术后 9 天，患者腹部切口愈合好，拆线，一般情况好，治愈出院。出院诊断：脓毒血症；脓毒性休克；孕 4 产 1 孕 34 周头位剖宫产一活女婴；中度失血性贫血；低蛋白血症；双肾结石。

2. 讨论

妊娠期脓毒血症起病隐匿，可迅速进展为感染性休克、多器官功能障碍乃至死亡。感染性休克是导致孕产妇死亡的重要原因，可诱发早产、胎儿宫内感染的发生。其诊治依赖早期发现、及时识别感染源和有针对性的早期目标靶向治疗，包括 1 小时内启动容量复苏、经验性静脉使用抗生素、血流动力学监测等。

脓毒症被定义为病原体引起的全身性炎症反应综合征（SIRS）。目前在成年人中，SIRS 被定义为满足以下 4 条标准的 2 条或以上：体温高于 38 ℃或低于 36 ℃；心率大于 90 次 /min；呼吸大于 20 次 /min；白细胞数目大于 12×10^9/L 或小于 4×10^9/L 或幼稚杆状核粒细胞超过 10%。严重脓毒症是脓毒症引起的组织灌注不足或器官功能障碍，如少尿、肝酶异常升高、乳酸性酸中毒或神经系统改变。感染性休克是在脓毒症基础上伴低血压发生的，即使进行了充分的液体复苏仍然可发生。由于妊娠期特殊的生理改变，胎儿足月时孕妇白细胞计数可高达（15～20）$\times 10^9$/L，而分娩过程中，心率和呼吸加快，故对产科严重脓毒症和感染性休克患者进行准确的诊断比较困难。感染性休克诊断的核心要素为确诊或疑似的感染伴有低血压和组织低灌注的迹象（如少尿、精神状态改变、周围灌注不良、高乳酸血症）。

产科患者出现感染性休克的主要病因有产褥期感染或流产后感染，各种原因引起的绒毛膜羊膜炎，妊娠合并急性阑尾炎、外伤性感染，妊娠合并泌尿系统感染，急性乳腺炎及其他不明原因的感染。

相对于其他内外科感染，产科感染性休克的治疗必须要兼顾产前发生感染性休克患者的胎儿安危，及时终止妊娠。

产科感染性休克对母婴有巨大影响，关键是要加强对产科感染性休克的预防，主要的预防措施有加强孕前宣教，提高孕产妇对感染的意识；加强对妊娠期泌尿系统感染、胎膜早破、下生殖道感染等的重视；及时清除宫内残留的胚胎组织；避免不必要的阴道检查和宫内监护；尽量避免软产道损伤；严格执行无菌的宫腔操作；正确掌握剖宫产的指征；严厉打击非法接生。除此之外，对一些孕产妇合并外伤、牙龈炎等应多加注意，早期干预，控制炎症扩散。

尽早应用广谱抗生素控制感染是感染性休克最根本的治疗措施，同时尽早去除病灶、进行有效的容量复苏以及器官功能支持。本病案患者经过严密监护，积极处理，预后良好。

（张艳林）

3. 专家点评

感染性休克是导致孕产妇死亡的重要原因之一，在分娩孕妇中的发生率为 1/50 000 ～ 1/10 000，如发展为多脏器功能衰竭，其死亡率为 40％～ 70％ 。据全球统计，2013 年每天有 800 多例孕妇死亡，其中死亡人数排第 1 位的是产后出血（27.1％），第 2 位是高血压（14.0％），脓毒血症（10.7％）排第 3 位。本病案患者孕 34 周发生感染性休克，且患者腰痛症状明显，伴发热，体温最高达 40.0 ℃，继续妊娠可能随时出现胎儿窘迫，甚至胎死宫内。权衡母婴的安危情况，决定剖宫产是正确的，母婴结局良好。但若发生时孕周小，终止妊娠时机需谨慎，需考虑胎儿出生后的安危。早产儿并发症多，存活率低，需及时转诊至新生儿救治能力强的三级甲等医院。可以考虑在严密观察下继续妊娠，促胎肺成熟治疗，做好剖宫产准备，病情无好转或出现胎儿窘迫等产科手术指征时，应及时终止妊娠。

（李美英）

参考文献

[1]范玲. 妊娠合并感染性休克[J]. 中华产科急救电子杂志，2017，6（3）：138-141.

[2]王晓刚，殷启霖，李红，等. 1 例妊娠合并感染性休克患

者抗感染治疗临床分析［J］. 宜春学院学报，2017，39（9）：74-77.
［3］贺芳，陈敦金. 产科感染性休克的诊治［J］. 中国实用妇科与产科杂志，2016，32（12）：1185-1188.
［4］中国医师协会急诊医师分会. 中国急诊感染性休克临床实践指南［J］. 中华急诊医学杂志，2016，25（3）：274-287.
［5］杨慧霞. 妊娠期感染性疾病诊治策略［J］. 中国实用妇科与产科杂志，2016，32（6）：499-501.
［6］LAURA EVANS，ANDREW RHODES，WALEED ALHAZZANI，et a1. Surviving sepsis campaign: international guidelines for management of severe sepsis and septic shock 2012［J］. Intensive Care Med，2013，39（2）：165-228.
［7］祝香. 妇产科感染性休克的诊断和治疗［J］. 世界最新医学信息文摘（电子版），2014，14（1）：77-78.
［8］武鹤立，於利刚. 产科休克12例临床分析［J］. 浙江医学，2006，28（11）：945-946.
［9］梁羽飞，蔡丽文，方根娟，等. 产科15例感染性休克临床分析［J］. 浙江医学，2011，33（2）：248-250.

第七节　羊水栓塞

1. 病历摘要

病案 1

患者，33 岁，因“停经 37^{+2} 周，阴道流液伴腹痛 1 小时。”于凌晨急诊接入院。既往月经规律，停经 6 周查尿 HCG 呈阳性，不伴恶心等早孕反应，定期产检，地贫筛查、唐氏筛查、三维超声、OGTT 等检查正常。1 小时前无诱因出现阴道流液，伴不规则腹痛，无阴道流血，遂呼 120 急诊接回我科，到现场监测生命体征正常，胎心音 125 次 /min，胎膜已破，羊水清，宫口未开，急诊入院。2013 年因产程异常行剖宫产娩一活女婴，孕 2 产 1，人工流产 1 次。其余既往史、个人史、家族史无特殊。

【入院查体】体温 36.8 ℃，脉搏 89 次/min，呼吸 20 次 /min，血压 110/67 mmHg，心肺听诊无异常。神清，腹部膨隆，下腹部可见一陈旧性横形手术疤痕，质软，触及规则宫缩。宫高 34 cm，腹围 103 cm，胎方位 LOA，胎心音 103 ～ 115 次 /min，胎先露头，已衔接，跨耻征阴性。阴检：宫口未开，胎先露 S–3，胎膜已破，羊水清，未触及脐带。

【辅助检查】入院查血常规未见明显异常，无手术禁忌。

【诊治经过】入院后 10 min 患者出现咳嗽，伴有胸闷、呼吸困难等不适。神清，精神欠佳，全身皮肤见散在瘀点，血压 95/52 mmHg，脉搏 130 次 /min，呼吸 23 次 /min，血氧饱和度 90%，宫缩 30 s/1 ～ 2 min，胎心音 105 次 /min。入院胎心监护有晚期减速，考虑羊水栓塞及胎儿窘迫，即给予面罩给氧、静脉推注地塞米松 20 mg、静脉滴注氨茶碱等处理，并立即进行紧急剖宫产术。急诊行子宫下段剖宫产术、子宫动脉结扎术、子宫背带式缝合术。于凌晨 02：54 产一活男婴，体重 3200 g，缝合完子宫切口，发现创面多处渗血、子宫收缩乏力，阴道流血仍多，无凝血块，急查血常规及凝血常规。凝血常规：凝血酶原时间、活化部分凝血活酶时间均延长 3 倍，纤维蛋白原 1.0 g/L，术中累计出血量已达 1000 mL，术中给予输入同型红细胞悬液 4 U、血浆 600 mL、冷沉淀 10 U 处理后，阴道仍有持续流血，为保留子宫，行子宫动脉栓塞术。当天 06：00 送介入室行子宫动脉栓塞术，术程顺利，出血明显减少，尿量增多。术后立即转重症科行进一步治疗，予预防感染，促宫缩、补充凝血因子等对症治疗。术后 7 天，患者一般情况好，术口愈合好，病情治愈出院。出院诊断：羊水栓塞；DIC；胎膜早破；胎儿窘迫；产后出血；失血性休克；孕 2 产 2 孕 37^{+2} 周头位剖宫产一活男婴；疤痕子宫。

病案 2

患者，33 岁，因“停经 39^{+5} 周，下腹不规则胀痛 1 天”入院，诉平素月经较规律，孕 4 月余外院彩超：妊娠中期，宫内单活胎，约孕 20^{+2} 周。停经后有上呼吸道感染病史，无发热，未服药自愈。否认咳嗽、发热、服药史，否认有毒物、射线、猫狗接触史。在外院建卡定期产检，行 OGTT、系统彩超、地贫筛查检查未见异常，自诉产前筛查未见异常，孕 5 月自觉胎动至今。妊娠中晚期无头昏、眼花、胸闷、心悸、气促不适，双下肢无明显水肿。半月前外院彩超提示：宫内单活胎，孕晚期，羊水过多。今孕 39^{+5} 周，1 天前开始无明显诱因下出现阵发性下腹胀痛，不规则，程度较轻，无阴道流血、流液，自觉胎动尚可，今日到外院就诊行彩超提示：宫内单活胎，妊娠晚期，头位，羊水过多，羊水指数 29.4 cm，为求待产而入住我科。自妊娠以来，患者精神、食欲、睡眠、大小便可，体重随孕周渐增加。孕 4 产 2，9 年前足月顺产一活女婴，体重 3150 g；3 年前足月顺产一活女婴，体重 3900 g，人工流产 1 次。

【入院查体】神清，生命征平稳，心肺无特殊，腹部膨隆如孕月。产检：宫高 39 cm，腹围 106 cm，头位，胎心音正常，不规律宫缩。胎先露 S–3，胎膜未破，宫口未开，宫颈消 80%，骨盆内测量未见明显异常。骨盆外测量：24 cm—27 cm—20 cm—9 cm。

【辅助检查】当日外院 B 超：妊娠晚期；胎盘Ⅱ级；脐血流未见明显异常；羊水过多，羊水指数 29.4 cm；考虑轮状胎盘。入院查肝功能：谷丙转氨酶 124 U/L，谷草转氨酶 66 U/L，总胆汁酸 16.5 μmol/L；血常规、凝血四项及肾功能检查未见异常。

【诊治经过】入院诊断：孕 4 产 2 孕 39^{+5} 周头位先兆临产；羊水过多；考虑为巨大儿；轮状胎盘；ICP。入院后考虑胎儿较大，告知患者及家属阴道分娩可能出现肩难产、臂丛神经损伤、新生儿窒息等风险，其对阴道分娩及剖宫产的利弊充分了解后要求剖宫产终止妊娠。于入院后第 2 天行剖宫产术，于 19：22 剖宫产一活男婴，出生体重 4200 g；19：24 患者出现呛咳；19：25 出现意识不清、口吐泡沫、面色青紫、四肢抽搐，考虑为羊水栓塞，立即按羊水栓塞抢救程序进行抢救。给予高压给氧；19：25 予地塞米松 20 mg 静脉推注，阿托品 1 mg 静脉推注；19：26 突然心跳骤停，呼吸不规则，瞳孔散大，血压下降，收缩压 50 ~ 55 mmHg，舒张压 30 ~ 35 mmHg，立即胸外心脏按压，气管插管，复苏囊气管内给氧、肾上腺素等处理；19：30 心跳恢复，心率 120 ~ 140 次 /min，血压恢复正常，术中急诊抽血，发现针眼部位皮肤渗血，抽血处皮肤出现青紫；19：35 再次使用地塞米松 20 mg 静脉推注；19：40 氨茶碱 0.25 mg 静脉推注；19：45 病情稍好转，出血减少，家属要求保留子宫，术后予转重症科治疗。术后患者阴道流血多，不凝血，腹部术口渗血明显，腹腔引流管不断有血性液体流出，查凝血功能延长、D- 二聚体增高、血小板下降，考虑 DIC，予输红细胞悬液、血浆、冷沉淀、血小板，机械通气、保护重要脏器功能及对症治疗。术后 2 天床边片提示：双肺感染。术后 7 天肺部 CT 提示：右肺上叶炎症、右肺上叶不张，建议做支气管镜检查；两侧胸腔积液；肝右叶片状低密度影。头颅横断位平扫未见明显异常。术后 7 天脱机拔管。术后 13 天，患者一般情况好，术口Ⅱ / 甲级愈合，治愈出院。出院诊断：羊水栓塞；DIC；孕 4 产 3 孕 40^{+1} 周头位剖宫产一活男婴；巨大儿 ；羊水过多；ICP；肺部感染并呼吸窘迫综合征。

2. 讨论

羊水栓塞是指分娩过程中羊水进入母血循环，引起肺动脉高压、低氧血症、循环衰竭、DIC 以及多器官功能衰竭等一系列病理生理变化的过程。2016 年美国母胎医学学会发布的《羊水栓塞诊断和处理指南》表示，羊水栓塞的典型表现是产时、产后突然出现的缺氧低血压，随之出现凝血功能异常，任何产时或产后妇女突然出现心衰或心脏骤停、抽搐、严重呼吸困难或缺氧，尤其是出现不能解释的凝血功能障碍时，要考虑羊水栓塞为排除性诊断。辅助检查方面，一般认结合心电图、胸片、凝血功能检查等非特异性检查和特异性检查为主。检查凝血功能时可出现凝血酶原时间延长、出血时间及凝血时间延长以及纤维蛋白降解产物增加等情况，并且凝血功能还会受患者生存时间以及临床出血程度的影响具有不同表现。羊水栓塞的诊断是临床诊断，母血涂片或器官病理找到羊水有形成分不是诊断的必需证据。

研究指出，羊水栓塞起病比较急，疾病的发展迅速，大多数患者因早期无典型症状而被忽略，错过最佳抢救的时间，最终导致患者死亡。羊水栓塞的典型症状虽然比较多，如低血氧、凝血功能障碍及突发性低血压等，但是因患者的个人体质不同，在临床表现中也各不相同。2018 年《羊水栓塞临床与处理专家共识》指出，子宫切除不是治疗羊水栓塞的必要措施，不应实施预防性子宫切除术。但当产后出血难以控制，危及产妇生命时，果断、快速地切除子宫是必要的。典型的羊水栓塞往往病情凶险，在节假日、夜班、凌晨产科人员不足，出血凶猛，手术缝合技巧不满意，基层血源不充足的情况下，一旦子宫创面大出血，其后果往往是致命的。产妇发生羊水栓塞的前驱症状主要有肺血管痉挛、呼吸循环衰竭以及 DIC 等，羊水栓塞发生后会导致产妇出现多器官衰竭的情况。因此，当产妇出现羊水栓塞前驱症状时需要及时进行预防处理。据相关医学研究显示，羊水在肺栓塞中的作用会造成机械性栓塞，当羊水流入血液循环系统之后，血细胞会在羊水刺激下生成白三烯，其含量逐渐增加，产妇便会出现打寒战情况，属于过敏反应中的一种，且羊水的量越多，羊水栓塞的发生率也越高。因此，在临床防治中加强对过敏反应的预防和控制是改善羊水栓塞的主要措施。

病案 1 患者入院后出现血压下降，胎心监护出现晚期减速，考虑羊水栓塞及胎内窘迫，即给予面罩给氧增加氧合、静脉推注地塞米松 20 mg 抗过敏、静脉滴注氨茶碱解除肺动脉高压等处理，并立即进行紧急剖宫产。地塞米松属于糖皮质激素，临床作用主要是抗过敏以及抗感染，能够有效提升患者的免疫力，降低羊水作用下各类刺激因子的释放，缓解炎性物质的进一步发展，降低过敏的发生率，起到羊水栓塞的防治作用。地塞米松在产妇羊水栓塞防治中的应用能够有效降低羊水栓塞等不良情况的发生，确保产妇及胎儿的生命安全。用药后打寒战的发生率较低，可知其对产妇造成的刺激较低，对各项手术指标均有积极的促进作用，用药安全性更高。患者行子宫下段剖宫产术、子宫动脉结扎术、子宫背带式缝合术、腹壁整形术。缝合完子宫切口，发现创面多处渗血、子宫收缩乏力、阴道流血，复查血常规异常，给予输入同型红细胞悬液 4 U、血浆 600 mL、冷沉淀 10 U 处理后，阴道仍持续流血，为保留子宫，行子宫动脉栓塞术。针对产后出血，临床通常实施手术切除子宫来止血，这是最为有效的方式。尽管该手术能有效止血，但对患者亦造成严重的身心创伤，不但延缓患者恢复时间，而且剥夺了育龄期患者日后的生育功能。子宫动脉栓塞术是在局麻下置入导管穿刺股动脉，再利用数字减影血管造影（DAS）引导同轴导丝，对子宫动脉选择性置管，置入栓塞剂的治疗技术。子宫的血供大部分来源于子宫动脉，通过栓塞子宫动脉来切断双侧子宫动脉的供血，以减少出血点的动脉灌注压，迅速凝结局部血管的血液，并重建子宫动脉的侧支循环，有利于盆腔脏器供血的维持，再放置明胶海绵，这是一种类似于蛋白肽的物质，能有效吸收血液，故能发挥良好的止血功效，并保护患者完整的内分泌系统。

病案 2 患者在胎儿娩出后立即出现呼吸呛咳，意识不清，口吐泡沫，面色青紫，四肢抽搐，考虑为羊水栓塞，立即按羊水栓塞抢救程序进行抢救。立即予胸外心脏按压，气管插管，复苏囊气管内给氧，肾上腺素等处理，后心跳恢复，心率 120 ～ 140 次 /min，血压恢复正常。本病案患者临床症状典型，出现了低血压、低血氧、凝血功能障碍等羊水栓塞三联症。患者为剖宫产术中出现的羊水栓塞，麻醉师第一时间进行了气管插管，为进行高质量的心肺复苏争取了宝贵的时间，复苏效果良好，患者治愈后出院，未遗留后遗症。

（罗小金）

3. 专家点评

羊水栓塞作为妇产科中一种严重性较高的病症，一旦怀疑或确诊，应立刻进行有效的处理干预，以挽救患者生命。日常护理工作中，对该类患者需做好所有治疗相关仪器设备及药品的准备工作，明确给氧设备及心电监护仪等功能的完好性。在患者分娩时，医护人员对患者呼吸、脉搏、心率及血氧情况等做好积极监护，一旦怀疑为羊水栓塞时立刻进行相关的诊治处理，以免耽误救治时间。

早期识别羊水栓塞的前驱症状、尽早启动快速反应团队，对于改善患者预后至关重要。结合对羊水栓塞患者的早期识别，临床需及时对患者进行抢救，应用大剂量的糖皮质激素治疗过敏性休克，病案 1 患者应用地塞米松治疗，并及时行持续正压给氧，在减轻肺水肿的基础上改善脑缺氧等。同时，由于羊水栓塞引起的休克往往较为复杂，常与多种影响因素有关，因此要尽早、尽快扩充血容量，并可在同时监测中心静脉压及心脏负荷时进行血容量补充，并结合动脉血血气及酸碱测定予以酸中毒纠正，也可结合血管活性药物调整血管紧张度，还可保证机体重要脏器的供血。

羊水栓塞是产科最凶险的并发症，羊水栓塞仍是排他性诊断，主要依靠临床评估和判断，理想的治疗是对羊水栓塞的每一个临床特征性表现进行迅速地评估及有效干预，团队流程化救治，争取抢救时机，以改善预后、减少并发症的发生。产科医生必须重视经产妇管理，认真做好围产期保健工作，降低产科合并症和并发症，规范使用催引产方法，避免羊水栓塞的发生。尤其是在凌晨，病案 2 患者术中于 02：54 娩一活男婴，缝合完子宫切口，发现创面多处渗血、子宫收缩乏力，阴道流血仍多，无凝血块。在孕产妇及医务人员的各项生理机能均处于低谷状态时，迅速启动羊水栓塞的抢救程序对提高抢救成功率至关重要。术后阴道仍持续流血，保留子宫的同时行子宫动脉栓塞术，能加快患者术后恢复，减少术后出血，不伤害卵巢功能。

（文多花）

参考文献

[1] SITAULA S，DAS D，SITAULA S. Amniotic fluid embolism：A rare cause of maternal collapse—A case report[J]. Clinical Case Reports，2020，8（12）：3359-3361.

[2] ODA T，TAMURA N，IDE R，et al. Consumptive Coagulopathy Involving Amniotic Fluid Embolism：The Importance of Earlier Assessments for Interventions in Critical Care[J]. Critical Care Medicine，2020，48（12）：e1251-1259.

[3] FUDABA M，TACHIBANA D，MISUGI T，et al. Excessive fibrinolysis detected with thromboelastography in a case of amniotic fluid embolism：fibrinolysis may precede coagulopathy [J]. Journal of Thrombosis and Thrombolysis，2021，51（3）：818-820.

[4] 单海欧. 子宫动脉栓塞术和子宫切除术治疗产后出血的临床疗效及并发症[J]. 吉林医学，2020，41（12）：2993-2994.

[5] 李日芳，刘彬，宋英，等. 氨茶碱联合地塞米松对羊水栓塞产妇不良反应发生及凝血功能的影响[J]. 中国性

科学，2020，29（12）：88-90.
［6］FENG Y，YANG H X. Interpretation of Chinese expert consensus on diagnosis and management of amniotic fluid embolism［J］. 中华医学杂志英文版，2020，133（14）：1719-1721.
［7］万丁波，张雅娟，林邯枫. 7 例羊水栓塞诊断与抢救的临床分析［J］. 中国现代医生，2020，58（21）：78-80.
［8］CREEL-BULOS C，HASSANI B，STENTZ M J，et al. Extracorporeal membrane oxygenation for amniotic fluid embolism-induced cardiac arrest in the first trimester of pregnancy：A case report［J］. Critical Care Explorations，2020，2（7）：e0162.

第八节　子宫破裂

一、妊娠中期疤痕子宫自发性破裂

1. 病历摘要

患者，32 岁，因“停经 26^{+2} 周，下腹部疼痛 2 小时余”入院。平素月经规律，3 天 /30 天。行 IVF–ET 后怀孕。妊娠早期一直服用保胎药物，伴恶心等早孕反应，孕 20 周始自觉胎动至今，孕 6 月自觉有双下肢水肿。定期产检，地贫筛查呈阴性，唐氏筛查呈高危，建议产前诊断，未遵医嘱。系统彩超及 OGTT 未做。入院前 2 小时余出现下腹刺痛，继而转为持续性胀痛，以下腹部外侧明显，遂从县城自行驾车至我院，途中呕吐 1 次，自诉为铁锈色呕吐物，无头晕，无心慌、胸闷，无阴道流血、流液不适，拟“孕 26^{+2} 周；腹痛查因急诊”入院。孕 4 产 2，13 年前因过期妊娠行剖宫产术娩一活婴，体重 3500 g，10 年前因疤痕子宫行剖宫产术娩一活婴，体重 3500 g，均健在。其余病史无特殊。

【入院查体】体温 36.6 ℃，脉搏 104 次/min，呼吸 20 次 /min，血压 97/70 mmHg，身高 155 cm，体重 65 kg。心肺听诊无异常。下腹部可见一陈旧性横形手术疤痕，无压痛，腹部膨隆，轻压痛，腹肌紧张，偶可触及宫缩。宫高 26 cm，腹围 98 cm，胎心音 145 次 /min。阴检：宫颈管消 50%，宫口未开，先露头，胎先露 S–3，胎膜存。

【辅助检查】当地人民医院 B 超：单胎，妊娠中期，相当于孕 26 周。

【诊治经过】入院诊断：腹痛查因；孕 4 产 2 孕 26^{+2} 周先兆流产；疤痕子宫；IVF–ET 术后；急查血常规：血红蛋白 95 g/L；肝肾功能、电解质、凝血功能检查基本正常，血液淀粉酶检查正常，入院 B 超提示盆腔积液、腹腔积液、胸腔积液。请普外科紧急会诊，腹痛查因：考虑为消化道穿孔。完善胸部、腹部、盆腔 CT；行禁食，胃肠减压，抗感染治疗。CT 提示：右肺下叶基底段纤维灶。双侧胸膜增厚；腹盆腔脂肪间隙模糊、密度增高，伴腹盆腔积液较多。考虑为腹膜炎改变；肝、胆、胰、脾、双肾螺旋 CT 平扫未见明显病变。请重症科会诊，考虑为急腹症。建议普外科会诊，行诊断性腹腔穿刺进一步明确。目前患者生命体征尚平稳，动态监测血压、氧合及血气情况；若病情需要，可转产科进一步治疗。请消化内科急会诊意见：初步诊断为急性腹膜炎，消化道穿孔。建议急查心肌酶、降钙素厚、脑钠钛，重新查看 CT 片以进一步明确诊断；加强抗感染，必要时终止妊娠；请普外科会诊协助诊治。复查血常规：血红蛋白浓度 85 g/L。行腹腔穿刺抽出暗红色不凝血 20 mL，考虑腹腔内出血，且血红蛋白浓度下降，需行剖腹探查，予充分备血并急诊送入手术室行剖腹探查术，术中见大量暗红色血液涌出，清出积血及血块共计约 1500 mL，后暴露子宫，见子宫左侧底部破裂，见部分胎盘及羊膜囊从破口膨出，裂口长约 12 cm，诊断子宫破裂明确。与患者家属谈话说明情况，家属要求剖宫取胎，不结扎，要求抢救新生儿；破膜见羊水清，约 600 mL，入院当日 09：40 于术中剖宫产娩一活女婴，新生儿 Apgar 评分：5 分（肤色、呼吸、对反应刺激各扣 1 分，肌张力扣 2 分）—8 分（呼吸、肌张力各扣 1 分）—8 分（呼吸、肌张力各扣 1 分），体重 700 g，复苏后转新生儿科，脐带无绕颈，见胎盘附着于子宫前壁，部分胎盘与子宫壁粘连紧密，考虑胎盘植入，植入面积约 6 cm × 5 cm，徒手剥离胎盘送病检。胎盘娩出后，患者子宫收缩欠佳，血压下降，为 76/45 mmHg，心率 143 次 /min，考虑失血性休克，有输血指征，予申请同型去白细胞悬浮红细胞 8 U 及血浆 800 mL，予双管加快补液、多巴胺升压、麦角新碱 2 mL 肌内注射促宫缩等对症支持治疗后血压逐渐上升。清理宫腔，修补子宫破口全层，检查双附件无异常。清洗腹腔，盆腔后穹窿放置引流管，常规关腹。术中输同型去白细胞悬浮红细胞 2 U，手术顺利，麻醉满意，术中失血 500 mL，加上腹腔积血总计出血量 2000 mL，补液 2000 mL，尿量 100 mL，尿色清。术后转重症科，予机械通气、输血、抗感染、促子宫收缩、营养支持、保护重要脏器功能等综合治疗。术后 1 周，患者病情平稳，伤口愈合好，予出院。出院诊断：子宫破裂；肺部感染；失血性休克；失血性贫血；孕 4 产 2 孕 26^{+2} 周剖宫产娩一活女婴；胎盘植入；胸腔积液；疤痕子宫；IVF-ET 术后。新生儿在新生儿科住院 91 天后，达到出院指征出院。

2. 讨论

子宫破裂是指子宫体部或子宫下段发生裂伤，根据破裂程度可分为完全子宫破裂（子宫肌层及浆膜层全层裂开，子宫腔与腹腔相通）和不完全子宫破裂（子宫肌层全层或部分裂开，但浆膜层和腹膜尚保持完整，宫腔与腹腔未相通）。

根据既往临床数据调查，子宫破裂患者均有既往子宫手术史，随着子宫手术次数越多，子宫破裂风险亦越高。子宫受损时，在修复过程中可形成瘢痕，而被称为瘢痕子宫，瘢痕子宫的瘢痕处，不是正常肌组织，而是结缔组织和瘢痕组织。导致瘢痕子宫形成的原因包括剖宫产术分娩、子宫肌瘤剔除术、子宫角部楔形切除术、子宫穿孔修补术等。既往有子宫手术史，尤其是有剖宫产史为妊娠子宫破裂最重要的危险因素。高龄产妇、多产次、瘢痕厚度、妊娠间隔等均是影响子宫破裂的因素，在分娩时应该严格掌握瘢痕子宫再妊娠的适应证以选择合适的分娩方式，降低子宫破裂的发生率。

目前，临床上大部分剖宫产再次妊娠的分娩方式依然是剖宫产，这在很大程度上会造成子宫破裂的发生（虽然概率比较低，但是在居高不下的剖宫产率增长的情况下，子宫破裂也呈现增长的趋势）。《剖宫产术后再次妊娠阴道分娩管理的专家共识（2016）》指出：关于剖宫产术后再次妊娠的分娩方式有选择性再次剖宫产（ERCS）和剖宫产术后再次妊娠阴道试产（TOLAC）2 种。TOLAC 的成功率各国报道不一，60% ～ 80% 不等，且子宫破裂的风险高于 ERCS，但整体风险率不足 1%。

子宫破裂的临床表现为子宫破裂前后均有腰酸、腹部隐痛。治疗上以手术治疗为主，辅以输液、输血、抗休克、抗感染等，本病案根据病情及患者意愿成功保留子宫。

子宫破裂一旦发生，不仅处理困难且危及孕产妇及胎儿生命。预防子宫破裂应从诱发因素着手 。剖宫产手术方式是否为古典式，剖宫产手术切口是否为子宫体部切口或者T形切口，剖宫产手术切口缝合方式，有无原剖宫产手术切口感染愈合不良等因素均为造成剖宫产手术再次妊娠发生子宫破裂的高危风险。应避免多次剖宫产手术后再次妊娠，为减少子宫破裂诱因、对于初产妇需严格掌握剖宫产手术适应证，尤其要降低初产妇剖宫产的手术率。产科医生认为子宫最主要功能为妊娠，适龄妇女如需行子宫相关手术时，请思考是否需要妊娠后再决定，如不可避免手术，则应更加重视自己病情，与定期产科医生详细沟通，根据妊娠相应孕周提前住院观察。综上所述，为了避免子宫破裂的发生，需要通过加强孕前宣教、产前宣教，减少非医学指征的剖宫产，鼓励产妇阴道分娩，充分评估产科条件，降低初次剖宫产率，提高宫腔操作技术水平，减少不必要的宫腔操作，严格掌握瘢痕子宫阴道试产的适应证，提高产科医师对子宫破裂的辨识度。

（文多花）

3. 专家点评

子宫破裂为产科严重并发症之一，严重威胁母婴生命安全，子宫破裂出血常成为孕产妇的死因，而围产儿常因子宫破裂出血而导致胎内窘迫、窒息死亡。此病案为二次剖宫产术后再次妊娠，并且与前次剖宫产间隔时间大于10年。文献报道，剖宫产术后再孕的时机以术后2～3年为宜，因为术后2～3年子宫瘢痕组织的肌肉化程度达到最佳状态。随着时间的延长，子宫瘢痕组织明显失去原组织结构，失去弹性，增加了子宫破裂的风险。对于剖宫产术后较短时间内妊娠或较长时间妊娠（特别是大于 10 年）者，应警惕子宫自发性破裂的可能。此病案子宫破裂发生在妊娠中期并且发生于子宫底部，既往二次剖宫产手术过程不清，推测系子宫体部剖宫产。本病案患者发生子宫破裂胎心仍正常，给诊断带来了一定的难度，因腹腔内出血出现急腹症，有剖腹探查的指征，及时手术后，确保了母婴安全。本病案第 1 次剖宫产是以过期妊娠为指征手术，而第 2 次剖宫产是因为疤痕子宫再孕为指征手术，如能在第 1 次手术时做好正确的评估，严格把握剖宫产手术指征，可减少再次剖宫产的风险。预防子宫破裂的发生，我们应注意以下几点。①严格掌握剖宫产适应证，减少不必要的剖宫产，除绝对需要外，不宜采用子宫体部剖宫产。②正确指导有剖宫产史者确定再次妊娠时间。③加强围产期保健和孕期宣教工作，加强产前检查，建议建立疤痕子宫再孕专科门诊，系统管理。提高对子宫破裂的预防及早期识别。子宫破裂一经确诊，应争取时间，积极抢救。手术方式可视破裂程度、破裂时间、有无感染、是否需要保留生育功能而定，术后应注意预防感染。

（董完秀）

参考文献

［1］曹泽毅. 中华妇产科学：第 2 版［M］. 北京：人民卫生出版社，2004：838-841.

［2］谢幸，孔北华，段涛. 妇产科学：第 9 版［M］. 北京：人民卫生出版社，2018：212-213.

[3] 陈汉青，王子莲. 子宫破裂的诊断及处理［J］. 中国实用妇科与产科杂志，2016，32（12）：1178-1181.
[4] YOU S H，CHANG Y L，YEN C F. Rupture of the scarred and unscarred gravid uterus：Outcomes and risk factors analysis［J］. Taiwan J Obstet Gynecol，2018，57（2）：248-254.
[5] WALEED ALI SAYED AHMED，YASSER HASAN HABASH，MOSTAFA AHMED HAMDY，et al. Rupture of the pregnant uterus-a 20-year review［J］. J Matern Fetal Neonatal Med，2017，30（12）：1488-1493.
[6] 刘劲松. 妊娠晚期及分娩期子宫破裂28例临床分析［J］. 临床军医杂志，2020，48（8）：962-963.
[7] 邢爱耘，郄明蓉. 产科疑难病案讨论与专家点评［M］. 北京：人民军医出版社，2011：203-206.

二、妊娠晚期疤痕子宫自发性破裂

1. 病历摘要

患者，25岁，因“停经34^{+4}周，腹痛3小时余”入院。平素月经规律，5天/30天。停经5周查尿HCG呈阳性，伴恶心等早孕反应。孕18周始自觉胎动至今。定期产检，唐氏筛查、三维超声、OGTT等检查结果正常，未行地贫筛查。现孕34^{+4}周，入院前3小时无明显原因出现腹痛，以下腹部为主，有持续性、无放射性疼痛，伴呕吐胃内容物3次，有头晕、眼花等不适，无腹泻，无阴道流血、流液，自觉胎动情况不详，至县医院予硫酸镁（冲击量 + 维持量）静脉滴注，地塞米松促胎肺成熟，为进一步诊治转入我院。孕 5 产 0，分别于 3 年前及 2 年前因宫外孕均行腹腔镜手术治疗，术中情况不明；人工流产 2 次。其余病史无特殊。

【入院查体】体温 36.5 ℃，脉搏 102 次/min，呼吸 20 次 /min，血压 116/66 mmHg，身高 161 cm，体重 52.5 kg。心肺听诊无异常。腹部膨隆，质软，可触及不规则宫缩，子宫张力较大。宫高 30 cm，腹围 90 cm，胎方位 LOA，胎心音 130 次 /min，胎先露头，未衔接，跨耻征阴性。阴检：宫口未开，胎先露 S–3，胎膜存，宫颈 Bishop 评分 3 分。

【辅助检查】急诊彩超：宫内单活胎，妊娠晚期。羊水过少；腹腔积液（腹腔探及液性暗区，右侧深约 1.8 cm、左侧深约 6.0 cm。右中腹区探及 9.0 cm × 3.8 cm 的不均质回声，形态不规则，边界不清，与子宫宫底壁及右侧壁分界不清）；双肾检查未见明显异常。

【诊治经过】入院诊断：疑为胎盘早剥或子宫破裂；孕 5 产 0 孕 34^{+4} 周头位先兆早产。患者入院后一直诉持续性腹痛，无头晕，眼花，无胸闷、气促，少许阴道流血，无阴道流液。心电监护示：血压 110/73 mmHg，脉搏 102 次 /min，血氧饱和度 98%，入院后追问病史，患者诉 2 年前因“宫角妊娠”行腹腔镜手术，结合症状及 B 超结果，考虑子宫破裂，纠正诊断：子宫破裂；瘢痕子宫；孕 5 产 0 孕 34^{+4} 周头位先兆早产。立即汇报三线医师，同时与孕妇及其家属谈话，开通绿色急救通道，由 B 超室急送入手术室，做好备血、开通静脉通道及抢救准备，行急诊剖宫产手术，进入腹腔时见红色血液涌出，量多，约 1000 mL，娩一活女婴，体重 2070 g，新生儿 APgar 评分：9 分（肤色扣 1 分）—10 分—10 分，见血性羊水，约 100 mL，脐带无绕颈，胎盘胎膜娩出完整，检查子宫见右侧宫角有 1 个 3 cm × 2 cm 的完全破裂口，有活动性出血，予子宫破裂口修补术，清理宫腔，缝合子宫全层，肌内注射麦角新碱促宫缩预防产后出血，术中检查双附件，见右侧输卵管缺如，左侧输卵管未见明显异常，反复冲洗腹腔，常规关腹，手术顺利，麻醉满意，术中失血 500 mL，腹腔失血约 1000 mL。术后予输注 O 型血浆 400 mL 及去白细胞悬浮红细胞 4 U，输血后复查血常规血红蛋白 92 g/L，予抗感染、缩宫素促宫缩、补液等对症支持治疗。患者术后反复出现发热，最高体温 39.8 ℃，血常规：白细胞数目 30×10^9/L，中性粒细胞百分比 96.0%；C 反应蛋白 53.08 mg/L。血液培养：无细菌生长。术后第 3 天请重症科会诊考虑：脓毒血症；孕 5 产 1 孕 34^{+4} 周头位剖宫产娩一活女婴；子宫破裂；疤痕子宫。遂转重症科予抗感染对症治疗，术后 9 天病情好转出院。出院诊断：脓毒血症；孕 5 产 1 孕 34^{+4} 周头位剖宫产 1 名活女婴；子宫破裂；疤痕子宫。新生儿在新生儿科住院 11 天，达到出院指征后出院。

2. 讨论

得益于无创、经济、简便等优点，超声检查已成为临床诊断子宫破裂不可或缺的重要手段，超声检查可以作为高度怀疑子宫破裂患者首选的辅助检查手段。但超声诊断该病的符合率报道不一，分析原因：①妊娠期子宫破裂在临床上少见，超声医生对其认知度及诊断经验存在差异；②当子宫破裂口较小、部位隐蔽、部分破裂的破裂口被血肿堵住，无羊膜囊疝出，孕妇肥胖，解剖位置特殊及声束遮挡时，均不利于超声评估子宫肌层是否中断而导致诊断困难；③该病临床报道样本量小，导致符合率统计差异大。更敏感的辅助检查手段是 MRI 检查，对胎儿同样无危害，其图像不受解剖位置影响，这一优点弥补了超声检查的不足，但 MRI 较贵且预约时间较长，并不能作为常规急诊筛查妊娠子宫破裂的辅助检查方法。输卵管切除术后妊娠宫角部瘢痕破裂的发生率因输卵管部位、治疗方式及手术方式的不同而不同，目前尚无确切的统计数据。输卵管切除术后子宫破裂大多发生于妊娠中期或未临产的晚期妊娠者。本病案患者发生于孕 34^{+4} 周，既往有宫角妊娠及输卵管切除术史，而本次妊娠子宫破裂位于输卵管切除术后的宫角部瘢痕处。分析其原因可能是本病案患者宫角妊娠手术切口伤及子宫体部，妊娠中晚期易发生子宫破裂。为规避术后残端间质部妊娠的发生，有学者推荐行输卵管全切除术。也有报道认为，即便做了输卵管全切除术仍有发生后续妊娠宫角破裂的风险。因此，为避免后续妊娠子宫破裂的发生，行输卵管全切除术时子宫侧残端切口一定要缝合子宫角创面，而不是只行电凝止血。本病案患者宫角妊娠采取的是腹腔镜手术，可能宫角部切口仅使用电凝止血，未行常规缝合，导致子宫破裂。使用电凝器械过程中产生的热传递可能会引起子宫肌层的迟发性坏死及肌纤维组织增生，从而引起瘢痕愈合不良、弹性减弱而致妊娠子宫破裂。关于输卵管切除术与患者后续妊娠的间隔时间目前尚无统一意见，但有学者认为行输卵管全切除术的患者需要严格避孕 1 年以上才相对安全。为预测妊娠期子宫破裂的发生，既往采用影像学检查或实验室指标等多种方法进行研究，但即便是子宫瘢痕病案样本量最大的研究、临床处置经验最丰富的医生，目前仍没有很好的方法来预测其发生。典型的妊娠晚期子宫破裂根据病史及临床表现诊断并不难，而对于不典型的妊娠早期自发性子宫破裂，由于裂口较小、无内出血等原因易被误诊、漏诊。妊娠期子宫破裂的预后与临床处理的时效性密切相关，本病案中临床医师有较高的警惕性，诊断为子宫破裂后即行剖宫产术、子宫修补术，术后患者及新生儿预后良好。

（文多花）

3. 专家点评

本病案患者于孕 34^{+4} 周发生子宫破裂，就诊于当地医院时考虑先兆早产，因当地条件有限，故转诊我院，整个孕期未记录有宫角妊娠史，考虑转诊途中有 2 小时路程，故入院时首先考虑胎盘早剥，B 超检查有腹腔积液，再次追问病史明确有宫角妊娠史，结合妊娠合并疤痕子宫方诊断为子宫破裂。总结该病案成功抢救经验：当地医院转诊及时，入院诊断子宫破裂后紧急手术，为抢救母婴赢得了时间。产科医师在工作中要注意异位妊娠的部位，对无高危因素的病案，也要保持对子宫破裂的警惕。

（董完秀）

参考文献

［1］高鸿雁. 子宫破裂临床分析及救治时机探讨［J］. 世界最新医学信息文摘(连续型电子期刊), 2020, 20(51): 47-48.

［2］薛凤霞，魏丽坤. 重视育龄期女性输卵管疾病的管理预防妊娠期子宫破裂的发生［J］. 中华妇产科杂志, 2018, 53（4）: 239-242.

［3］赵莹，金小英，马凤侠，等. 超声快速诊断妊娠子宫破裂七例［J］. 中华医学杂志, 2017, 97（37）: 2949-2951.

［4］TROJANOWSKI S, SŁOMKA A, STANIROWSKI P, et al. A rare case of asymptomatic rupture of the uterine horn in the full-term pregnancy as a consequence of laparoscopic salpingectomy［J］. Ginekol Pol, 2016, 87（11）: 780.

［5］孙洁，郧丰. 瘢痕子宫自发性完全性破裂 9 例临床分析［J］. 实用妇产科杂志, 2016, 32（12）: 943-945.

［6］STANIROWSKI P J, TROJANOWSKI S, SŁOMKA A, et al. Spontaneous rupture of the pregnant uterus following salpingectomy: A literature review［J］. Gynecol Obstet Invest, 2015, 80（2）: 73-77.

［7］赫英东，杨慧霞. 围产期瘢痕子宫破裂的早识别和早处理［J］. 中华围产医学杂志, 2016, 19（9）: 649-652.

［8］周应芳. 注重子宫微创手术技巧，预防妊娠期子宫破裂［J］. 中华妇产科杂志, 2016, 51（11）: 832-834.

[9] 曹甜甜，林春容，刘倚君，等. 86 例完全性子宫破裂临床特点分析 [J]. 实用妇产科杂志，2020，36（12）：926-930.

三、肌瘤剔除术后妊娠子宫自发性破裂

1. 病历摘要

患者，34 岁，因“停经 30 周，腹痛 4 小时余”于入院。家属代诉停经 1 月余查尿 HCG 呈阳性，伴恶心等早孕反应，孕 2 月我院 B 超提示宫内双胎早孕，一胎存活孕 61 天，另一胎停育。孕 4 月余始自觉胎动至今。定期到我院产检，地贫筛查、唐氏筛查、OGTT 等检查正常。妊娠早期我院 B 超：宫内妊娠，单活胎，胎囊旁暗区（考虑为停育胚胎）。系统彩超提示羊水过多，羊水指数 21.7 cm。腹部随停经月份逐渐增大。入院前 4 小时余无明显诱因下突然出现下腹痛，呈持续性胀痛，难忍受，改变体位及休息后无缓解，自觉胎动消失，无阴道流血、流液，由 120 转送至我院。既往 5 年前因子宫肌瘤行腹腔镜下行子宫肌瘤挖除术，诉有 10 cm 大小（未见相关资料），术后病检为良性。孕 2 产 0，人工流产 1 次。平素月经规律，3 ～ 4 天 /30 天。其余病史无特殊。

【入院查体】体温 36.5 ℃，脉搏 135 次/min，呼吸 23 次 /min，血压 71/54 mmHg。神清，痛苦面容，烦躁不安，重度贫血貌，口唇及皮肤黏膜苍白，四肢厥冷，平车推入我科。心肺听诊无异常。腹部膨隆，腹肌紧张，压痛明显，反跳痛呈阳性，子

宫触及不清。未闻及胎心音。未行阴检及骨盆内外测量。

【辅助检查】入院急诊床边 B 超：腹腔探及深约 6 cm 的液性暗区。提示：宫内单死胎；考虑子宫破裂；腹腔积液。

【诊治经过】入院诊断：完全性子宫破裂；疤痕子宫；孕 2 产 0 孕 30 周单死胎；失血性休克。子宫破裂有急诊剖腹探查手术指征，入院后与患者家属详细沟通同时迅速建立多条静脉通道，积极抗休克的同时立即开通绿色通道送手术室行急诊剖腹探查术，大额配血，同时报告三线医师及总值班协调抢救，在全身麻醉下行剖腹探查术。开腹后见腹腔有大量积血及血块，术中见胎儿位于腹腔内，已死亡，大部分胎盘脱出子宫外，以头位娩出一死女婴，体重 1450 g，脐带无绕颈，胎盘胎膜娩出完整。检查见子宫底部有 1 道约长 11 cm 的较规则破裂口，完全穿透，清理腹腔积血及血块约 3000 mL。因患者有生育要求，要求保留子宫，予行子宫修补术，术中查血气分析提示血红蛋白 74 g/L，术中输同型去白细胞悬浮红细胞 2 U、补液 1600 mL、尿量 20 mL。因患者病情危重，术后转重症科治疗，予机械通气、输血、预防感染、促进宫缩等治疗。术后 7 天患者病情好转出院。出院诊断：完全性子宫破裂；失血性休克；疤痕子宫；失血性贫血；孕 2 产 1 孕 30 周死胎剖宫取胎术后。

2. 讨论

妊娠期子宫破裂主要的危险因素是瘢痕子宫，妊娠期子宫破裂患者中瘢痕子宫患者孕周比非瘢痕子宫患者小，其他常见危险因素为子宫肌瘤剔除术史、宫外孕手术史、促宫缩药物的不当使用、瘢痕子宫阴道试产后、宫腔粘连分离术史等。其中，关于非剖宫产所致瘢痕子宫妊娠期子宫破裂的研究显示，腹腔镜子宫肌瘤剔除术、腹腔镜宫角切除术、经宫颈子宫肌瘤切除术后，妊娠期子宫破裂发生率分别为 76%、16%、8%。此外，在自发性子宫破裂的报道中，高危因素包括不适当、粗暴的阴道助产术、羊水过多、子宫畸形、胎盘植入、产道梗阻和多次孕产史等。

子宫破裂常见的临床特征有产前剧烈腹痛、胎心率异常、产前阴道流血等，严重者甚至出现失血性休克。本病案患者临床症状主要有产前剧烈腹痛、胎心消失、失血性休克等。在妊娠期子宫破裂者胎心异常可见于 90% 的妇女，因此强调对所有子宫破裂的高危妇女连续性胎心率监测的重要性，尤其是之前有剖宫产史的妇女。本病案患者涉及妇科手术为腹腔镜下子宫肌瘤剔除术。妇科手术术后继发妊娠子宫破裂具有一些共同特点：①多发生在孕中期或孕晚期临产前，与剖宫产术后继发瘢痕子宫破裂常发生于临产后不同。随子宫增大，宫腔压力逐渐增加，瘢痕组织承受的压力达到临界点后发生破裂，可能没有任何诱因。②症状不典型、不特异。破裂一般发生在原有瘢痕部位，主要症状是腹痛，但与梗阻性难产时子宫强烈收缩导致的剧烈腹痛不同，瘢痕部位的破裂腹痛初起时常常不剧烈，或仅为轻微腹痛，随着腹腔内出血增多，宫腔内容物进入腹腔，腹痛逐渐加重。少数病案可表现为安静破裂。症状的不典型和不特异容易造成误诊和延迟就诊。③由于破裂时孕周偏小，症状不典型、不特异容易延误诊治，对母婴危害更大，围产儿死亡和重度窒息更多见。

子宫肌瘤在育龄期女性发病率为25%～30%。近年来，腹腔镜下子宫肌瘤剔除术已经被广泛开展，成为主流术式，也成为仅次于剖宫产术的导致妊娠子宫破裂的常见原因。有生育要求的育龄期女性行肌瘤剔除术的指征一定要严格掌握。子宫肌瘤作为不孕症女性唯一的不孕原因仅占1%～3%，作为合并存在的不孕原因也只占不孕症女性5%～10%，另外子宫肌瘤造成的复发性流产约占7%。黏膜下肌瘤和部分肌壁间肌瘤可能影响妊娠，而浆膜下肌瘤一般不影响妊娠；没有症状且不影响妊娠的子宫肌瘤应予观察。

肌瘤本身的特性，比如肌瘤大小、位置、数量，是否穿透宫腔等与术后妊娠子宫破裂之间的关系尚存争议。Antonella Vimercati 等认为剔除肌瘤大小及数量，是否穿透宫腔是术后妊娠子宫破裂的潜在危险因素。剔除肌瘤越大、越多，涉及子宫壁越深，意味着创伤越大，形成的瘢痕越薄弱，更易发生术后妊娠子宫破裂。有研究认为，肌瘤剔除过程中过度使用电凝止血和瘤腔缝合缺陷是术后妊娠子宫破裂的最主要危险因素。能量器械的使用虽然在减少手术出血方面具有优势，但会对子宫肌层造成热损伤，增加结缔组织增生，影响组织重塑，导致子宫伤口愈合不良，应尽量减少和避免高功率的电凝损伤。有研究认为，子宫肌瘤假包膜内的神经肽类物质对伤口愈合和术后妊娠过程中子宫肌层的功能有积极作用，要避免腹腔镜手术中过度电凝对肌瘤假包膜中神经血管束的损伤。尽管有研究认为LM术中全层对合良好的缝合可以避免血肿形成，促进伤口愈合，而不在于缝合的层数。但在实际操作中，较大的肌壁间肌瘤剔除后，伤口深入肌层，甚至与宫腔相通，单层缝合很难达到全层对合良好，而残留无效腔、血肿形成、伤口边缘过度牵拉等均不利于伤口愈合。子宫肌瘤剔除后的伤口进行分层缝合对于避免术后妊娠子宫破裂非常必要，深达宫腔的伤口分 3 层缝合，深入肌层未进入宫腔的伤口分 2 层缝合，主要累及浆膜面的伤口可以单层缝合。目前已有多篇浆膜下肌瘤剔除后未予缝合的病案报道。

妊娠期完全性子宫破裂的处理主要取决于破裂的部位、破裂口的状况以及子宫旁组织的受累程度、后续妊娠的需求，应结合患者及家属的意愿进行决定。可预先施行剖腹探查术，精准把控患者体征变化，再依据子宫破裂的时间、程度，患者的生育要求调整手术方式。若产妇存在生育要求，则应在子宫修补术的过程中，借助伤口修剪的方式，暴露鲜活组织，再施行止血缝合；若产妇子宫破裂症状较为严重，且在子宫难以修补时，可采取子宫次全切除术；若表现为重症伤口感染，且对宫颈造成累及性伤害，则应采取全子宫切除术。

（文多花）

3. 专家点评

本病案患者孕 30 周即发生完全性子宫破裂，发生子宫破裂时孕周早，且患者在妊娠期保健时隐瞒了子宫肌瘤手术史，加之发病后 4 小时方入院，如能在发病时及时入院，保住孩子是有希望的。目前对妊娠晚期子宫破裂并无好的预测方法。妊娠期可加强高危孕产妇的管理及追踪，对有子宫破裂高危因素的孕妇，应加强保健健康宣教，告知有子宫破裂的风险及评估方法，以便发生破裂时及时就诊。加之发病后4小时方入院。患妇科肿瘤的生育期妇女，在进行有关妇科手术时应慎重，妇科医师应与产科医师沟通，共同管理，减少孕前不必要的子宫损伤，以降低母婴严重不良结局的发生。

（董完秀）

参考文献

［1］单可记，王名芳，许汪斌，等. 妊娠期完全性子宫破裂105例临床分析［J］. 实用妇产科杂志，2019，35（10）：796-774.

［2］AL-ZIRQI I，DALTVEIT A K，VANGEN S. Maternal outcome after complete uterine rupture［J］. Acta Obstet Gynecol Scand，2019，98（8）：1024-1031.

［3］李咪琪，黄素芳. 妊娠期子宫破裂高危因素的研究进展［J］. 国际妇产科学杂志，2019，46（1）：53-56.

［4］AL-ZIRQI I，FRCOG，DALTVEIT A K，et al. Risk factors for complete uterine rupture［J］. Am J Obstet Gynecol，2017，216（2）：165e1-165e8.

［5］YOU S H，CHANG Y L，YEN C F. Rupture of the scarred and unscarred gravid uterus：outcomes and risk factors analysis［J］. TAIWAN J Obstet Gynecol，2018，57（2）：248-254.

［6］CHAO A S，CHANG Y L，YANG L Y，et al. Laparoscopic uterine surgery as a risk factor for uterine rupture during

pregnancy [J]. PLoS One，2018，13（5）：e0197307.
[7] 赫英东，时春艳，杨慧霞. 围产期非剖宫产瘢痕子宫破裂5例临床分析[J]. 中华围产医学杂志，2016，19(9)：681-683.
[8] 刘洪莉，李俊男，黎洪波，等. 腹腔镜下子宫肌瘤剔除术后妊娠中期子宫破裂2例报告及文献复习[J]. 中国实用妇科与产科杂志，2015，31（12）：1174-1176.
[9] 夏恩兰. 宫腔镜手术并发症的过往及现状[J]. 中华妇幼临床医学杂志（电子版），2016，12（3）：249-254.
[10] VIMERCATI A，DEL VECCHIO V，CHINCOLI A，et al. Uterine rupture after laparoscopic myomectomy in two cases：real complication or malpractice? [J]. Case Reports in Obstetrics and Gynecology，2017：1404815.
[11] 子宫肌瘤的诊治中国专家共识专家组. 子宫肌瘤的诊治中国专家共识[J]. 中华妇产科杂志，2017，52（12）：793-800.
[12] 洪燕语，贺晶. 子宫肌瘤剔除术后再妊娠的产科管理[J]. 中华妇产科杂志，2020，55（10）：729-732.

四、穿透性胎盘植入致子宫自发性破裂

1. 病历摘要

患者，38岁，因“孕29^{+3}周，反复阴道流血1周”入院。患者末次月经不祥，妊娠早期B超提示宫内早孕。患者妊娠

期无感冒史、发热病史、服药史，否认有毒物、射线接触史，否认有猫狗接触史，孕 5 月始自觉胎动至今，孕期无头痛、头晕、视物模糊、心悸、胸闷等不适，无双下肢水肿。定期产检，地贫筛查呈阳性，建议行基因诊断，未遵医嘱；因患者高龄建议行产前诊断，未遵医嘱；三维超声提示胎盘前置状态，其余检查未见异常。行 OGTT 检查呈阳性（5.17 mmol/L—11.5 mmol/L— 11.97 mmol/L），予饮食加上运动控制血糖。孕 18^{+4} 周时因“见红”曾在当地医院行保胎治疗，治愈出院。现孕 29^{+3} 周，1 天前无明显诱因下出现阴道少许流血，无阴道流液，无腹痛，拟“前置胎盘并出血”在当地医院住院行保胎、促胎肺成熟治疗，住院治疗后阴道流血消失，入院当日 03：00 左右再次出现阴道较多流血，如月经量，伴不规则腹痛，要求予抑制宫缩治疗半天，要求转我院进一步治疗。患者孕期精神、食纳、睡眠可，大小便正常，体重随孕周增加。平素月经不规律，5 ～ 7 天 /30 ～ 40 天。孕 4 产 0，人流 3 次。

【入院查体】体温 36.5 ℃，脉搏 100 次/min，呼吸 20 次/min，血压 120/73 mmHg，身高 155 cm。心肺听诊无异常。腹部膨隆，质软，触及不规则宫缩。宫高 28 cm，腹围 95 cm，胎方位 LOA，胎心音 148 次 /min，胎先露头，已衔接，跨耻征阴性。未做阴检。

【辅助检查】入院相关检查：微柱凝胶血型鉴定（卡式）O 型，Rh（D）血型鉴定为阳性（+）；血常规：白细胞数 $12.99 \times 10^9/L$，中性粒细胞百分比 85.3%，血红蛋白浓度 98 g/L；血钾 3.43 mmol/L；凝血功能、肝肾功能检查未见明显异常。入院第 2 天尿常规：葡萄糖（++++），隐血（+），其余检查未见异常。我院 B 超：双顶径 7.5 cm，腹围 25.3 cm，股骨长 5.6 cm；羊水指数 17.9 cm，S/D 值 2.52；胎盘 I 级，胎盘下缘达宫颈内口。宫内妊娠，孕晚期，头位，单活胎（胎儿大小相当于 29 周）；前置胎盘；双肾检查未见明显异常。

【诊治经过】入院诊断：前置胎盘并出血；妊娠期糖尿病；孕 4 产 0 孕 29^{+3} 周头位先兆早产；高龄初产，入院后予盐酸利托君抑制宫缩、地塞米松促进胎肺成熟、监测血糖、胰岛素控制血糖等治疗，密切监护母婴情况。入院第 1 天 23：00 患者诉有持续性腹痛腹胀，检查腹部膨隆，质软，压痛明显，反跳痛（±），可触及不规则宫缩，复查胎儿 B 超示：宫内妊娠，孕晚期，单活胎。胎儿大小相当于 29 周，前置胎盘。孕妇腹腔积液（肝肾见探及深约 1.4 cm 的液性暗区），阑尾区显示不清。入院第 2 天晚上复查血常规：白细胞数目 11.80×10^9/L，中性粒细胞百分比 82.8%，血红蛋白浓度 88 g/L；C 反应蛋白 39.30 mg/L。腹痛原因不明，急性阑尾炎及胎盘早剥待排，请普外科会诊，腹痛待查，考虑为阑尾炎。目前血象及 C 反应蛋白偏高，有感染表现，予加用头孢他啶加强抗感染治疗。此外仍不排除胎盘早剥的可能，与患者及其家属谈话，患者及其家属要求继续妊娠，要求保胎，拒绝剖宫产。入院第 3 天早上患者诉仍有持续性腹痛腹胀，自计胎动减少；胎监提示：胎心偏快，170 ～ 180 次 /min，胎监基线变异差，复查血常规：白细胞数目 15.00×10^9/L，中性粒细胞百分比 85.8%，血红蛋白浓度 69 g/L，血小板数目 211×10^9/L，复查胎儿 B 超示：宫内妊娠，孕晚期，单活胎，头位，双顶径 7.8 cm，腹围 25.8 cm，股骨长 5.6 cm。最大羊水暗区 7.3 cm，S/D 值 2.30。

前置胎盘，患者腹腔积液（腹腔可探及不规则液性暗区，较深处约 4.1 cm），肝、胆、脾检查未见明显异常。腹腔积液较前有增多，血红蛋白进行性下降，目前不排除胎盘早剥可能，亦不排除胎盘穿透性突破子宫壁渗血、出血可能，为明确腹腔积液性质，行腹腔穿刺术，抽出腹腔内暗红色不凝血约 50 mL，诊断：腹腔内出血查因，考虑为子宫破裂；胎盘早剥；前置胎盘并出血；胎儿宫内窘迫；孕 4 产 0 孕 29^{+5} 周头位先兆早产；糖尿病合并妊娠；高龄初产；轻度贫血。与患者及其家属沟通后拟急诊行剖宫产术终止妊娠，术中见腹腔大量积血及血块，娩一活男婴，体重 1270 g，新生儿 APgar 评分：5 分（肤色、呼吸、对反应刺激各扣 1 分，肌张力扣 2 分）—8 分（呼吸、肌张力各扣 1 分）—9 分（肌张力扣 1 分），羊水清，无脐带绕颈，新生儿经抢救后转新生儿科。术中见胎盘附着于子宫底部并见子宫底部偏右侧胎盘植入穿透子宫肌层，浆膜层见蚯蚓状血管怒张，可见子宫破裂口伴活动性出血；徒手剥离胎盘，予子宫底部局部加压缝合术及子宫背带式缝合术并留置腹腔引流管，手术顺利，麻醉满意，估计失血量 1800 mL，术中输红细胞悬液 4 U。术后继续输红细胞悬液 2 U 及血浆 650 mL 纠正贫血，予头孢他啶和奥硝唑抗感染、缩宫素促宫缩、补液、维持水电解质平衡等对症支持治疗。术后 3 天拔腹腔引流管。术后 8 天，患者一般情况好，体温正常，拆完术口缝线后予出院。出院诊断：子宫破裂；穿透性胎盘植入；胎儿窘迫；产后出血；孕 4 产 1 孕 29^{+5} 周头位剖宫产娩一活男婴；妊娠期糖尿病；高龄初产；轻度贫血。新生儿在新生儿科住院 56 天，达到出院指征后出院。

2. 讨论

穿透性胎盘植入致子宫破裂是指胎盘绒毛穿透子宫肌层和子宫浆膜层，导致自发性子宫破裂，是产科少见但非常严重的并发症。其主要临床表现为腹痛、盆腹腔积液、贫血、失血性休克、感染等，但存在异质性。因其可导致极高的围产儿死亡率及孕产妇失血性休克等严重并发症，临床上避免误诊、漏诊是极其重要的。

穿透性胎盘植入导致自发性子宫破裂的典型临床表现与其他原因导致的子宫破裂相同，表现为突然剧烈腹痛，且伴有腹腔内出血的各种表现，如头晕、心慌、胸闷、恶心、呕吐、血压下降甚至失血性休克，腹部检查可出现压痛、反跳痛、肌紧张等腹膜刺激征；胎儿主要表现为胎心率异常、胎心率基线变异消失、胎心率增快或减慢、死胎等。

但是，其临床表现存在异质性，有些病案临床表现并不典型，可能没有突然的剧烈腹痛，甚至腹痛不明显，仅表现为腰部酸胀。究其原因，可能是有些穿透性胎盘植入所导致的自发性子宫破裂并非一般意义上的“破裂”，而是胎盘绒毛穿透、突破子宫浆膜层导致绒毛外露，其表面出现少量活动性出血、渗血，这种出血速度是缓慢的，无典型子宫破裂的突然剧烈腹痛表现；未发生腹腔内大量积血时，通常子宫轮廓清楚，羊膜囊完整，胎体仍在子宫腔内，胎心率可能正常。随着腹腔积血逐渐增多，刺激腹膜导致腹痛，才出现典型腹膜刺激征及失血性休克表现。

首先，从患者的既往病史上提高警惕性至关重要。对存在胎盘植入高危因素的患者如有前置胎盘史、剖宫产术史、子宫肌瘤剔除术史、胎盘植入史及多次宫腔操作史，应提醒超声医师仔细探查胎盘附着部位与既往子宫手术瘢痕的关系、有无胎盘植入的影像学特征等，及时对胎盘植入做出诊断。对已诊断为胎盘植入者，一旦发生不明原因腹痛、腰酸、疲倦、头晕、心慌等症状时，应警惕子宫破裂的可能性，快速做出判断，进行必要的检查和处理，迅速做出可能为子宫破裂的判断，并及时手术。

其次，提高对患者不典型临床表现的警惕性，减少误诊。正如前述，穿透性胎盘植入导致自发性子宫破裂的临床表现往往存在异质性，有些病案临床表现并不典型，子宫破裂患者并非都以腹痛为主诉。此外，因子宫破裂发生的部位不同，腹痛的位置并非均为子宫下段原子宫瘢痕处破裂所表现的下腹部疼痛，若子宫破裂发生在子宫体或宫底部，临床上就表现为上腹部疼痛。子宫破裂发生部位不同，临床表现也不同，导致患者首次就诊时选择科室出现错误，可能会发生误诊，该症早期易误诊为急性胃肠炎、急性胆囊炎、急性胰腺炎、急性阑尾炎、肠梗阻等内外科急腹症。因此，应强调多学科团队协作诊治的重要性，当其他专业科室遇到此类孕妇时，一定要请产科医师会诊；产科医师也应主动加强宣教，在平时产前检查中对胎盘植入孕妇进行教育，嘱咐其妊娠期可能出现的情况，就诊时主动把胎盘植入的诊断提供给医师。妊娠期子宫破裂还需与产科相关疾病进行鉴别，如胎盘早剥、先兆流产或先兆早产等。本病案患者诊断为先兆早产，予利托君保胎治疗。但当出现下腹部疼痛加重及疼痛的性质发生变化时，应及时快速地做出反应，进行相应的检查和处理，及时进行剖腹探查手术。

胎盘植入引起的子宫破裂少见，缺乏发病率的相关数据。对于妊娠中期发现胎盘植入的孕妇，应充分了解其病情及生育愿望，充分评估继续妊娠的利弊及风险。对于要求继续妊娠者，应加强孕期监测，进行超声动态评估，必要时行 MRI 检查。一旦出现不明原因的腹痛、出血、盆腹腔积液、胎心率异常时，应警惕子宫破裂的发生。

目前，尚不能准确评估胎盘植入孕妇发生子宫破裂的风险。如患者病情稳定，对于穿透性胎盘植入建议孕 34 周时可考虑终止妊娠。妊娠晚期穿透性胎盘植入的孕妇建议转入三级诊疗中心待产，充分发挥多学科优势，制订个体化的终止妊娠方案，经过系统化管理，大部分孕妇可以取得良好的围产结局。一旦发生子宫破裂，及时启动产科快速反应团队，迅速明确诊断、紧急开腹探查是救治成功的关键。术中应根据子宫破裂口的大小、部位、有无感染、有无生育要求，以及患者的一般情况等，决定是否行子宫修补术或者子宫切除术。在早期诊断和及时手术的情况下，是有可能挽救胎儿的。

（文多花）

3. 专家点评

穿透性胎盘植入致自发性子宫破裂对母婴危害极大，因其临床表现存在异质性，增加了误诊的可能性。本病案患者系 38 岁高龄初产妇，因孕 29^{+3} 周，反复阴道流血 1 周入院，曾有 3 次人工流产史。人工流产是导致子宫内膜损伤、胎盘植入的原因之一。本病案患者B超提示前置胎盘，入院时有出血，被误诊为前置胎盘伴出血，实乃胎盘植入导致自发性子宫破裂，症状不典型，出现胎儿宫内窘迫、腹腔内出血、急腹症时，及时行剖腹探查术，确保了母婴安全。临床医师时刻保持警惕性至关重要，对存在胎盘植入高危因素的孕妇，妊娠期应尽早采用影像学方法早期诊断；对已诊断为胎盘植入者，当出现子宫破裂典型或不典型表现时，均应警惕子宫破裂的发生。早期识别子宫破裂、快速鉴别诊断、及时手术是可以改善不良围产结局的。

（董完秀）

参考文献

[1] GREENBAUM S，KHASHPER A，LERON E，et al. Escalating placenta invasiveness：repeated placenta accreta at the limit of viability [J]. Int J Womens Health，2016，8：119-123.

[2] 白晓霞，王正平，杨小福. 子宫破裂67例临床分析[J]. 中华妇产科杂志，2014，49（5）：331-335.

[3] DIXON L，CARLAN S J，O'LEARY T D，et al. Spontaneous complete uterine rupture in a nonlaboring，early third-trimester uterus：Missed diagnosis by ultrasound [J]. AJP Rep，2013，3（2）：79-82.

[4] DE MUCIO B，SERRUYA S，ALEMÁN A，et al. A systematic review and meta-analysis of cesarean delivery

and other uterine surgery as risk factors for placenta accreta [J]. Int J Gynaecol Obstet，2019，147（3）：281-291.
[5] 中华医学会围产医学分会，中华医学会妇产科学分会产科学组. 胎盘植入诊治指南(2015)[J]. 中华妇产科杂志，2015，50（12）：970-972.
[6] ENEBE J T，OFOR I J，OKAFOR Ⅱ. Placenta percreta causing spontaneous uterine rupture and intrauterine fetal death in an unscared uterus：A case report [J]. Int J Surg Case Rep，2019，65：65-68.
[7] 陈丽平，范波. 孕晚期穿透性胎盘植入误诊阑尾炎1例[J]. 现代诊断与治疗，2013，24（6）：1415.
[8] 郝丽英. 穿透性胎盘植入合并完全子宫破裂临床分析及文献复习[J]. 医学综述，2019，25（1）：198-201，207.

第九节　复杂性双胎

1. 病历摘要

患者，30 岁，因“停经 29^{+4} 周，发现双胎之一脐血流消失 3 天”入院。患者平素月经规律，停经 6 周查尿 HCG 呈阳性，孕早期 B 超提示：双胎，双绒毛膜双羊膜囊。伴恶心等早孕反应，孕期无感冒史、发热病史、服药史，否认有毒物、射线接触史，否认有猫狗接触史，孕 17 周始自觉胎动至今，孕期无头痛、头晕、视物模糊、心悸、胸闷等不适，无双下肢水肿。定期产检，无创 DNA 产前筛查（未见单）、OGTT 等检查结果正常。地贫初筛呈阳性，未行地贫基因诊断，其丈夫地贫初筛呈阴性。胎儿系统彩超示：宫内妊娠，双活胎。考虑双绒毛膜双羊膜囊，双胎。F1 胎儿帆状胎盘，大小相当于 20 周；F2 胎儿大小相当于 22^{+4} 周。现停经 29^{+4} 周，3 天前在我院彩超：宫内双胎妊娠（第一胎：双顶径 61.4 mm，头围 229.0 mm，腹围 180.9 mm，股骨长 40.4 mm，羊水最大暗区 6.4 cm，舒张期血流消失，胎盘成熟度 I 度，脐带插入口位于胎盘右侧边缘处。第二胎：双顶径 71.7 mm，头围 257.6 mm，腹围 228.0 mm，股骨长 52.3 mm，羊水最大暗区 7.1c mm，S/D 值 3.36），拟“胎儿窘迫、胎儿生长受限”在我科住院，予营养支持、地塞米松促胎肺成熟治疗，患者签字要求出院。现无腹痛，无阴道流血、流液，孕期精神、食纳、睡眠可，大小便正常，体重随孕周增加。既往史无特殊。孕 5 产 1，6 年前顺娩一活男婴，体重 3150 g，健在。人流 3 次，具体不详。其余病史无特殊。

【入院查体】体温 36.5 ℃，脉搏 70 次/min，呼吸 20 次/min，血压 117/66 mmHg，身高 160 cm，体重 60 kg。心肺听诊无异常。专科查体：腹部膨隆，质软，未触及宫缩。宫高 29 cm，腹围 94 cm，胎方位 LOA，胎心音 145 次 /min，胎先露头，未行阴检。骨盆外测量：24 cm—26 cm—19 cm—9 cm。高危评分（颜色）：黄色。

【辅助检查】入院前 3 天查 B 超：宫内双胎妊娠（第一胎：双顶径 61.4 mm，头围 229.0 mm，腹围 180.9 mm，股骨长 40.4 mm，羊水最大暗区 6.4 cm，舒张期血流消失，胎盘成熟度 I 度，脐带插入口位于胎盘右侧边缘处，胎心音 137 次 /min。第二胎：双顶径 71.7 mm，头围 257.6 mm，腹围 228.0 mm，股骨长 52.3 mm，羊水最大暗区 7.1 cm，S/D 值 3.36，胎心音 143 次 /min）。入院前 1 天查 B 超示：宫内双胎妊娠。第一胎：位于宫腔下方。胎位：头位。胎儿超声测值：双顶径 62.1 mm，头围 230.0 mm，腹围 180.3 mm，股骨长 40.5 mm。羊水最大暗区 4 cm。脐动脉舒张期血流消失。大脑中动脉：最大流速 28.39 cm/s，阻力指数 0.62，S/D 比值 2.61，血流灌注指数 1.02（孕周相对正常值：1.38 ～ 2.52）。第二胎：位于宫腔上方。胎位：横位。双顶径 72.7 mm，头围 275.0 mm，腹围 232.3 mm，股骨长 53.1 mm。羊水最大暗区 4.4 cm。S/D 值 2.71。大脑中动脉：最大流速 227.24 cm/s，阻力指数 0.77，S/D 值 4.32，血流灌注指数 1.50（孕周相对正常值：1.58 ～ 2.84）。在我科查凝血功能、肝肾功能未见明显异常，输血前三项及乙肝五项均呈阴性。

【诊治经过】入院诊断：胎儿窘迫（双胎之一）；胎儿生长受限（双胎之一）；帆状胎盘（双胎之一）；孕 5 产 1 孕 29^{+4} 周双胎头 / 横位。入院后给予宫内营养支持、低分子肝素钙抗凝及对症治疗，密切监护母婴情况。入院后第 5 天彩超未能闻及下方胎儿胎心音，上侧胎儿可闻及胎心音 145 次 /min。立即联系床边 B 超，B 超提示宫内双胎，孕晚期（F1 存活，F2 胎心音未见）。患者及其家属经再三考虑后决定，继续妊娠，不行剖宫产，予继续使用低分子肝素治疗。观察患者无产兆及感染症状，另一胎儿胎心、胎动好，入院第 6 天予办理出院。出院诊断：孕 5 产 1 孕 30^{+3} 周双胎之一胎死宫内；选择性生长受限；边缘性脐带入口（双胎之一）；胎儿窘迫（双胎之一）。患者于孕 36 周再次入院顺产一活婴，体重 2 100 g，新生儿 Apgar 评分：10 分—10 分—10 分，新生儿转新生儿科治疗，7 天后出院，预后良好。

2. 讨论

一次妊娠宫腔内同时有 2 个或 2 个以上胎儿时称为多胎妊娠，以双胎妊娠多见。多胎妊娠属于高危妊娠，应加强妊娠期及分娩期管理。绒毛膜性对多胎围产儿预后的影响比合子性更大，应在妊娠早期进行绒毛膜性多胎妊娠的判断。双胎之一胎死宫内是一种较为少见的妊娠并发症，据统计其发生率为 5.25% ～ 7.66%。近年来，随着各种辅助生殖技术的使用，双胎妊娠率增加，随之而来的一系列并发症，如妊娠期高血压疾病、流产、早产、产后出血、双胎之一胎死宫内等概率也有所上升。双胎之一胎死宫内后，有时会影响存活胎儿的宫内生存环境，威胁其生存，可能发生胎儿窘迫，甚至胎死宫内等不良预后。但过早终止妊娠同样会因早产儿并发症多、生存能力低下而导致预后不良。因此，对双胎之一胎死宫内的情况如何选择终止妊娠时机尤其重要，并且临床上处理也较为棘手。有学者研究表明，孕妇在妊娠早期发生双胎之一胎死宫内导致另一个存活的胎儿产生宫内死亡的风险增大，而在孕中晚期产生双胎之一胎死宫内则容易增加存活胎儿的神经性系统疾病的可能性。妊娠早期发现双胎之一胎死宫内可继续妊娠，其处理方式与单胎妊娠相似，但需加强产前检查。在孕 12 ～ 28 周双胎之一胎死宫内患者因继续妊娠需等待较长，在此期间死胎对母婴可造成严重甚至是致死的并发症，以终止妊娠为妥。孕晚期以孕 34 周为界，孕 28 ～ 34 周因胎肺不成熟，可严密观察胎儿生长发育的同时促进肺成熟，定期监测母体凝血功能。孕 34 周以上，出生胎儿存活能力较强，则可在确诊后短期内做一些必要的检查及促胎肺成熟，考虑终止妊娠。孕 37 周以上确诊可考虑急诊终止妊娠。本病案患者经过严密监护，积极处理，患者预后良好。

（张艳林）

3. 专家点评

双胎之一胎死宫内，存活胎的预后、临床监测及处理策略均基于双胎的绒毛膜性质。单绒毛膜双胎由于双胎间存在胎盘血管吻合，其病情复杂，一胎死亡后会立即发生血流动力学改变。因此，即使在一胎死亡后马上终止妊娠也不能避免对存活胎儿的损害。双绒毛膜双胎妊娠中，一胎死亡可能导致宫内环境不良使存活胎的风险增高，但相对于单绒毛膜双胎，其风险低很多。双绒毛膜双胎之一胎死宫内，并不强烈提示需要终止另一存活胎的妊娠；但如果存在影响双胎的疾病（如子痫前期、绒毛膜羊膜炎）则需要密切监测，并及时分娩存活胎以防第二胎丢失。按单胎妊娠继续孕期监护，不需要增加额外的监护，分娩时机的选择可等待足月分娩。分娩方式可选择试产，严密监护并做好新生儿窒息复苏准备。分娩后监测脐血气和血常规。死胎送尸检，胎盘和脐带送病检。

本病案患者为双毛绒膜双羊膜囊双胎妊娠，一胎死亡后，予营养支持、低分子肝素钙抗凝及对症治疗，严密监测下继续妊娠 45 天后自然发动，胎儿顺利经阴道分娩，结局良好。

（李美英）

参考文献

［1］谢幸，孔北华，段涛. 妇产科学：第 9 版［M］. 北京：人民卫生出版社，2018：141-146.
［2］卢娇. 分娩时机和妊娠结局在双胎之一宫内死胎的分析［J］. 实用妇科内分泌杂志，2016，3（19）：119-120.
［3］林颖，王蕴慧. 双胎之一胎死宫内 34 例的妊娠结局分析［J］. 中华临床医师杂志（电子版），2015，9（10）：90-94.
［4］黄莺莺，张燕菲，张园，等. 13 例双胎之一胎儿宫内死

亡病案的母婴预后分析［J］. 妇产与遗传（电子版），2014，4（2）：29-35.
［5］刘静. 双胎之一胎死宫内的原因和处理［J］. 中国民族民间医药，2009，18（24）：143，146.
［6］陈素清，张碧黎，王梅英，等. 双胎之一胎儿宫内死亡27例原因及处理［J］. 中国实用妇科与产科杂志，2000，16（3）：163-164.
［7］尹如铁，刘兴会，叶潞，等. 双胎之一为宫内死胎的母婴结局分析［J］. 华西医科大学学报，2002，33（1）：149-150.
［8］孙希文，林开清. 82例双胎之一宫内死亡原因及临床处理探讨［J］. 大连医科大学学报，2011，33（5）：466-469.
［9］周冰，金松. 双胎之一胎儿宫内死亡原因及处理11例临床分析［J］. 海南医学，2007，18（6）：105.

第十节　产后出血

一、晚期产后出血

1. 病历摘要

患者，28 岁，因“剖宫产术后 25 天，阴道流血 15 天，增多 6 小时余”入院。患者平素月经规律，5 天 /30 天。患者于 25 天前因“胎儿窘迫，胎膜早破”在某当地医院行剖宫产术，术后第 2 天出现发热，最高体温 37.8 ℃，术后第 4 天体温正常，术后第 5 天治愈出院，腹部术口Ⅱ / 甲级愈合。出院后阴道少许流血，暗色红。术后 8 天又出现发热，最高体温 37.6 ℃，未处理，体温自行降至正常。15 天前出现阴道流血较前增多，多于平时月经量，鲜红色，伴血块，经休息后无好转。5 天前到当地医院就诊，自诉行血尿常规及 B 超检查未见明显异常，予肌内注射缩宫素，益母草、头孢呋辛等治疗 3 天，病情无明显好转。2 天前在家中突然出现阴道流血如解小便样，鲜红色，伴血块，为阵发性出血，伴下腹部疼痛，遂立即到当地医院就诊。当地医生估计出血量约 1700 mL，立即予开通静脉通道、缩宫素、麦角新碱及欣母沛肌内注射促宫缩治疗，静脉滴注克林霉素 0.6 g 消炎治疗，输红细胞悬液 3 U，血浆 500 mL 补充血容量，病情无明显改善。B 超检查：子宫结构检查结果未见明显异常。考虑当地条件有限，予救护车送转入我院，转院途中输 300 mL 血浆，救护车护送途中失血 1300 mL，估计失血约 3000 mL。患者神志清晰，精神差、烦躁，头晕、乏力、口干、胸闷，饮食、睡眠欠佳，尿少，大便未解，体重无明显变化。孕 2 产 2，既往有乙肝及甲亢病史，未用药，其余病史无特殊，否认药物过敏史。

【入院查体】体温 36.5 ℃，脉搏 130 次 /min，呼吸 21 次 /min，血压 117/69 mmHg，血氧饱和度 98%，平车入院。患者神志清晰，精神差、烦躁，重度贫血貌，四肢厥冷。心肺听诊无明显异常。腹部切口愈合好，下腹部压痛反跳痛，宫底耻骨联合上可触及，子宫切口区明显压痛及反跳痛，阴道口可见活动性出血，鲜红色，量多，伴血块。

【辅助检查】床边 B 超：膀胱后方探及大小约 5.6 cm × 2.2 cm 的不均质回声区，盆腔不均质偏低回声，边界不清，与子宫前壁下段剖宫产切口区相连。子宫增大，子宫前壁下段剖宫产切口区肌壁回声不均。腹腔内未探及明显游离的液性暗区。床边心电图：窦性心动过速，ST–T 异常，提示心肌缺血。血常规：白细胞数目 15.73×10^9/L，中性粒细胞百分比 95.1%，血细胞比容 21.1%，血红细胞浓度 68 g/L，部分凝血酶原时间 41.35 s。

【诊治经过】入院诊断：严重晚期产后出血；失血性休克；重度贫血；HBsAg 携带者；甲亢。产妇病情不稳定，生命垂危，告病危，立即行剖腹探查术，术中见子宫切口左侧缘有 1 个大小约 3 cm × 2 cm 的破裂口，有活动性出血，子宫切口组织糟脆，有严重感染、溃疡，周围组织血供差，考虑保留子宫困难，征得患者及其家属同意予行子宫次全切除术。手术顺利，术中失血 200 mL，术中予输同型红细胞 8 U，血浆 1000 mL，输血过程顺利，无不良反应。术后予补液，纠正电解质紊乱，头孢哌酮舒巴坦钠及奥硝唑二联抗生素抗感染治疗，术后 2 周患者病情平稳，体温正常，血象及 C 反应蛋白等各项感染指标正常，予出院。出院诊断：严重晚期产后出血；失血性休克；剖宫产切口愈合不良（感染、裂开）；盆腔感染；重度贫血；乙肝病毒携带者；甲状腺功能亢进。

2. 讨论

晚期产后出血指产后 24 小时至产后 6 周内发现的生殖道大量出血，出血量超过产妇既往的月经量，是产褥期常见并发症，发生率为 0.5% ～ 2%，临床医生对其重视程度和处理方案与普通产后出血相比相差甚远。如未及时识别和正确处理，同样可能发生大出血、休克等严重并发症，甚至危及生命。

晚期产后出血因病因不同，其起病时间和临床表现各异。其病因常可并存或互为因果，例如妊娠残留物或感染常同时伴有子宫复旧不全，感染严重时组织结构被破坏可导致动静脉异常交通。

因晚期产后出血常发生于院外，难以准确评估出血量，需仔细询问病史，并结合失血分级的主要参考指标，如心率、血压、呼吸、尿量、神经系统症状。阴道分娩者重点检查软产道情况，关注切口愈合情况、血肿部位及范围；剖宫产分娩者检查切口有无压痛；怀疑腹腔内血肿者应检查有无腹部压痛、反跳痛、异常包块及移动性浊音；怀疑妊娠滋养细胞疾病者应行肺部听诊及生殖道局部检查；行子宫颈检查排除子宫颈肿瘤所致出血可能。

晚期产后出血的病因及临床特点

病因	具体内容	临床特点
妊娠物残留	胎盘、胎膜残留、蜕膜残留、胎盘植入	多发生在产后1～2周，血性恶露时间延长，反复阴道流血或突然大量阴道流血
子宫复旧不全	胎盘附着部位复旧不全	多发生在产后2～3周，突发大量阴道流血，子宫软且体积大于相应产褥阶段子宫
感染	子宫内膜炎、子宫肌炎	恶露异味，伴盆腔痛、发热等感染征象
	盆腹腔感染、产褥期败血症	子宫有压痛，双附件区有压痛、反跳痛；继发贫血，阴道出血增多，可导致休克；腰骶酸痛，小腹坠涨，伴恶露增加，有恶臭
剖宫产切口愈合不良	剖宫产切口感染、溃疡、裂开	多发生在剖宫产术后3周，突然发生的无痛性大量新鲜阴道流血，并反复发作
血肿	外阴血肿、阴道血肿	外阴局部紫蓝色肿胀，触痛，可有直肠压迫症状
	阔韧带/腹膜后血肿	全身情况差，可引起失血性休克或腹腔内出血症状
子宫血管异常	子宫动静脉畸形瘤、假性动脉瘤	无痛性的间歇性、不规则阴道流血或突发的大出血

续表

病因	具体内容	临床特点
其他	子宫及子宫颈肿瘤，妊娠滋养细胞、肿瘤、胎盘部位超常反应，全身性疾病如血液系统疾病、肝脏疾病所致凝血功能障碍等	均可表现为晚期产后出血，妊娠相关性血小板减少症导致凝血功能发生障碍

本病案患者由于剖宫产术后切口愈合不良导致晚期产后出血，可先予促宫缩药物、抗生素等保守治疗；若仍反复出血或者再次发生大出血，均应尽快手术治疗。若子宫切口组织坏死范围不大，周围组织血供良好，可行病灶清创后缝合；如切口严重感染、溃疡，组织坏死范围广泛，延及宫颈，宜行子宫切除术。原则上以子宫全切为宜；若行子宫次全切除术，保留的宫颈残端组织必须新鲜。

（文多花）

3. 专家点评

本病案患者发病时间在剖宫产术后 3 周，突然发生大量新鲜阴道流血，并反复发作。入院 B 超提示：膀胱后方探及大小约 5.6 cm × 2.2 cm 的不均质回声区，盆腔不均质偏低回声，边界不清，与子宫前壁下段剖宫产切口区相连。子宫增大，子宫前壁下段剖宫产切口区回声不均，考虑晚期产后出血。因为剖宫产切口愈合不良、感染、裂开，所以剖腹探查为首选治疗方案。术中发现剖宫产切口裂开，溃烂，感染严重，保留子宫可能引起子宫术口再次愈合不良、感染、裂开等。为患者的生命安全考虑，且患者已生育 2 个小孩，有切除子宫的指征，术中果断行子宫切除术。术后积极行抗感染治疗。术后 14 天患者治愈出院。该患者因抢救及时，处理措施得当。

（董完秀）

参考文献

［1］中华医学会围产医学分会. 晚期产后出血诊治专家共识［J］. 中国实用妇科与产科杂志，2019，35（9）：1008-1013.

［2］周莉，范玲. 晚期产后出血高危因素及防范［J］. 中国实用妇科与产科杂志，2014，30（4）：276-279.

［3］李静，贾书方. 剖宫产术后晚期产后出血 36 例临床分析［J］. 山东医药，2014，54（31）：77-79.

［4］张晓洁，刘小利，黄引平. 晚期产后出血预防新策略［J］. 实用妇产科杂志，2012，28（11）：907-910.

［5］柳佩珍，陆秀凤. 剖宫产术后晚期产后出血 31 例临床分析［J］. 中国妇幼保健，2011，26（26）：4152-4153.

［6］刘志华，童德梅，马瑞霞，等. 晚期产后出血 56 例临床分析［J］. 中国实用医刊，2013，40（6）：55-56.

［7］谢幸，孔北华，段涛. 妇产科学：第 9 版［M］. 北京：人民卫生出版社，2018：221-223.

二、假性动脉瘤

1. 病历摘要

患者，25 岁，因“剖宫产术后 12 天，阴道流血 11 小时余”入院。患者于 13 天前在当地医院因孕足月胎儿窘迫，剖宫产 1 名活男婴，术程顺利，术中因出血 1000 mL 行子宫动脉结扎术。术后予抗炎及促子宫收缩治疗，术后中性粒细胞、C 反应蛋白一直偏高，无发热。胎盘病理检查：符合重度急性绒毛膜蜕膜炎。6 天前发现术口敷料渗湿，换药后仍有渗出，考虑腹部术口感染，予更换抗感染治疗，术口清创换药，引流术。12 天前复查血常规：白细胞数目 10.06×10^9/L，中性粒细胞百分比 76.5%，血红蛋白浓度 106 g/L，C 反应蛋白 16.7 mg/L，予停抗菌药物改为口服。今日 0：40 孕妇出现阴道流血增多，查宫缩欠佳，按压宫底，阴道见较多出血及积血，予静脉滴注缩宫素 2 mL 及复方氯化钠注射液 500 mL，持续按摩子宫、心电监护，卡前列甲酯栓 1 g 塞肛，阴道流血减少；至 01：20 出血量约 1000 mL，予申请输血，急查血常规：白细胞数目 12.35×10^9/L，中性粒细胞百分比 71.6%，血红蛋白浓度 98 g/L；妇科 B 超：宫腔上段及下段探及范围约 4.2 cm × 1.7 cm、4.1 cm × 1.3 cm 的不均质回声区，宫后探及深约 1.7 cm 的液性暗区，双附件因肠气干扰显示不清，转入产房探查宫颈口有血块约 20 mL，见少许暗红色血液从宫腔流出，子宫收缩好。02：00 予静脉滴注氨甲环酸氯化钠注射液 100 mL（另管）、0.9% 氯化钠注射液 100 mL、10% 葡萄糖酸钙注射剂 10 mL。02：50 呕吐

1 次，阴道流血约 150 mL，按压宫底未压出血块，共计出血约 1200 mL，为求进一步诊治，遂呼我院 120 出诊接入我院。患者精神、饮食、睡眠尚可，大小便正常，体重无明显变化。孕 2 产 2，平素月经不规律，4 ～ 7 天 /37 ～ 40 天。有头孢、青霉素药物过敏史，其余病史无特殊。

【入院查体】体温 36.6 ℃，脉搏 78 次 /min，呼吸 20 次 /min，血压 115/63 mmHg，平车入院，心肺听诊无异常。耻骨联合上 3 cm 处见 1 条长约 15 cm 的横形切口，切口偏右侧有约 10 cm 裂开，深达筋膜，轻微水肿，肉芽潮红，少许渗液。切口周边轻微压痛，无反跳痛，腹软，宫底脐耻之间，质硬。妇检：卫生纸上可见中量暗红色血块，阴道口未见明显活动性出血。

【辅助检查】入院查血常规：白细胞数目 17.28×10^9/L，中性粒细胞百分比 91.9%，血红蛋白浓度 103 g/L；肝肾功能、电解质、凝血功能等检查未见明显异常。

【诊治经过】入院诊断：晚期产后出血；腹部术口愈合不良。入院后予促宫缩、抗感染、输血治疗等对症处理，入院后第 4 天再次出现大量阴道流血，鲜红色，有凝血块，患者诉头晕、眼花、乏力、口干等不适，无畏寒、发热、心悸、胸闷，立即予开通静脉双管输液，静脉滴注缩宫素，肌内注射麦角新碱，持续心电监护，脉搏 75 ～ 80 次 /min，血压收缩压 90 ～ 81 mmHg、舒张压 56 ～ 42 mmHg，血氧饱和度 100%。00：50 患者病情好转，阴道出血停止，失血共计约 1200 mL，急查床旁 B 超提示：子宫大小约 98 mm × 78 mm × 68 mm，宫腔内可见条形强回声，较宽处约 13 mm，未见明显血流信号，盆腔内可见深约 30 mm 的液性暗区，腹腔未见明显液性暗区。

急查血常规：白细胞数目 4.58×10^9/L，中性粒细胞百分比 66.2%，红细胞数目 1.65×10^{12}/L，血红蛋白浓度 50 g/L，血细胞比容 15.2%，血小板数目 241×10^9/L；再次申请输同型红细胞悬液 4 U 补充血容量，纠正贫血；腹部及盆腔增强 CT 回报：宫体右壁异常强化密度影，请结合临床，考虑假性子宫动脉瘤可能；宫腔积气、积液（血）；腹腔、盆腔少量积液（血）；脾脏增大。考虑晚期产后出血由假性动脉瘤引起，患者仍有再次出血的风险，严重时危及生命，行子宫动脉介入栓塞治疗，术后患者阴道流血少。术后第 10 天患者病情平稳，阴道流血少，血红蛋白浓度 99 g/L，腹部有 4 cm × 1 cm 的术口未愈合，患者及其家属要求出院，予签字办理出院，转诊当地医院治疗。出院诊断：晚期产后出血；假性动脉瘤；腹部术口愈合不良。

2. 讨论

子宫假性动脉瘤是指由于子宫动脉壁缺陷导致血液外渗被周围组织包绕而形成的与动脉腔相通的搏动性血肿，是一种可以继发于各种妇产科操作的极为罕见却可能危及患者生命的并发症，临床无诊断与治疗规范可循。

剖宫产术后子宫假性动脉瘤引发的晚期产后出血，在晚期产后出血中较少见，早期诊断是争取治疗时机的关键，选择性子宫动脉栓塞术是首要治疗方法。

一般认为子宫假性动脉瘤与子宫动脉的损伤有关，但部分患者无确切的子宫动脉损伤病史。与子宫假性动脉瘤有关的妇产科操作主要有剖宫产术、腹腔镜及腹腔镜辅助子宫肌瘤剔除术、腹腔镜深部子宫内膜异位病灶切除术、经腹子宫肌瘤剔除术、子宫全切除术、子宫颈锥切术、子宫肌瘤动脉栓塞术、诊刮术、产钳助产、阴道分娩及人工流产等。本病案患者显然是剖宫产手术相关的子宫动脉损伤。子宫假性动脉瘤是外伤或医源性损伤导致动脉壁全层破裂，在破口周围邻近组织粘连包裹形成血肿，在动脉搏动的持续冲击下，动脉与血肿相通形成假性动脉瘤；或动脉壁部分损伤，损伤处管壁变薄向外膨出被邻近组织粘连包裹形成假性动脉瘤。子宫假性动脉瘤的临床表现无特异性，与其致病原因、损伤动脉部位以及瘤腔是否与宫腔相通等密切相关。未破裂的早期子宫假性动脉瘤可能无明显的临床症状，当其破裂时可出现大出血或因周围组织包绕、血栓形成导致出血停止，而表现为间断性不规则出血。瘤腔与宫腔相通可表现为阴道流血，若与腹腔相通时，则表现为腹腔内出血症状。有文献报道其他常见的症状包括发热及盆腔通气等各种原因导致的子宫假性动脉瘤，发病时间间隔无明显统计学差异，也有终止妊娠后 2 年才出现临床症状的报道。一般认为，子宫假性动脉瘤出现临床症状的平均时间间隔是 2 周左右。至于可能导致子宫假性动脉瘤的创伤或操作至出现临床症状的发病时间间隔相差较大，文献报道从数天至数周不等，这主要与瘤腔是否破裂及破裂后是否形成血栓封闭破口相关。妊娠相关的子宫假性动脉瘤多继发于剖宫产及其他妊娠相关性操作，因此产后出血是其最常见的临床表现。

对于剖宫产术后原因不明的阴道流血以及顽固性产后出血等既往一般的临床思维是首先排除胎儿附属物残留和感染、常规采取促进子宫收缩等措施，而根据本病案的临床特点和文献复习，在上述治疗无效的情况下，应考虑到子宫假性动脉瘤的可能。由于妇科检查、清宫等阴道内操作可能破坏子宫假性动脉瘤瘤壁的完整性，导致血凝块剥离，再次导致急性大出血及急诊手术，因此，临床医师应警惕该病并在早期选择正确的检查方法。

典型的子宫假性动脉瘤的声像图具有一定的特征性，表现为灰阶超声显示子宫肌壁内囊性结构,囊腔内透声较好或不佳，有时可见缓慢涌动的云雾状回声。剖宫产术后，当超声二维灰阶图像上提示子宫内有异常无回声区（低回声区或液性暗区）时，除子宫切口愈合缺陷、子宫切口妊娠、子宫肌瘤囊性变、子宫颈纳氏囊肿外，应该考虑到子宫假性动脉瘤的可能性。

CT 和 MRI 检查既可确诊子宫假性动脉瘤，也可排除其他相关疾病。CT 增强扫描可以观察到明显强化的子宫假性动脉瘤病灶及出血征象；三维重建则不仅可以明确病灶的供血动脉，并可为后续动脉栓塞术治疗等提供重要的参考。在 MRI 检查中，子宫假性动脉瘤在 T1W1 上可表现为轻度的高信号，T2W1 上常呈不均质低信号，增强扫描强化作用明显，可见其内的血块信号影像。

DSA 检查是诊断子宫假性动脉瘤的金标准，用于与其他血管性病变如子宫动静脉畸形相鉴别的意义重大，还可直接指导动脉栓塞术的治疗。对子宫假性动脉瘤患者行 DSA 检查可显示突出于动脉血管腔外的囊状阴影及其供血动脉，较大的动脉瘤可见造影剂喷入动脉瘤内；而子宫动静脉畸形则表现为参与动静脉瘘形成的动脉增粗迂曲、结构紊乱，动静脉瘘瘘口附近的静脉显影明显，瘘口位于管腔扩张最清楚处；动静脉瘘形成处血流丰富。当有活动性出血时两者均可观察到造影剂外溢。

但是，如当子宫假性动脉瘤内有血栓形成，导致出血终止时，DSA检查也可能存在阴性结果。因此，子宫假性动脉瘤确诊后及时行 DSA 检查以及 DSA 结合彩超检查综合评估是十分必要的。

并非所有的子宫假性动脉瘤患者均需行急诊手术，对于未破裂、无明显临床症状的子宫假性动脉瘤可暂行观察。期待治疗的指征需严格把握，由于动脉瘤处血流动力学的不稳定性，任何妇科检查和阴道操作均可能导致子宫假性动脉瘤破裂，造成严重的后果。

早期治疗子宫假性动脉瘤的主要方法是手术，包括子宫动脉栓塞术、髂内动脉结扎术及子宫切除术。由于侧支供血动脉的存在，髂内动脉结扎治疗产后出血的成功率差异极大，也有行动脉结扎术获得治疗成功的报道。此外，必须考虑到的是，一般子宫动脉结扎术后再行动脉插管进行栓塞是十分困难的，而子宫切除术以器官丢失为代价。因此，子宫动脉栓塞术无疑是一线治疗的重要方法，而动脉栓塞术治疗失败的患者仍可行动脉结扎术或子宫全切除术。

一般而言，对于生命体征不稳定、不宜搬动的患者，DIC晚期及造影剂过敏者，应视为动脉栓塞术治疗的禁忌证。事实上，动脉栓塞术并无绝对禁忌证，有条件的医疗单位可在输血补液、纱条或球囊填塞子宫腔暂时减少出血的情况下，争取动脉栓塞治疗的时间。

并发症以术后低热最常见，其他并发症包括恶心、呕吐、下腹部及臀部缺血性疼痛、下肢感觉异常或消失、造影剂的肾毒性。严重并发症可能有非靶器官如直肠、膀胱、卵巢等缺血坏死，罕见报道有子宫坏死而行子宫切除术者。

本院收治这名剖宫产术后并发的子宫假性动脉瘤患者，经子宫动脉栓塞术后治愈出院。

（文多花）

3. 专家点评

本病案患者剖宫产术后 12 天，阴道流血由当地医院转入，入院当天阴道流血少。入院第 4 天再次出现大量阴道流血，出血量约 1200 mL，行腹部及盆腔增强 CT：考虑为假性动脉瘤。剖宫产术中因出血行子宫动脉结扎术，导致子宫假性动脉瘤的形成，考虑晚期产后出血由假性动脉瘤引起。子宫假性动脉瘤是一种罕见的妇产科并发症，既往漏诊及误诊的主要原因是对该疾病的认识不足，对于难治性产后出血或者有剖宫产史的异常阴道流血者应考虑到子宫假性动脉瘤的可能。当本病案患者再次出血时，应及时行 CT 检查，得以明确诊断。目前认为，选择性动脉栓塞术治疗不仅具有微创、高效等优点，而且能保留患者生育的功能，是一种安全有效的治疗方法。

（董完秀）

参考文献

[1] 中华医学会围产医学分会. 晚期产后出血诊治专家共识[J]. 中国实用妇科与产科杂志，2019，35（9）：1008-1013.

[2] 周莉，范玲. 晚期产后出血高危因素及防范[J]. 中国

实用妇科与产科杂志，2014，30（4）：276-279.
［3］李菲菲，徐先明，杨悦旻. 剖宫产术后子宫动脉假性动脉瘤致晚期产后出血 1 例并文献复习［J］. 现代妇产科进展，2019，28（8）：639-640.
［4］左坤，郑煜坤，陈德，等. 子宫动脉栓塞术治疗子宫动静脉畸形伴晚期产后出血 16 例［J］. 介入放射学杂志，2019，28（10）：978-981.
［5］欧阳振波，陈梅丽，陈钰，等. 子宫动脉假性动脉瘤致剖官产术后晚期产后出血 1 例并文献复习［J］. 现代妇产科进展，2015（12）：958-959.
［6］郝彤，多伶俐，李彬. 子宫动脉栓塞治疗剖宫产术后晚期产后出血 22 例临床分析［J］. 中国地方病防治杂志，2014（S1）：260-261.
［7］KWON H S，CHO Y K，SOHN I S，et al. Rupture of a pseudoaneurysm as a rare cause of severe postpartum hemorrhage：Analysis of 11 cases and a review of the literature［J］. Eur J Obstet Gynecol Reprod Biol，2013，170（1）：56-61.
［8］MATSUBARA S，USUI R，SATO T，et al. Adenomyomectomy，curettage，and then uterine artery pseudoaneurysm occupying the entire uterine cavity［J］. J Obstet Gynaecol Res，2013，39（5）：1103-1106.
［9］刘益枫，邹煜，李春明，等. 子宫动脉假性动脉瘤六例及文献复习［J］. 中华妇产科杂志，2021，56（3）：208-212.

三、剖宫产术后血肿

1. 病历摘要

病案 1　腹盆腔血肿

患者，29 岁，因“剖宫产后 4 天，B 超示盆腔巨大血肿 1 天”入院。患者平素月经规律，自诉孕期平稳，在当地医院定期产检。1 天前因“头盆不称、轻度贫血”在当地县妇幼保健院行剖宫产术，产时羊水Ⅲ度混浊，娩出一活女婴，体重 2650 g，术中失血约 200 mL，术后予预防感染、促子宫收缩等治疗。术后第 2 天查血常规：血红蛋白浓度 62 g/L。考虑有输血指征，建议输血，患者及家属拒绝输血。术后第 3 天复查血常规：血红蛋白浓度 55 g/L；B 超提示：产后子宫；宫体下段欠均质回声（6.9 cm × 5.9 cm × 10.2 cm）。CT 提示：子宫增大符合产后子宫改变；膀胱 - 子宫窝内巨大偏高密度团块影（7.3 cm × 5.9 cm × 10.9 cm），考虑巨大血肿灶；盆腔内组织模糊不清，符合剖宫产后改变，不排除合并炎性改变；脾脏明显增大。凝血四项正常，建议转上级医院治疗，患者及家属拒绝，该院予输红细胞悬液 4 U、血浆 300 mL，输血过程顺利。复查血常规：血红蛋白浓度 71 g/L。术后第 4 天复查血常规：白细胞数目 4.53×10^9 g/L、中性粒细胞百分比 77.83%、血细胞比容 34.8%、血小板数目 201×10^9/L、血红蛋白浓度 52 g/L，目前无明显头晕、眼花、乏力、心慌、胸闷等不适，无明显腹胀痛，阴道流血少，宫缩好。为进一步诊治转入我院治疗。患者平素月经规律，孕 2 产 2，9 年前剖宫产娩一活婴，健在；4

天前剖宫产娩一活女婴，健在。既往史、个人史、家族史无特殊。

【入院查体】神清，生命征平稳，心肺无异常，腹部平软，全腹无明显压痛，反跳痛，腹部见 1 片敷贴，有一皮下引流管，无明显渗液流出。

【辅助检查】外院血常规：白细胞数目 4.53×10^9/L、中性粒细胞百分比 77.83%、血细胞比容 34.8%、血小板数目 201×10^9/L、血红蛋白浓度 52 g/L。B 超提示：产后子宫，宫体下段欠均质回声（6.9 cm × 5.9 cm × 10.2 cm）；CT 提示：子宫增大符合产后子宫改变；膀胱 – 子宫窝内巨大偏高密度团块影（7.3 cm × 5.9 cm × 10.9 cm），考虑巨大血肿灶；盆腔内诸筋膜组织模糊不清，符合剖宫产后改变，不排除合并炎性改变；脾脏明显增大。入院查血常规：血红蛋白浓度 76 g/L；彩超：产后子宫；盆腔内混合性包块（疑似子宫前壁下段切口处血肿，大小为 8.2 cm × 5.3 cm × 7.4 cm）。

【诊治经过】入院诊断：盆腔巨大血肿；重度贫血。剖宫产术后，入院后行止血、输血、抗感染等保守治疗，入院第 2 天复查血常规：血红蛋白浓度 74 g/L。今日经过医务部主持，全市三甲医院专家会诊：患者剖宫产术后 6 天，术后出现血红蛋白下降，经过止血、输血等对症治疗，观察到患者生命征平稳，血红蛋白上升。影像学检查：子宫前壁与膀胱之间有 1 个血肿，考虑剖宫产术后子宫切口出血。处理意见：如果家属同意可行血肿清除，必要时子宫切口加强缝合；如暂时不同意手术，可保守治疗并说明保守治疗可能发生再出血，腹腔感染，肠粘连并肠梗阻的可能。患者及其家属知情理解，反复商量后，要求行剖腹探查术。剖腹探查术中见腹腔内无活动出血，子宫轮廓清，宫缩好，子宫下段见一横切口，无活动性出血，子宫前壁下段与膀胱之间见 1 个约 10 cm × 8 cm 的包块，呈紫蓝色，注射器抽吸，见少许暗红血液，考虑盆腔血肿，予行血肿清除术，切开血肿，清除陈旧积血块约 500 mL，检查创面无活动出血，双附件未见明显异常，予过氧化氢、生理盐水、奥硝唑冲洗腹腔。留置腹腔引流管，清点器械纱布如数，逐层关腹。手术顺利，麻醉满意，术中生命征平稳，出血 20 mL，尿管通畅，尿色清。因重度贫血，予输血：红细胞悬液 2 U，血浆 200 mL。入院第 3 天血红蛋白浓度 87 g/L。入院第 4 天血红蛋白浓度 85 g/L。入院第 7 天血红蛋白浓度 78 g/L。患者一般情况好，予办理出院。出院诊断：腹盆腔血肿；重度贫血；剖宫产术后。

病案 2　阔韧带血肿

患者，37 岁，因“剖宫产术当天，发现腹腔肿块 1 天”由当地医院转入我院。因完全性前置胎盘在当地医院治疗，入院查血红蛋白浓度 108 g/L，B 超提示：胎盘后壁见约 10.6 cm × 4.9 cm 不均质回声团，予急诊行剖宫产术，术前查血红蛋白 91 g/L，术中见右侧阔韧带 1 个血肿，并延续到后腹膜，未做特殊处理。术后复查血红蛋白 81 g/L，予抗感染，补液等对症处理，下午复查血红蛋白 68 g/L，予输血及纤维蛋白原等对症治疗。为进一步治疗，转入我院，门诊拟“贫血原因待查”收入我科，患者自发病以来精神欠佳，未进食。其余病史无特殊。

【入院查体】神清，贫血貌，腹部膨隆，见耻骨联合上敷料，未见渗血，腹壁软，无明显压痛，反跳痛，肠鸣音弱。宫底于脐上一横指，质硬，子宫轮廓清，按压宫底有少量阴道流血。阴道口未见活动性出血。阴道通畅，宫颈无裂伤。

【辅助检查】外院 B 超提示：子宫后壁见约 10.6 cm × 4.9 cm 不均质回声团。

【诊治经过】入院诊断：贫血原因待查；剖宫产术后。入院后予抗感染，补液等对症治疗。入院第 1 天查体：腹部胀满，子宫底平脐，中下腹部轻压痛，右侧为甚，阴道无活动性出血。腹部、盆腔 CT 平扫：剖宫产术后改变（子宫增大、前腹壁及腹腔少量游离气影）；腹盆腔较多致密积液（混杂血液）；后腹膜较多混杂致密影，结合临床，符合后腹膜出血（以右侧为著）；肝脏右叶小点状钙化；（部分扫描所见）考虑两肺下叶基底段少量炎症，并两侧胸腔少量积液。血常规：血红蛋白浓度 79 g/L。予输同型红细胞悬液 2 U，同时抗感染治疗。入院第 2 天，子宫底于脐下二横指，子宫收缩好，阴道恶露少，无异味。复查 CT：剖宫产术后改变（子宫增大、前腹壁及腹腔有少量游离气影）；腹盆腔较多致密积液（混杂血液）；后腹膜较多混杂致密影，结合临床，符合后腹膜出血（以右侧为著）；肝脏右叶小点状钙化；考虑两肺下叶基底段炎症，并两侧胸腔少量积液；心腔密度减低，密切结合临床，与之前大致相似，血红蛋白浓度 86 g/L，患者目前病情尚稳定。入院第 3 天血常规：血红蛋白浓度 86 g/L，予停病重。入院第 10 天复查腹部、盆腔 CT：子宫较前复旧略缩小、宫腔内片状密度增高影，疑似宫腔少量积血，请结合临床；腹盆腔致密积液较前明显吸收、减少，密度较前降低；后腹膜血肿较前吸收减少、密度减低。血红蛋白浓度 99 g/L。患者病情平稳，予出院。出院诊断：阔韧带血肿；中度贫血；剖宫产术后。

2. 讨论

剖宫产是解决难产和部分高危妊娠分娩的有效手段，合理应用剖宫产可挽救母婴生命。但剖宫产手术有其不可完全避免的并发症，其中最常见的并发症为出血、损伤及感染。

子宫下段行剖宫产术胎儿娩出后，子宫切口下缘常缩回膀胱后方及耻骨联合下方，下截后壁因子宫收缩形成一隆起，形似切口下缘突入子宫腔，特别是当术野不清楚，又急于缝合时，容易误将切口上缘与后壁的隆起部分缝合在一起，此种情况并不少见。

切口缝合不当、止血不充分也会造成术后出血。例如，缝针间隔过大、缝线过松或线结松脱等，均有可能导致切口出血，形成血肿，影响愈合，严重者可发生大量阴道出血或腹腔内出血。

剖宫产术中术后出血，可能有两种或两种以上的原因，往往是一个现象掩盖另一个现象，故应特别加以注意。术后形成血肿主要是由术中血管结扎不牢固、切口延裂、出血点清除不彻底等引起的。

腹膜外血肿的临床表现与血肿大小有关。小血肿可无任何症状；较大者常表现为切口疼痛和局部肿块或出现急腹症。可有低热，若继发感染，可能高热不退。若血肿巨大，除上述表现外，可表现为失血性贫血或休克，甚至继发 DIC 等。

手术部位及邻近器官组织均有机会形成血肿。阔韧带血肿和腹膜后血肿临床上少见，且处理棘手，易发生失血性休克，如处理不当，可危及产妇生命。阔韧带血肿和腹膜后血肿缺乏特异性临床表现，最常见的症状为腹痛，部分合并腹胀、腰背痛及失血性休克。辅助检查主要依靠 B 超检查及 CT 检查，腹腔穿刺检查及 X 射线检查也具有一定价值，血常规、生化、3P 试验、DIC 监测、心电监护等均可在一定程度上反映病情。

治疗方式主要有手术治疗及保守治疗。血肿大者可考虑穿刺抽液或手术，血肿进行性增大者须手术治疗。手术时须查找出血点缝扎止血并清除血肿。血肿小、无临床症状及感染征象的患者，可以让其自行吸收，定期复查 B 超，以了解血肿的吸收情况。

有学者研究认为血肿直径小于 5 cm 者，一般可自行吸收，但直径大于 5 cm 的血肿吸收较慢或易形成脓肿，但没有查到对于血肿手术指征或血肿穿刺指征的专家共识。魏霞等报道该病案完全清除血肿，创面给予引流，清理血块约 600 g，积血约 800 mL，血肿腔内填塞明胶海绵 10 余块，术后放引流管，共引流出 2685 mL 血液。可见手术创伤也比较大。我院一般根据患者临床表现、血肿大小、血肿有无进行性增大、血红蛋白浓度有无持续下降等并结合患者意愿制订个性化诊疗方案。

血肿较小，有或无感染征象的患者，保守治疗的方法包括促宫缩、抗感染、微波理疗以及口服中药消炎，血肿最大直径不小于 3 cm，可在 B 超引导下行腹部穿刺抽出积血后予以配合药物治疗。桂枝茯苓胶囊及康妇消炎栓塞肛也有助于子宫切口血肿的吸收。另外采用大黄、芒硝以食醋调和外敷，能明显缩短血肿的吸收时间。

（李媚娟）

3. 专家点评

剖宫产术后盆腹腔血肿是产科手术凶险的并发症，其出血的主要原因是术中创面止血不彻底，易产生失血性休克、DIC，甚至死亡。总结以上 2 个病案，患者在当地医院行剖宫产术，均在术后发现血红蛋白浓度明显下降，及时转诊入我院，经剖腹探查，发现病案 1 患者血肿位于子宫前壁下段与膀胱之间，病案 2 患者血肿位于阔韧带腹膜后。成功抢救的同时，也提醒产科医师在工作中要充分考虑到非子宫收缩乏力以及非子宫切口出血也是造成手术后失血性休克的因素。

为了减少剖宫产术后盆腹腔血肿的发生，必须严格掌握剖宫产的指征，有效治疗妊娠合并症或并发症，降低剖宫产率；必须剖宫产者，术前讨论充分，术中精准操作，止血彻底，切勿盲目追求速度而对小血管的出血视而不见，术后仔细观察，做到早发现、早治疗，特别是瘢痕子宫再次手术后，腹壁切口加压包扎能有效减少出血；术后应加强观察及护理，避免患者受到更大的损伤。

（施艳）

参考文献

[1] 于云. 实用剖宫产手术学 [M]. 上海：第二军医大学出版社，2012：188-193.

[2] TOYOSHIMA M，KUDO T，IGETA S，et al. Spontaneous retroperitoneal hemorrhage caused by rupture of an ovarian artery aneurysm：a case report and review of the literature [J]. J Med Case Rep，2015，9：84.

[3] MCGRATH A，WHITING D. Recognising and assessing blunt abdominal trauma[J]. Emerg Nurse，2015，22(10)：18-24.

[4] 武正炎. 普通外科手术并发症预防与处理：第 3 版 [M]. 北京：人民军医出版社，2011：66.

[5] 张强，杨莉，李权，等. 1 例剖宫产术后巨大腹膜外血肿的临床诊治分析 [J]. 重庆医学，2019，48（21）：3753-3754.

[6] 肖慧彬，林晓燕，王宏婵，等. 探讨剖宫产子宫切口局部血肿部位与预后的超声表现 [J]. 生物医学工程与临床，2018，22（2）：164-167.

[7] 魏霞，李朝霞，徐文科. 瘢痕子宫术后并发阔韧带血肿 1 例诊治体会 [J]. 中国医药指南，2012，10（14）：289-290.

[8] 吕芸，章波儿，施晓. 大黄芒硝外敷治疗剖宫产术后子宫切口血肿疗效观察 [J]. 新中医，2015，47（12）：133-135.

第十一节 脐带脱垂

1.病历摘要

患者，29岁，因“停经 36^{+4} 周，阴道流液及脐带脱垂1小时余。”入院。患者平素月经规律，1小时前无明显诱因下出现阴道流液，伴脐带脱出于阴道外，有不规则腹痛，无阴道流血。呼叫120，我科医师出诊，到场后见脐带脱垂于阴道口外，诊断为脐带脱垂，立即将脐带还纳入阴道，同时上推胎先露避免脐带受压，接回医院。孕2产0，人流1次，既往史、个人史、家族史无特殊。

【入院查体】体温36.5 ℃，脉搏90次/min，呼吸20次/min，血压140/80 mmHg。宫高31 cm，腹围106 cm，横位，可及不规则宫缩，胎心正常。

【辅助检查】急查血常规、凝血四项、肝肾功能、电解质检查未见异常。

【诊治经过】入院诊断：脐带脱垂；孕2产0孕 36^{+4} 周横位先兆早产；胎膜早破，入院后送手术室在插管全身麻醉下行紧急剖宫产术，术中未见明显羊水，胎儿为横位，行内倒转术，于入院后12 min以臀位牵引剖宫产娩一活女婴，见脐带绕左下肢2周，体重3150 g，新生儿APgar评分：8分（肌张力、呼吸各扣1分）—10分—10分；胎盘、胎膜娩出完整，术中失血400 mL，术后予预防感染、促子宫复旧治疗，患者恢复好，术后第 5 日出院。出院诊断：脐带脱垂；孕 2 产 1 孕 36^{+4} 周横位剖宫产娩一活女婴；胎膜早破；羊水过少；脐带缠绕。

2. 讨论

脐带脱垂是在胎膜破裂的情况下，脐带脱至子宫颈外，位于胎先露一侧（隐性脐带脱垂）或越过胎先露（显性脐带脱垂），是导致围产儿死亡的重要原因，发生率为 0.1% ～ 0.6%。脐带脱垂的主要原因包括胎位不正、多次分娩、胎膜早破、羊水过多、产科干预等因素，其导致的胎儿不良结局包括早产、新生儿窒息甚至死亡。

风险因素分为 2 个方面。①一般因素：经产妇、胎儿出生体重低（小于 2500 g）、早产（小于 37 周）、胎儿先天畸形、臀先露、胎产式不正（包括横产式、斜产式及胎儿位置不稳定）、双胎妊娠之第二胎、羊水过多、胎先露未衔接、胎盘低置。②产科干预因素：胎先露位置较高时进行人工破膜、胎膜破裂后进行阴道操作、外倒转术（分娩过程中）、内倒转术、药物性引产、子宫内压力传感器的放置、使用大型号球囊导管的引产术。

怀疑存在脐带脱垂的检查时机，根据英国皇家妇产科医师学会《脐带脱垂指南》2014 版（以下简称指南）推荐：①因风险因素导致胎膜自发性破裂后或者在阴道分娩过程中，每次阴道检查均应排除脐带脱垂。②除了按照国际指南所规定的，在分娩期监测胎心率外，还应在分娩过程中每次阴道检查后以及自发性胎膜破裂后监测胎心率，以排除脐带脱垂。③如果出现胎心率异常，应怀疑是否存在脐带脱垂，特别是胎心率异常是在胎膜破裂（无论是自发性胎膜破裂或人工破膜）不久后发生的，应高度警惕脐带脱垂的存在。④怀疑存在脐带脱垂时应行窥器和（或）阴道指检确诊。

脐带脱垂发生初期的最佳处理方式，根据指南推荐：①孕妇宫口开全前，确诊发生了脐带脱垂，应立即通知助手，做好剖宫产相关术前准备。②不建议为了延长妊娠时间，人工改变位于胎先露前方脱垂脐带的位置（脱垂脐带的还纳术）。③为了防止血管痉挛的发生,应尽量减少对阴道外脱垂脐带的操作。④使用人工操作或者充盈膀胱等提高胎先露的位置可预防脐带压迫。⑤脐带压迫也可以通过采用膝胸位或左侧卧位（同时保持头朝下，将枕头放于左髋部下）来预防。⑥为防止脐带压迫而进行相关操作后，胎心率持续性异常，尤其是因各种情况引起分娩延迟时，在进行术前准备的同时应行保胎治疗。⑦尽管在术前准备过程中，上述操作存在潜在的益处，但应保证其不会导致不必要的分娩拖延。

发生脐带脱垂的孕妇最佳分娩方式，根据指南推荐：①如果不能快速阴道分娩，建议选择剖宫产，以防胎儿发生缺氧性酸中毒。②如果被确诊为脐带脱垂，且存在可疑性胎心率异常或病理性胎心率异常，应列为“Ⅰ类剖宫产”（直接威胁到产妇或胎儿生命），争取在 30 min 内娩出胎儿。③孕妇确诊发生脐带脱垂，胎心率正常，也必须行持续性胎心率监测，应列为“Ⅱ类剖宫产”（危及产妇或胎儿的安全，但并不造成直接生命威胁），如果胎心率或宫缩异常，则应考虑将Ⅱ类剖宫产改为Ⅰ类剖宫产。④应与麻醉医生商讨最适宜的麻醉方式，尽量与经验丰富的麻醉医生讨论后进行局部麻醉。⑤如果宫口开全，预计可以快速、安全阴道分娩者，可尝试阴道分娩，但是必须使用标准规范的技术，注意尽量防止对脐带的压迫。⑥在一些特殊情况下（例如对双胞胎第 2 个胎儿进行内倒转术后）建议使用臀牵引术。⑦建议有非常熟悉新生儿复苏操作的医务人员参与整个分娩过程。⑧采集配对脐血样本进行 pH 值及剩余碱测定。本病案患者因脐带脱垂入院紧急行剖宫产术，处理及时，母婴结局良好。

（文多花）

3. 专家点评

脐带脱垂能引起严重的妊娠不良结局，伴有较高的围产儿窒息率及死亡率。脐带脱垂的预防、及时正确识别尤为重要，终止妊娠方式应仔细权衡母婴双方的利益。

该病案患者诊断明确，在从家中转移至医院过程中，医师应做到提高胎先露位置预防脐带进一步受到压迫，在急救车上，孕妇使用膝胸卧位可能存在潜在的安全隐患，建议使用 Sims 体位（即左侧卧位，枕头置于左髋下）。该患者孕周达 36^{+4} 周，接近足月，发生脐带脱垂后胎心正常，应告知患者及家属需紧急分娩。若系初产妇，胎位不正，无法经阴道分娩，需剖宫产分娩。开通绿色通道送入手术室，入院后 3 min 开始麻醉，达到 I 类剖宫产要求后剖宫产娩一活女婴，新生儿 APgar 评分：8 分（肌张力、呼吸各扣 1 分）—10 分—10 分，新生儿未发生窒息，结局良好。

但是，如果孕周小于或等于26周，则需评估新生儿成活概率，再决定分娩方式，这种小孕周选择剖宫产需要非常慎重。

（董完秀）

参考文献

[1] MURPHY D J，MACKENZIE I Z. The mortality and morbidity associated with umbilical cord prolapsed [J]. Br J Obstet Gynaecol，1995，102（10）：826-830.

[2] KOONINGS P P，PAUL R H，CAMPBELL K. Umbilical cord prolapse：A contemporary look [J]. J Reprod Med，1990，35（7）：690-692.

[3] 孙美玉，姜伟，王冬颖. 222例隐性及显性脐带脱垂临床分析 [J]. 当代医学，2021，27（03）：70-72.

[4] BARRETT J M. Funic reduction for the management of umbilical cord prolapse [J]. Am J Obstet Gynecol，1991，165（3）：654-657.

[5] 曹晓辉，蒋丽萍，许建娟，等. 脐带脱垂的临床特征与妊娠结局分析 [J]. 重庆医学，2020，49（03）：467-470.

[6] RICHARDSON J. Supervisory issues：Lessons to learn from a home birth [J]. Br J Midwifery，2009，17（11）：710-712.

[7] 袁雨，漆洪波. 英国皇家妇产科医师学会《脐带脱垂指南》

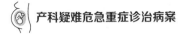

2014 版要点解读［J］. 妇产科中国实用妇科与产科杂志，2015，31（4）：276-280.
［8］谢幸，孔北华，段涛. 妇产科学：第 9 版［M］. 北京：人民卫生出版社，2018：159-160.

第十二节　子宫内翻

1. 病历摘要

患者，28 岁，因“产后出血 11 小时”入院，于入院前 11 小时因“孕 2 产 1 孕 40^{+5} 周”在当地县医院顺产一活女婴，过程顺利，20 min 后胎盘、胎膜自然娩出，胎盘、胎膜完整，随即出现阴道出血，查体见子宫收缩差，阴道壁有约 2 cm 的延裂，考虑子宫收缩乏力，立即给予心电监护，中心吸氧，双手按摩子宫，静脉推注马来酸麦角新碱、卡前列素丁三醇、地塞米松 30 mg，及米索前列醇片塞肛等止血处理，效果欠佳。产后 75 min 出血约 2000 mL，心电监护提示：心室率波动在 120 ～ 132 次 /min，血压波动在收缩压 80 ～ 90 mmHg、舒张压 50 ～ 60 mmHg，考虑产后出血、失血性休克，立即予积极输血、补液、抗休克等对症综合抢救，并请我院产科、重症科会诊，我院专家约 2 小时后到达当地医院，出血估计约 3500 mL，行腹部及阴道检查发现，患者子宫形态不规则，子宫底部呈茶杯状，阴道内可触及 1 个球形突出组织，最低点接近子宫颈内口，诊断考虑子宫内翻，立即送手术室全身麻醉下开腹行子宫内翻还纳术、宫腔填塞术、子宫动脉结扎术，术程顺利，术中出血约 500 mL，产后出血共计 4000 mL，产后共输 O 型去白细胞悬浮红细胞 13.5 U、血浆 1000 mL、机采血小板 1 人份、冷沉淀 10 U。经以上积极抢救治疗后，患者心室率波动在 88 ～ 95 次 /min，血压 110/76 mmHg，复查血常规提示：血红蛋白浓度 77 g/L，病情危重，家属经充分商议后转入我院行进一步诊治。既往史、家族史无特殊，孕 2 产 1，人流 1 次，11 小时前顺产一活女婴。

【入院查体】体温 36.8 ℃，脉搏 88 次/min，呼吸 20 次 /min，血压 115/72 mmHg，血氧饱和度 92%。医源性镇静状，中度贫血貌，可唤醒，带入经口气管插管，固定好，管腔通畅。双侧瞳孔等大等圆，直径 2 mm，对光反射灵敏。两肺呼吸音粗，两肺底可闻及少量湿性啰音。心律齐，各瓣膜区未闻及明显杂音。腹部稍膨隆，腹部切口敷料干燥，未见明显出血及渗液，腹腔引流管固定好、管腔通畅，肠鸣音减弱。双下肢无水肿，四肢肌张力未见明显异常。生理反射存在，病理反射未引出。

【辅助检查】血常规：白细胞数目 13.70×10^9/L，红细胞数目 2.56×10^{12}/L、血红蛋白浓度 81 g/L、血小板数目 67×10^9/L；凝血功能正常；肌酸激酶 968 U/L、肌酸激酶同工酶 107 U/L、羟丁酸脱氢酶 204 U/L。肝功能：谷草转氨酶 43 U/L、总蛋白 39.6 g/L、白蛋白 25.7 g/L。肾功能、电解质检查基本正常。床边 B 超：双侧胸腔、腹腔及盆腔未见探及明显游离的液性暗区。

【诊治经过】入院诊断：子宫内翻 ；产后出血；失血性休克；呼吸衰竭；肺部感染；中度失血性贫血；稀释性凝血功能障碍；低蛋白血症。入院后予机械通气、积极输血、补液、促宫缩、抗感染、营养心肌、护胃、保持内环境稳定等对症支持治疗。入院第 2 日复查血常规：白细胞数目 9.61×10^9/L，中性粒细胞百分比 86.6%，淋巴细胞比率 8.1%，中性粒细胞

数目 8.32×10^9/L，淋巴细胞数目 0.78×10^9/L，红细胞数目 1.89×10^{12}/L，血红蛋白浓度 60 g/L，血细胞比容 17.7%，血小板数目 56×10^9/L。凝血四项：凝血酶原时间 11.48 s，国际标准化比值 0.96，部分凝血酶原时间 33.30 s，凝血酶时间 13.34 s，纤维蛋白原 3.78 g/L，D- 二聚体测定 1.18 ug/mL。生化：C 反应蛋白 116.08 mg/L，谷草转氨酶 50 U/L，乳酸脱氢酶 395 U/L，肌酸激酶 737 U/L，肌酸激酶同工酶 46 U/L，a- 羟丁酸脱氢酶 253 U/L，肌钙蛋白 0.43 ng/mL，肌红蛋白 464.4 ng/mL，钾 3.37 mmol/L，钠 140.4 mmol/L，氯 103.2 mmol/L，总钙 1.89 mmol/L，镁 0.51 mmol/L，磷 0.82 mmol/L，谷丙转氨酶 7 U/L，总胆红素 23.8 μmol/L，直接胆红素 5.0 μmol/L，间接胆红素 18.8 μmol/L，总胆汁酸 0.60 μmol/L，前白蛋白 171.1 mg/L，总蛋白 39.5 g/L，白蛋白 24.0 g/L，尿素 4.74 mmol/L，肌酐 59.1 μmol/L，尿酸 322.2 μmol/L。床旁胸片：双肺纹理粗乱，考虑肺部感染。根据经验继续给予头孢他啶联合奥硝唑积极抗感染、营养心肌、输注人血白蛋白、抑酸护胃支持治疗。持续呼吸机辅助呼吸，血氧饱和度波动在 99% ～ 100%。心电监护提示：心室率波动在 101 ～ 105 次 /min，血压 109/69 mmHg。20 小时总入量 1967.0 mL（其中输液量 1867 mL，白蛋白 100 mL），20 小时总出量 3032.0 mL（其中尿量 2800 mL，腹腔引流量 50 mL，阴道流血量 160 mL，痰液量 22 mL）。血红蛋白浓度 60 g/L，输注 O 型去白细胞悬浮红细胞 4 U。复查血常规提示：白细胞数目 10.97×10^9/L，中性粒细胞百分比 86.6%，中性粒细胞数目 9.50×10^9/L，红细胞数目 2.37×10^{12}/L，血红蛋白浓度 73 g/L，血细胞比容 21.9%，血小板数目 56×10^9/L。输注 O 型去白细

胞悬浮红细胞 4.5 U。取出宫腔内填纱。术后 2 日，继续原方案治疗，当晚停呼吸机辅助呼吸。术后 3 日，患者精神食欲好转，无恶心呕吐，无明显腹胀腹痛，无畏寒发热，复查血常规：白细胞数目 9.66×10^9/L，中性粒细胞百分比 82.2%，红细胞数目 3.18×10^{12}/L，血红蛋白浓度 99 g/L，血小板数目 89×10^9/L。术后 9 日，患者一般情况良好，术口Ⅱ / 甲级愈合，恶露淡红色，量少，体温正常，自行下床活动无不适，复查血常规：白细胞数目 6.44×10^9/L，中性粒细胞百分比 62.1%，淋巴细胞比率 27.8%，红细胞数目 3.68×10^{12}/L，血红蛋白浓度 114 g/L，血细胞比容 34.4%，血小板数目 280×10^9/L，予治愈出院。出院诊断：子宫内翻；产后出血；失血性休克；呼吸衰竭；肺部感染；中度失血性贫血；稀释性凝血功能障碍；低蛋白血症。

2. 讨论

子宫内翻是一种罕见但严重的产科并发症，多见于第三产程。子宫内翻指宫体下降，严重时会完全通过宫颈，与显著的出血和心血管功能障碍有关。在阴道分娩中子宫内翻的发病率为 1/20000 ～ 1/3700，剖宫产中子宫内翻的发病率为 1/1860。国内报道发病率约为 0.15% ～ 0.50%。一旦发生，可引起大出血、休克、感染，如未及时诊治，患者会在 3 ～ 4 小时内死亡。

子宫内翻根据发生时间分为急性（发生时间为产后 24 小时内）、亚急性（产后 24 小时后至产后 4 周）和慢性子宫内翻（产后 4 周以后）。根据子宫内翻程度划分：1 度为宫底逆行未超过宫颈口；2 度为宫底逆行超过宫颈口未达阴道口；3 度为宫底逆行超过宫颈口并脱出于阴道口；4 度为宫底逆行超过阴道口合并阴道壁反向内翻。本病案患者即为急性子宫内翻 1 度。

危险因素包括子宫底肌肉发育异常或神经支配异常、巨大儿、急产、脐带过短、应用子宫松弛剂、初产妇、子宫畸形、子宫肿瘤、胎盘残留和胎盘植入、医源性的第三产程处理不当。

其临床表现取决于急性子宫内翻的严重程度，早期子宫内翻的症状表现为严重的下腹绞痛、心动过速和血压下降。但 94% 的孕产妇发生的典型临床表现是产科出血和休克。在腹部检查时，不完全子宫内翻表现为子宫底部呈杯状；完全子宫内翻的腹部体征不明显。在阴道检查时，可以发现在阴道或阴道口有红色的球形物。通常，采用体格检查即可明确临床诊断，如果条件允许，可以做超声检查。

急性子宫内翻一经诊断，应立即启动复苏措施并对子宫进行复位，立即停用缩宫药物；呼叫救援、麻醉、手术室、产科上级医生；积极扩容、完善血化验、双通道、血常规、凝血、电解质、D- 二聚体输血；不能强行剥离胎盘，原位保留，等待自然剥离；手法复位（Johnson 手法：一手放在阴道内，将宫底沿阴道长轴向脐部推送）；使用子宫松弛剂（硝酸甘油、特布他林、硫酸镁、麻醉剂）。

如发生严重产后出血继发 DIC，生命体征不稳定，亚急性、慢性子宫内翻已出现严重感染者，则无论子宫复位是否成功均需考虑行子宫切除术。

（桂华）

3. 专家点评

子宫内翻是产科急危重症，可导致出血、切除子宫、休克等严重后果。其处理的关键在于快速识别，综合治理。临床上需要仔细查体，及时发现疾病的征象，重视超声及其他必要的辅助检查，在处理此类急症时，应重视多学科协助治疗，同时在临床上也应避免经验思维。本病案提示我们，产后出血除了考虑到常见的四大因素外，还应考虑到子宫内翻这种少见情况。发现子宫内翻后，应立即停用缩宫药物，呼叫救援，尝试尽早复位。

（施艳）

参考文献

[1] 刘兴会，段涛，杨慧霞，等. 实用产科手术学[M]. 北京：人民卫生出版社，第1版，2013：39-42.

[2] 梁琤，贺晶. 产后子宫内翻10例临床分析[J]. 中华妇产科杂志，2017，52（9）：623-625.

[3] 李燕，陈初林，郭晓丽，等. 腹腔镜下治疗产后子宫内翻2例临床分析[J]. 中国生育健康杂志，2019，30（6）：584-585，封4页.

[4] 漆洪波. 急性子宫内翻的诊断与处理[J]. 中华产科急救电子杂志，2017，6（1）：32-35.

第十三节　产褥期感染

一、顺产后产褥期感染

1. 病历摘要

患者，35 岁，因“产后 6 天，神志淡漠伴全身皮肤湿冷半天”急诊入院。自诉于 6 天前在当地医院经阴道分娩一活婴，今早无明显诱因下出现发热，最高体温 38.5 ℃，无畏寒、打寒战，无咳嗽、咳痰，无腹胀、腹痛，无恶心、呕吐，无头昏、头痛，无心慌、胸闷，无阴道大出血等。病后在当地卫生所就诊，予布洛芬 1 包口服后患者出现体温低于 35.0 ℃，神志淡漠及全身皮肤湿冷，未诉不适，后至当地医院住院治疗。查血常规：白细胞数目 17.73×10^9/L，中性粒细胞百分比 89.2%，血红蛋白浓度 113 g/L，血小板数目 175×10^9/L；钾 2.48 mmol/L，白蛋白 16.8 g/L；甲状腺功能：促甲状腺素 0.04 mU/L，游离甲状腺素 46.68 pmol/L。予左氧氟沙星抗感染，补充人血白蛋白及补液等对症治疗后，患者症状无明显好转，拟诊“发热可能为产褥期感染或上呼吸道感染；低蛋白血症；低钾血症；甲亢”收入我科。患者既往有甲亢病史，口服他巴唑治疗，孕 1 产 1，6 天前顺产一活婴，对头孢菌素类药物过敏。其余病史无特殊。

【入院查体】体温 36.3 ℃，脉搏 20 次/min，呼吸 56 次/min，

血压 121/71 mmHg，神清，精神差，神清淡漠，全身皮肤湿冷，全身皮肤黏膜无黄染、蜘蛛痣、出血点，浅表淋巴结不大，两肺呼吸音粗，双肺可闻及少许湿性啰音，以左侧为甚，心率 56 次 /min，心律齐，各瓣膜区未闻及明显杂音；腹部平坦，未见腹壁静脉怒张及胃肠蠕动波，腹软，全腹无压痛、反跳痛，胆囊区无压痛，各输尿管点无压痛，肝脾肋下未及，肝肾区无叩痛，移动性浊音（–），肠鸣音正常。双下肢无水肿。

【辅助检查】血常规：白细胞数目 17.01×10^9/L，中性粒细胞百分比 92.6%，血红蛋白浓度 91 g/L，血细胞比容 27.6%，平均红细胞体积 74.0 fL，血小板数目 144×10^9/L；促甲状腺激素 0.00 mIU/L，游离三碘甲状腺原氨酸 1.54 pmol/mL，游离甲状腺素 7.22 pmol/L，三碘甲状腺原氨酸 0.38 nmol/L，甲状腺素 39.91 nmol/L，甲状腺过氧化物酶抗体 21.64 IU/mL，抗甲状腺球蛋白抗体 159.7 IU/mL；尿蛋白 +1 g/L，尿胆原 +1 μmol/L；降钙素原 11.6 ng/mL。胸部 CT：考虑为双肺下叶基底段炎症伴双侧胸腔积液；所见双侧肱骨上段、肩胛骨、肋骨、锁骨及胸骨、胸椎骨质密度相对减低，原因待究。

【诊治经过】入院诊断：产褥期感染或上呼吸道感染；感染性休克；低蛋白血症；低钾血症；甲亢。入院后予左氧氟沙星治疗予抗感染、吸氧及营养支持治疗。入院第 1 天下午出现发热，体温最高 38.9 ℃，予赖胺匹林注射液退热对症处理，当天晚上患者呼吸心率明显加快，考虑呼吸衰竭可能，立即请重症科紧急会诊，重症科会诊后向患者家属告知患者病情危重，予转重症科进一步治疗。转入重症科后患者病情加重，立即予无创呼吸机辅助呼吸、奥美拉唑护胃、环磷腺苷葡胺营养心肌、血必净清除炎症介质、比亚培南抗感染、退热、补充血容量及对症支持治疗。入院第 2 天予比阿培南抗感染、化痰等治疗；患者产后自诉恶露有恶臭味，目前感染性休克主要考虑为产褥期感染，予完善阴道分泌物培养；B 族链球菌培养；建议 B 超检查。同时继续予抗感染、退热、补液等综合治疗，同时积极完善血培养，同时使用血必净清除炎症介质、环琳腺苷葡胺营养心肌；患者有低蛋白血症（19.4 g/L），予补充白蛋白。入院第 3 天，血常规：白细胞数目 11.88×10^9/L，中性粒细胞百分比 84.8%，淋巴细胞比率 11.4%，血红蛋白浓度 88 g/L，pH 值 7.43，氧分压 94 mmHg，二氧化碳分压 36 mmHg，乳酸 2 mmol/L；乳酸脱氢酶 249 U/L，肌酸激酶 35 U/L，肌酸激酶同工酶 18 U/L，a- 羟丁酸脱氢酶 208 U/L，钾 3.40 mmol/L，总钙 1.93 mmol/L，总蛋白 42.8 g/L，白蛋白 22.1 g/L，球蛋白 20.7 g/L，白球比 1.07；促甲状腺激素 0.00 mIU/L，游离三碘甲状腺原氨 1.54 pmol/mL，游离甲状腺素 7.13pmol/L，三碘甲状腺原氨酸 0.38 nmol/L，甲状腺素 33.90 nmol/L，甲状腺过氧化物酶抗体 104.76 IU/mL，抗甲状腺球蛋白抗体 158.46 IU/mL。血培养及鉴定：建议做棒状杆菌药敏；降钙素原 3.4 ng/mL；血培养提示棒状杆菌，完善药敏同时暂加用利奈唑胺抗感染治疗，同时继续血必净清除炎症介质、环磷腺苷葡胺营养心肌；患者有低蛋白血症（22.1 g/L），予继续输注白蛋白；患者复查甲状腺功能检查提示继发性甲减，予停用甲巯咪唑片。入院第 4 天，血常规：白细胞数目 9.20×10^9/L，中性粒细胞百分比 80.3%，淋巴细胞比率 13.9%，血红蛋白浓度 86 g/L。真菌培养：真菌药敏（++）；阴道分泌物 B 群链球菌培养及鉴定：未培养出B群链球菌；白带一般细菌培养：2天无菌生长；尿细菌培养：未见细菌生长。肝功能：前白蛋白24.2 mg/L，纤维结合蛋白97.4 mg/L，总蛋白47.7 g/L，白蛋白26.7 g/L，白球比1.27；心肌酶、电解质、肾功能检查未见明显异常；胸部、腹部、盆腔CT提示：双侧胸腔积液（较3天前片增多）伴两肺下叶部分膨胀不全，间质性肺水肿未能除外，请密切结合临床及相关检查，建议追踪复查；心包积液；双侧肱骨上段、肩胛骨、肋骨、锁骨及胸骨、胸椎、腰骶尾椎、骨盆构成骨及所见双侧股骨骨质密度相对减低，原因待究；不排除两侧第6、第7前肋陈旧性骨折；肝脏部分边缘欠光整，肝左叶体积相对增大，脾脏增大；胆囊结石，不排除合并胆囊炎；产后子宫，宫腔及子宫肌层内可见条片状、斑片状密度增高影，请结合超声等相关检查；腹腔及腹膜后部分脂肪间隙模糊，且密度相对增高，腹膜积液、盆腔积液，请结合临床；胸壁、腹壁及盆壁下脂肪间隙模糊，且密度增高，考虑为回流障碍所致。腹部B超：产后子宫；双肾膀胱未见明显异常；胆囊结石并胆囊壁增厚毛糙（疑为胆囊炎）；肝实质光点增粗声像。患者脓毒血症考虑为产褥期感染引起，根据血培养结果，暂予比阿培南联合利奈唑胺抗感染治疗，治疗后患者已无发热、呼吸困难等不适，血象趋于正常，继续目前治疗方案；痰培养提示真菌生长，予完善药敏；患者腹部B超提示胆囊炎，但患者无腹痛腹胀、嗳气反酸、无恶心呕吐等不适，嘱患者定期复查。入院第5天，血细菌培养提示：存在干燥棒状杆菌，对美洛培南及利奈唑胺敏感。予停用比阿培南，继续使用利奈唑胺抗感染治疗；患者病情好转，予转入普通病房继续治疗。入院第 7 天，患者 3 日前发热，最高体温 38.2 ℃，后已无发热。入院第 10 天，复查腹部 B 超未见异常，患者已无呼吸急促等不适，血压波动平稳，患者病情好转，复查降钙素原持续下降，复查血培养未见细菌生长，病情好转。入院第 15 天，患者已 7 日无发热，无呼吸困难等不适，复查血象已趋于正常，复查血培养未见细菌生长，病情好转，予办理出院。出院诊断：产褥期感染；感染性休克；脓毒血症；多器官功能障碍；肺部感染；胸腔积液；低蛋白血症；低钾血症；继发性甲减。

2. 讨论

产褥期感染指患者分娩及产褥期生殖道受病原体侵袭，引起局部感染或全身感染的危急重症，其发病率约 6%。近年来，随着剖宫产和阴道助产分娩的产妇人数的增加，产褥期感染病案数也不断上升。产褥期感染如不能得到及时治疗，可能发生败血症、脓毒血症、感染中毒性休克等全身性严重感染，是导致产妇死亡的主要原因之一；如果未能彻底治疗，也可转变为盆腔慢性感染，引起器官粘连或输卵管堵塞等远期并发症。

2019 年，美国母胎医学会发布的《妊娠期及产褥期脓毒症诊断和治疗共识》指出，妊娠期及产褥期脓毒症一直是孕产妇发病和死亡的重要原因，其发生率仍在继续升高。故早期识别并尽快处理是治疗成功的关键。医生应依据治疗原则并根据患者情况迅速制订个性化治疗方案。张瑞等研究表明，妊娠期贫血、产后延迟出血、剖宫产是产妇产褥期感染的相关因素。发热、疼痛、恶露异常，为产褥期感染三大主要症状。产褥早期发热的最常见原因是脱水，但在第 2 ～ 3 日低热后突然出现高热，应考虑感染。由于感染部位、程度、扩散范围不同，其临床表现也不同。依据感染发生部位，分为会阴、阴道、宫颈、腹部的伤口，子宫的切口局部感染；急性子宫内膜炎；急性盆腔结缔组织炎、腹膜炎；血栓静脉炎；脓毒血症等。

产褥期感染诊断标准：患者产后24小时内出现发热、疼痛、恶露异常等不良症状；局部伤口有红肿、伤口开裂、压痛等；流出脓性分泌物，白细胞显著增高类核左移，有异味，宫腔分泌物病原体培养呈阳性，包括影像学检查定位，血样检验了解严重程度，病原学检查以明确致病菌等。在感染性疾病的诊断中，血培养是金标准。但对于这个金标准的应用，临床工作面临着一些现实的困难。①对于发生严重感染的产妇，医生一般难以第一时间对病原进行判断，也没法等待病原学结果报告后才开始治疗。大多只能采用临床经验进行抗感染治疗，等到病原培养结果得出后再行针对性用药。②血培养存在耗时较长、阳性率低、对标本要求较高和易受到污染等缺点，对急性或严重感染患者而言，往往很难迅速得到病原结果。③血培养对取材要求较高，标准的成年人血培养应当取“双侧双瓶”分别对厌氧菌、需氧菌进行培养，但实际中很多医院并不能达到这个条件。这是亟待解决的问题。

一旦诊断为产褥期感染，原则上应给予广谱、足量、有效的抗生素，并根据感染的病原体调整抗生素治疗方案。目前，临床首选药物是广谱抗菌药，头孢唑林属于第一代头孢菌素，能有效促进细胞膜中蕴含的青霉素与蛋白相结合，继而有效抑制细菌的生长，将其溶解后使其死亡，故抗感染疗效较为显著，而左氧氟沙星属于第三代氟喹诺酮类药物，主要通过抑制细菌

DNA 旋转酶活性，对蛋白质与 RNA 合成起到阻断作用，以达到杀菌的效果，可联合头孢唑林治疗产褥期感染取得更显著的效果。

（李媚娟）

3. 专家点评

产褥期感染是引起产妇死亡的主要原因之一。据统计，每 10 万名产妇中约有 14.5 人死亡，而其中由于产褥期感染导致的死亡人数约占 10%。因此在临床上要加强预防，尽可能避免产妇发生产褥期感染。产前要进行系统的孕期保健，注意孕期营养，避免出现孕期贫血；控制孕期体重增长，减少妊娠期糖尿病、孕妇体重增长过度、巨大儿等并发症的发生，对于存在产后出血高危因素者可在胎头娩出时加强缩宫剂的使用，尽量避免产后出血的发生；加强产妇的心理干预，使其了解到自然分娩的优势，在没有剖宫产指征的情况下尽量选择自然分娩；加强对普通人群合理使用抗生素的宣传教育，减少耐药菌的产生，孕期积极治疗生殖道炎症疾病。产后为产妇制订科学、合理的恢复计划，针对产妇分娩过程中出现的相关情况制订饮食计划、作息计划，指导产妇科学饮食；针对出现各类并发症的产妇要制订康复计划，以促进患者恢复。

（施艳）

参考文献

［1］谢幸，孔北华，段涛. 妇产科学：第 9 版［M］. 北京：人民卫生出版社，2018：154.

［2］WU X，WANG C，LI Y，et al. Cervical dilation balloon combined with intravenous drip of oxytocin for induction of term labor：a multicenter clinical trial［J］. Arch Gynecol Obstet，2018，297（1）：77-83.

［3］PAKNIAT H，MOHAMMADI F，RANJKESH F. Meconium Amniotic Fluid is Associated with Endomyometritis［J］. J Obstet Gynaecol India，2016，66（S1）：136-140.

［4］VAN DEN BOOGAARD J，HAHNE SJ，TE WIERIK MJ，et al. Out of season increase of puerperal fever with group A Streptococcus infection：a case-control study，Netherlands，July to August 2018［J］. Euro surveillance，2020，25（40）：1900589.

［5］张瑞，吴菠，傅东霞，等. 产妇产褥期感染相关因素分析［J］. 中华医院感染学杂志，2018，28（11），1704-1706.

［6］BUDDEBERG BS，AVELING W. Puerperal sepsis in the 21st century：progress，new challenges and the situation worldwide［J］. Postgrad Med J，2015，91（1080）：572-578.

［7］严俊，吴晓，王城，等. 产妇产褥期感染病原菌与耐药性分析［J］. 中华医院感染学杂志，2015，25（24）：

5686-5687，5693.

［8］黄慧娟. 头孢唑林联合左氧氟沙星治疗产妇产褥期感染的临床疗效和安全性［J］. 包头医学院学报，2017，33（10）：52-53.

［9］PLANTE LA，PACHECO LD，LOUIS JM. SMFM consult series #47：Sepsis during pregnancy and the puerperium ［J］. American Journal of Obstetrics and Gynecology，2019，220（4）：B2-B10.

二、剖宫产后产褥期感染

1. 病历摘要

患者，37 岁，因“剖宫产后 6 天，腹痛加重 1 天”入院。患者自诉及医生代诉 6 天前患者于当地医院因“孕 33 周，胎膜早破，羊水过少”行剖宫产术，产后患者出现腹胀、阵发性腹痛，并停止肛门排气、排便，腹部平片考虑肠梗阻，予胃肠减压、抗感染支持治疗后，患者腹痛减轻并恢复肛门排气；昨日患者出现腹痛加重，以右下腹尤为明显，无畏寒、发热，持续性疼痛，予以 B 超检查考虑右下腹管状回声、下腹部子宫前液性暗区，为进一步治疗转入我院，患者病后精神尚可，小便正常。孕 5 产 1，6 天前因产程异常剖宫产 1 次，术中、术后无特殊。人工流产 4 次，其余病史无特殊。

【入院查体】体温 36.7 ℃，脉搏 94 次/min，呼吸 20 次/min，血压 122/72 mmHg，心肺检查未见异常，腹部隆起，腹部可触及子宫，腹肌稍紧张，下腹部压痛，以右下腹压痛尤其明显，反跳痛呈阳性。

【辅助检查】腹部 CT 提示：剖宫产术后改变，子宫密度欠均匀，盆腔脂肪间隙模糊、密度增高，伴腹腔、盆腔积液（子宫前缘呈包裹性积液，内有极少量游离气影）；阑尾正常组织结构观察不清；两侧腹壁皮下脂肪间隙模糊、密度增高，考虑水肿所致；双下肺炎症，伴双下肺外压性不张；双侧胸腔积液。入院第 2 天实验室检查：总蛋白 42.9 g/L；白细胞数目 28.65×10^9 个 /L，中性粒细胞百分比 85.7%；血红蛋白浓度 85 g/L；凝血四项检查正常。

【诊治经过】入院诊断：急性阑尾炎；剖宫产术后；肠梗阻。入院后予复查 CT、B 超、血常规，继续抗感染治疗，必要时剖腹探查治疗。入院第 1 天，总蛋白 42.9 g/L；血常规：白细胞数目 28.65×10^9/L，中性粒细胞百分比 85.7%；血红蛋白浓度 85 g/L；凝血四项正常；复查腹部增强 CT 提示：剖宫产术后改变，子宫增大、密度欠均匀，考虑子宫前壁切口与其前方包裹性积液呈漏道与宫腔交通；盆腔脂肪间隙模糊、密度增高（考虑为炎症改变），伴腹腔、盆腔积液；阑尾正常组织结构观察不清；双肾多发小囊肿；考虑肝脏右叶前段小囊肿；两侧腹壁皮下脂肪间隙模糊、密度增高，考虑为水肿所致；双下肺炎症，伴双下肺外压性不张；双侧胸腔积液。全院会诊诊断：患者感染指标高，盆腔、腹腔包块性质待查（血肿合并脓肿可能性大），外科建议剖腹探查，妇产科医师建议进一步检查，再决定下一步方案和最终意见，下午请全市会诊，再决定下一步治疗方案。经过全市会诊后，建议行剖腹探查术。予行剖腹探查术，术中诊断化脓性腹膜炎，留置皮下引流管。入院第 2 天，低热，体温 37.5 ℃，腹部伤口敷料干燥，无明显分泌物，腹部膨隆较前缩小，腹部切口处压痛，皮下引流管引流出 12.5 mL 淡红色液体，腹腔引流管引流出 100 mL 淡黄色液体，腹部软，无明显压痛，反跳痛，肠鸣音弱，2 次 /min，改用美洛培兰抗感染治疗。入院第 3 天，体温 38 ℃，腹部伤口敷料干燥，无明显分泌物，腹部膨隆较前缩小，腹部切口处压痛，皮下引流管引流出 3 mL 淡红色液体，腹腔引流管引流出 30 mL 淡黄色液体，腹部软，无明显压痛，反跳痛，肠鸣音弱，2 次 /min。复查 C 反应蛋白 114.97 mg/L；白细胞数目 23.91×10^9/L，中性粒细胞百分比 84.6%；白蛋白 23.5 g/L，继续加强营养支持，予美洛培兰及奥硝唑抗感染治疗。入院第 4 天，无发热，腹部伤口敷料干燥，无明显分泌物，腹部膨隆较前缩小，腹部切口处压痛，皮下引流管引流出 2 mL 淡红色液体，腹腔引流管引流出 10 mL 淡黄色液体，C 反应蛋白 103.29 mg/L；白细胞数目 24.46×10^9/L，中性粒细胞百分比 88.9%；白蛋白 25.7 g/L。入院第 13 天，C 反应蛋白 29.62 mg/L；血常规正常，停用美洛培南，改用头孢哌酮舒巴坦预防感染。血培养结果：金黄色葡萄球菌阳性；腹腔脓液培养：金黄色葡萄球菌阳性。入院第 14 天拔除皮下引流管。入院 15 天治愈出院。出院诊断：急性化脓性腹膜炎；脓毒血症；孕 5 产 1 孕 33 周头位剖宫产术后；产褥期感染。

2. 讨论

产褥期感染主要表现为体温升高、宫内疼痛及切口感染等，局部感染表现为局部组织出现化脓性变化，而感染严重者可出现脓毒血症，威胁产妇生命健康。

世界卫生组织（WHO）将妊娠和产褥期脓毒症定义为在怀孕、分娩、流产或产后发生的，由感染引起的威胁生命的器官功能障碍。脓毒血症是一种临床综合征，感染是源头，由于宿主对感染的反应失调导致生理和生化异常，严重者出现血流动力学改变以及细胞代谢紊乱，发生多器官功能障碍甚至死亡，这是一个复杂的病理生理过程。

此外，对存在腹腔、盆腔脓肿者是否需要引流和如何引流，以及是否存在子宫感染需要切除子宫等均是产科医生须要考虑的问题。成功的手术干预也是处理多种产褥期感染的关键，包括局部引流、清创和切除感染病灶。

（李媚娟）

3. 专家点评

产褥期感染的危险因素包括妊娠并发症、产前贫血、阴道炎症、产程、破膜时间、产后出血、侵入性操作等。本病案患者妊娠未足月而胎膜早破，可能是生殖道感染导致胎膜早破，上行至宫内感染，使病情进一步发展为急性化脓性腹膜炎、脓毒血症。为避免发生产褥期感染，产妇应在产前增强免疫力和提高自我保健意识，护理人员和家属应重视产妇产后的卫生护理。此外，对有发生产褥期感染危险因素的产妇应采取有针对性的预防措施和医疗干预手段，以降低产褥期感染的发生率。

（文多花）

参考文献

[1] 谢幸，孔北华，段涛. 妇产科学：第9版[M]. 北京：人民卫生出版社，2018：151.

[2] VAN DEN BOOGAARD J，HAHNE S J，TE WIERIK M J，et al. Out-of-season increase of puerperal fever with group a streptococcus infection：A case-control study，Nether-lands，July to August 2018[J]. Eurosurveillance，2020，25（40）：1900589.

[3] BUDDEBERG B S，AVELING W. Puerperal sepsis in the 21st century：progress，new challenges and the situation worldwide [J]. Postgrad Med J，2015，91（1080）：572-578.

[4] WHO. Statement on MaternalSepsis[EB/OL]. https：//www. who. int/reproductivehealth/ publications/ maternal_ perinatal_ health/ maternalsepsis-statement/ en/.

[5] BOWYER L. ROBINSON H L，BARRETT H，et al. SOMANZ guidelines for the investigation and management sepsis in pregnancy [J]. The Australian &

New Zealand Journal of Obstetrics & Gynaecology，2017，57（5）：540-551.

［6］王长远，曹涛，汤辉，等. NEWS 评分 MEWS 评分和 APACHE Ⅱ 评分对急诊内科抢救室患者的评估价值［J］. 中国急救医学，2017，37（2）：123-126.

［7］LEVY M M，EVANS L E，RHODES A. The Surviving Sepsis Campaign Bundle：2018 Update［J］. Crit Care Med，2018，46（6）：997-1000.

［8］PLANTE L A，PACHECO L D，LOUIS J M. SMFM consult series #47：Sepsis during pregnancy and the puerperium［J］. American Journal of Obstetrics and Gynecology，2019，220（4）：B2-B10.

［9］LAGUNES L，ENCINA B，RAMIREZ-ESTRADA S. Current understanding in source control management in septic shock patients：a review［J］. Ann Transl Med，2016，4（17）：330.

［10］刘伟靓，姚丽，曹士红，等. 产褥期感染相关危险因素的评估［J］. 郑州大学学报（医学版），2017，52（2）：205-208.